M. F. Schuntermann

Einführung in die ICF

Grundkurs · Übungen · offene Fragen

3. überarb. Auflage

M. F. Schuntermann

Einführung in die ICF

Grundkurs · Übungen · offene Fragen

3. überarb. Auflage

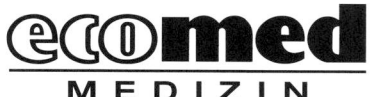

Priv.-Doz. Dr. rer. pol. Michael F. Schuntermann
ehem. Deutsche Rentenversicherung Bund
Rehabilitationswissenschaftliche Abteilung
12161 Berlin
e-mail: mschuntermann@aol.com

Bibliografische Informationen der Deutschen Nationalbibliothek

Die Deutsche Nationalbibliothek verzeichnet diese Publikation in der Deutschen Nationalbibliografie; detaillierte bibliografische Daten sind im Internet über <http://dnb.d-nb.de> abrufbar.

Bei der Herstellung des Werkes haben wir uns zukunftsbewusst für umweltverträgliche und wiederverwertbare Materialien entschieden.
Der Inhalt ist auf elementar chlorfreiem Papier gedruckt.

ISBN 978-3-609-16414-4

E-Mail: kundenbetreuung@hjr-verlag.de

Telefon: +49 89/2183-7928
Telefax: +49 89/2183-7620

© 2009 ecomed MEDIZIN, eine Marke der Verlagsgruppe Hüthig Jehle Rehm GmbH
Heidelberg, München, Landsberg, Frechen, Hamburg

www.ecomed-medizin.de

Dieses Werk, einschließlich aller seiner Teile, ist urheberrechtlich geschützt. Jede Verwertung außerhalb der engen Grenzen des Urheberrechtsgesetzes ist ohne Zustimmung des Verlages unzulässig und strafbar. Dies gilt insbesondere für Vervielfältigungen, Übersetzungen, Mikroverfilmungen und die Einspeicherung und Verarbeitung in elektronischen Systemen.

Satz: TypoGrafik S. Kampczyk, 86415 Mering
Druck: Fuldaer Verlagsanstalt GmbH & Co.KG, D-36037 Fulda

Inhaltsverzeichnis

Die wichtigsten Begriffe der ICF 9
Vorwort zur 3. Auflage 11
Vorwort 12
Warum neben der ICD noch eine Klassifikation, die ICF? 13
Implementierung der ICF in Deutschland 14
Aufbau des Buches 15

Teil 1:	**ICF-Grundkurs**	**17**
1.	Funktionale Gesundheit und Normalitätskonzept	19
1.1	Begriff der funktionalen Gesundheit	19
1.2	Das Normalitätskonzept der funktionalen Gesundheit	20
2.	Kontextfaktoren und funktionale Gesundheit	23
2.1	Kontextfaktoren	23
2.2	Zusammenhang zwischen Kontextfaktoren und funktionaler Gesundheit	25
3.	Das bio-psycho-soziale Modell der ICF	29
4.	Beeinträchtigung der funktionalen Gesundheit und Behinderung	33
4.1	Beeinträchtigung der funktionalen Gesundheit	33
4.2	Allgemeiner und spezieller Behinderungsbegriff der ICF	34
4.3	Zusammenhänge der Behinderungsbegriffe der ICF und des SGB IX	36
4.4	Eine Methode zur Beurteilung des Einflusses des Kontextes an einer funktionalen Problematik	37
5.	Die Konzepte der Körperfunktionen und der Körperstrukturen	40
5.1	Erläuterungen zum Konzept	41
5.2	Besonderheiten der Klassifikationen der Körperfunktionen und Körperstrukturen	43
6.	Die Konzepte der Aktivitäten und der Teilhabe: Lebensbereiche	45
6.1	Vorbemerkung	45
6.2	Lebensbereiche	45
6.3	Umgang mit Lebensbereichen	46
7.	Das Konzept der Aktivitäten: Inhaltliche Fragestellungen	48
7.1	Der handlungstheoretische Ansatz: Leistungsfähigkeit, Gegebenheiten der Umwelt, Wille und Handlung	48
7.2	Beobachtungsebene und Konstruktebene	50
	Zusammenfassung	51
7.3	ICF: Leistungsfähigkeit und Leistung	51
7.4	Exkurs 1: Wie ist der Unterschied zwischen „Leistung" und „Leistungsfähigkeit" zu interpretieren?	54
7.5	Exkurs 2: Leistungsfähigkeit im Erwerbsleben	54

Inhaltsverzeichnis

8.	Das Konzept der Teilhabe und seine Interpretationen	58
8.1	Das Konzept der Teilhabe	58
8.2	Gemeinsamkeiten und Unterschiede zwischen „Teilhabe" und „Leistung"	61
9.	Umsetzung der Konzepte der ICF in die Praxis der medizinischen Rehabilitation	63
10.	Die ICF als Klassifikation: Komponenten und ihre Klassifikationen	66
10.1	Komponenten	66
10.2	Gliederungsprinzipien der Teilklassifikationen	66
10.3	Allgemeiner Aufbau der Teilklassifikationen	67
10.4	Allgemeiner Aufbau der Items	68
10.5	Fassungen der ICF	70
10.6	Besondere Item-Kodes: Endziffer 8 oder 9	71
11.	Beurteilungsmerkmale	73
11.1	Vorbemerkung	73
11.2	Beurteilungsmerkmal für Items der Klassifikation der Körperfunktionen	75
11.3	Beurteilungsmerkmale für Items der Klassifikation der Körperstrukturen	75
11.4	Beurteilungsmerkmale für Items der Klassifikation der Aktivitäten/Teilhabe	76
11.5	Beurteilungsmerkmale für Items der Klassifikation der Umweltfaktoren	78
11.6	Die Kodes „8" und „9" des allgemeinen Beurteilungsmerkmals	78
12.	Bedeutung, Ziele und Grenzen der ICF	80
12.1	Bedeutung	80
12.2	Ziele	81
12.3	Grenzen	81
12.4	Schlussbemerkungen	82
13.	Die wichtigsten Unterschiede zwischen der ICIDH von 1980 und der ICF	84
Literatur		86

Teil 2:	**Weiterführende Themen**	**89**
1.	Vollständigkeit, Reduktionismus, Praktikabilität: Die ICF-Checkliste	91
2.	Operationalisierung des allgemeinen Beurteilungsmerkmals	93
2.1	Operationalisierung nach der ICF-Checkliste	93
2.2	Das DUSOI-Konzept	96
3.	Umgang mit der Klassifikation der Aktivitäten und Teilhabe	102
3.1	Beziehung zwischen Leistung und Teilhabe	102
3.2	Aufteilung der Klassifikation der Aktivitäten und Teilhabe in Aktivitätsdomänen (a-Domänen) und Teilhabedomänen (p-Domänen)	103
3.3	Forschungsbedarf	107
4.	ICF-Checkliste für die Internationale Klassifikation der Funktionsfähigkeit, Behinderung und Gesundheit	109
5.	Exkurs: Reha-Richtlinien: Wie mit Formular 61 umgehen?	131

Inhaltsverzeichnis

Teil 3: Übungen zur ICF **135**
1. Fragenkatalog 137
2. Übungen 140
2.1 Übung 1: Umsetzung von ICF-Kodierungen in Sprache 140
2.2 Übung 2: Umsetzung von Begriffen in ICF-Items 140
3. Übung 3: Umsetzung von Fallbeispielen in ICF-Kodes 148
4. ICF-Quiz: Der funktionale Zustand welcher Figur aus den Grimmschen Märchen wird hier beschrieben? 155

Teil 4: ICF – Internationale Klassifikation der Funktionsfähigkeit, Behinderung und Gesundheit der WHO Kurzversion zu Ausbildungszwecken mit Definitionen, Sachindex und Anhängen 2, 3, 6 und 9 der Vollversion des ICF **157**

Vorwort zur deutschsprachigen Fassung der ICF 161
Körperfunktionen 165
    Kapitel 1: Mentale Funktionen 165
    Kapitel 2: Sinnesfunktionen und Schmerz 171
    Kapitel 3: Stimm- und Sprechfunktionen 175
    Kapitel 4: Funktionen des kardiovaskulären, hämatologischen, Immun- und Atmungssystems . 176
    Kapitel 5: Funktionen des Verdauungs-, des Stoffwechsel- und des endokrinen Systems 179
    Kapitel 6: Funktionen des Urogenital- und reproduktiven Systems 182
    Kapitel 7: Neuromuskuloskeletale und bewegungsbezogene Funktionen 185
    Kapitel 8: Funktionen der Haut und der Hautanhangsgebilde 188
Körperstrukturen 190
    Kapitel 1: Strukturen des Nervensystems 190
    Kapitel 2: Das Auge, das Ohr und mit diesen in Zusammenhang stehende Strukturen 190
    Kapitel 3: Strukturen, die an der Stimme und dem Sprechen beteiligt sind 190
    Kapitel 4: Strukturen des kardiovaskulären, des Immun- und des Atmungssystems 191
    Kapitel 5: Mit dem Verdauungs-, Stoffwechsel und endokrinen System in Zusammenhang stehende Strukturen 191
    Kapitel 6: Mit dem Urogenital- und dem Reproduktionssystem im Zusammenhang stehende Strukturen 192
    Kapitel 7: Mit der Bewegung in Zusammenhang stehende Strukturen 192
    Kapitel 8: Strukturen der Haut und Hautanhangsgebilde 192
Aktivitäten / Teilhabe 193
    Kapitel 1: Lernen und Wissensanwendung 193
    Kapitel 2: Allgemeine Aufgaben und Anforderungen 196
    Kapitel 3: Kommunikation 197
    Kapitel 4: Mobilität 199
    Kapitel 5: Selbstversorgung 203

Inhaltsverzeichnis

Kapitel 6: Häusliches Leben 205
Kapitel 7: Interpersonelle Interaktionen und Beziehungen 207
Kapitel 8: Bedeutende Lebensbereiche 209
Kapitel 9: Gemeinschafts-, soziales und staatsbürgerliches Leben 212
Umweltfaktoren 215
Kapitel 1: Produkte und Technologien 215
Kapitel 2: Natürliche und vom Menschen veränderte Umwelt 218
Kapitel 3: Unterstützung und Beziehungen 220
Kapitel 4: Einstellungen 223
Kapitel 5: Dienste, Systeme und Handlungsgrundsätze 225
Sachindex 230
Anhang 2: Kodierungsleitlinien für die ICF 237
Anhang 3: Mögliche Verwendungen der Liste der Aktivitäten und Partizipation [Teilhabe] ... 254
Anhang 6: Ethische Leitlinien zur Verwendung der ICF 259
Anhang 9: Vorschlag für einen ICF-Datensatz für optimale und minimale
Gesundheits-Informationssysteme oder -erhebungen 261

Stichwortverzeichnis 263

Die wichtigsten Begriffe der ICF

Aktivitäten bezeichnen die Durchführung von Aufgaben oder Handlungen durch eine Person. Siehe auch Leistungsfähigkeit, Leistung.

Barrieren sind Kontextfaktoren (insbesondere Umweltfaktoren), die sich negativ auf die funktionale Gesundheit (insbesondere auf die Teilhabe) auswirken.

Beeinträchtigungen (Einschränkungen) der Aktivität sind Schwierigkeiten, die eine Person bei der Durchführung einer Aktivität haben kann.

Beeinträchtigungen der Teilhabe sind Probleme, die eine Person beim Einbezogensein in eine Lebenssituation oder einen Lebensbereich erlebt.

Behinderung ist jede Beeinträchtigung der funktionalen Gesundheit einer Person. Der Behinderungsbegriff der ICF ist wesentlich weiter als der des SGB IX.

Beurteilungsmerkmale dienen der näheren Qualifizierung der dokumentierten Items der verschiedenen Teilklassifikationen. Das erste Beurteilungsmerkmal, das für alle Klassifikationen gleich ist, gibt den Schweregrad des Problems an. Bei den Umweltfaktoren besteht das Problem in Barrieren. Es können jedoch auch die Funktionsfähigkeit förderliche Faktoren (Förderfaktoren) kodiert werden. Die weiteren Beurteilungsmerkmale sind klassifikationsabhängig.

Domäne: Sinnvolle und praktikable Menge von Items aus einer Teilklassifikation der ICF.

Förderfaktoren sind Kontextfaktoren (insbesondere Umweltfaktoren), die sich positiv auf die funktionale Gesundheit (insbesondere auf die Teilhabe) auswirken.

Funktionale Gesundheit umfasst die Aspekte der Körperfunktionen und -strukturen des Organismus einer Person sowie die Aspekte der Aktivitäten und Teilhabe der Person an Lebensbereichen vor dem Hintergrund ihrer Kontextfaktoren. Der Begriff der funktionalen Gesundheit (functional health) wird in der ICF nicht erwähnt.

Funktionsfähigkeit umfasst alle Aspekte der funktionalen Gesundheit.

Kategorien sind die Einheiten der vier Teilklassifikationen der ICF, d.h. die Items.

Komponente ist der zu klassifizierende Gegenstand, also (1) Körperfunktionen und -strukturen, (2) Aktivitäten und Teilhabe, (3) Umweltfaktoren und (4) personbezogene Faktoren.

Kontextfaktoren sind alle Gegebenheiten des Lebenshintergrundes einer Person. Sie sind in Umweltfaktoren und personbezogene Faktoren gegliedert.

Körperfunktionen sind die physiologischen Funktionen von Körpersystemen (einschließlich psychologische Funktionen). Siehe auch Schädigungen.

Körperstrukturen sind anatomische Teile des Körpers, wie Organe, Gliedmaßen und ihre Bestandteile. Siehe auch Schädigungen.

Lebensbereiche sind praktische und sinnvolle Teilmengen von Items aus der Klassifikation der Aktivitäten und Teilhabe.

Leistung ist die tatsächliche Durchführung einer Aufgabe oder Handlung einer Person in ihrem gegenwärtigen Kontext. Leistung ist ein Aspekt des Aktivitätskonzeptes.

Leistungsfähigkeit ist das maximale Leistungsniveau einer Person bezüglich einer Aufgabe oder Handlung unter Test-, Standard- oder hypothetischen Bedingungen. Der Begriff „maximal" ist in Abhängigkeit von der Fragestellung zu interpretieren. Leistungsfähigkeit ist ein Aspekt des Aktivitätskonzeptes.

Partizipation siehe Teilhabe.

Personenbezogene Faktoren sind der besondere Hintergrund des Lebens und der Lebensführung einer Person (ihre Eigenschaften und Attribute) und umfassen Gegebenheiten des Individuums, die nicht Teil ihres Gesundheitsproblems oder -zustands sind. Personbezogene Faktoren sind in der ICF nicht klassifiziert.

Schädigungen sind Beeinträchtigungen einer Körperfunktion oder -struktur wie z.B. eine wesentliche Abweichung oder ein Verlust.

Teilhabe ist das Einbezogensein einer Person in eine Lebenssituation oder einen Lebensbereich.

Umweltfaktoren bilden die materielle, soziale und einstellungsbezogene Umwelt ab, in der Menschen leben und ihr Dasein entfalten. Umweltfaktoren sind in der ICF klassifiziert.

Vorwort zur 3. Auflage

Die Philosophie der ICF ist in Deutschland als sehr hilfreich angenommen worden. Die Implementierung dieser Klassifikation in den Bereichen des Behindertenwesens und Gesundheitssystems schreitet fort. National und international haben sowohl Forschung und Entwicklung als auch die Anwendung der ICF einen hohen Stellenwert, wie die entsprechenden Veröffentlichungen zur ICF zeigen.

Die Entwicklung der ICF und ihre zunehmende Bedeutung führen zugleich zu einer vermehrten Auseinandersetzung mit der Klassifikation innerhalb der täglichen Arbeit in den Bereichen der Rehabilitation und des Behindertenwesens. Um Sie verstärkt mit der Klassifikation vertraut zu machen und Ihnen eine vollständige Version der ICF an die Hand zu geben, wurde die vorliegende Auflage um eine CD-Rom ergänzt. Auf dieser CD-Rom ist die Vollversion der deutschsprachigen Ausgabe der ICF enthalten. Wir hoffen, Sie dadurch bei Ihrer praktischen Arbeit, aber auch in Ihrem Lernerfolg im Rahmen dieser Einführung in die ICF unterstützen zu können.

Internationale Klassifikation der Funktionsfähigkeit, Behinderung und Gesundheit für Kinder und Jugendliche (ICF-CY)

Zwischenzeitlich wurde von der WHO die ICF für Kinder und Jugendliche als Ergänzung der ICF herausgegeben. Sie baut auf deren konzeptionellen Rahmen auf, berücksichtigt jedoch die besonderen Belange der frühen Kindheit, der Kindheit und des Erwachsenwerdens. Eine deutsche Übersetzung wird im Jahr 2009 im Verlag Hans Huber erscheinen. Auf die ICF-CY wird in dieser Einführung nicht eingegangen, weil sie auf dem bio-psycho-sozialen Modell und der Terminologie der ICF aufbaut und ausschließlich Spezialprobleme betrifft.

Vorwort

Die ICF (International Classification of Functioning, Disability and Health, WHO 2001), deutsch: Internationale Klassifikation der Funktionsfähigkeit, Behinderung und Gesundheit, ist eine Klassifikation der funktionalen Gesundheit und ihrer Beeinträchtigungen. Die deutsche Fassung der ICF wurde vom Deutschen Institut für Medizinische Dokumentation und Information (DIMDI) herausgegeben und ist über DIMDI oder den Buchhandel zu beziehen, kann jedoch auch von www.dimdi.de kostenlos heruntergeladen werden.

Die ICF gehört zu der von der Weltgesundheitsorganisation (WHO) entwickelten „Familie" von Klassifikationen für die Anwendung auf verschiedene Aspekte der Gesundheit und ergänzt insbesondere die Klassifikation der Krankheiten (ICD). Daher kann die ICF nur dann angewandt werden, wenn als Ausgangssituation eine Krankheit oder eine andere Gesundheitsstörung im Sinn der ICD vorliegt. Ist die Ausgangssituation eine andere, z.B. Geschlecht, ethnische Herkunft oder Religionszugehörigkeit, dann darf die ICF nicht verwendet werden.

Die ICF ist die Nachfolgerin der Internationalen Klassifikation der Schädigungen, Fähigkeitsstörungen und Beeinträchtigungen (ICIDH) von 1980 (WHO 1980). Die ICF wurde von der 54. Vollversammlung der WHO, an der auch Vertreter der Bundesregierung teilgenommen haben, im Mai 2001 verabschiedet. Das bio-psycho-soziale Modell, auf dem die ICIDH in Ansätzen basiert, wurde mit der ICF erheblich erweitert und damit der Lebenswirklichkeit Betroffener besser angepasst. Insbesondere wird nun der gesamte Lebenshintergrund der Betroffenen berücksichtigt.

Im Neunten Buch des Sozialgesetzbuches (SGB IX) – Rehabilitation und Teilhabe behinderter Menschen – und im Gesetz zur Gleichstellung behinderter Menschen (BGG) wurden wesentliche Aspekte der ICF unter Berücksichtigung der in Deutschland historisch gewachsenen und anerkannten Besonderheiten aufgenommen.

Das Konzept der ICF enthält viele Aspekte, die den Lesern oder Leserinnen, also Ihnen, nicht fremd sind. An vielen Stellen werden Sie zu recht denken, „das habe ich doch schon immer gemacht" oder „so habe ich die Dinge schon immer gesehen". Tatsächlich enthält die Philosophie der ICF bis auf einen wichtigen Paradigmenwechsel inhaltlich kaum Neues. Das Verdienst der ICF ist, dass sie das, was intuitiv gedacht und wonach gehandelt wird, systematisiert und begrifflich formuliert. Da die ICF sehr viele Anwendungsgebiete hat, werden einige Begriffe in verschiedenen Disziplinen, die die ICF anwenden, gewöhnungsbedürftig sein. Bedenken Sie aber bitte, dass dieser Nachteil bei weitem von dem Vorteil aufgewogen wird, der darin besteht, dass mit der ICF nunmehr diese Disziplinen über ein einheitliches Vokabular verfügen, das in so verschiedenen Bereichen wie Medizin, Psychologie, Sozialarbeit, Reha-Beratung, Reha-Technologie, Behindertenpädagogik oder Behindertenpolitik und -recht, um nur einige zu nennen, im Grundsatz in gleicher Weise verstanden wird. Aber nicht nur die verschiedenen Disziplinen sind betroffen. Auch für unser stark gegliedertes Sozialleistungssystem ist, soweit es mit chronisch Kranken oder mit Menschen mit Behinderung befasst sind, ein solches Vokabular unabdingbar. Dies erfordert schon das SGB IX – Rehabilitation und Teilhabe behinderter Menschen.

Warum neben der ICD noch eine Klassifikation, die ICF?

Die Internationale Klassifikation der Krankheiten (ICD) kann vor dem Hintergrund ihres bio-medizinischen Modells als eine international anerkannte und einheitliche Sprache aufgefasst werden, mit der Krankheitsphänomene in einer für alle professionellen Gruppen im Gesundheitswesen gleichen Weise benannt und verstanden werden. Erst hierdurch wird eine eindeutige Kommunikation über Krankheiten innerhalb und zwischen Professionen und Institutionen möglich.

Die Kommunikation mit Hilfe der ICD findet dort ihre Grenzen, wo nicht über Krankheiten selbst, sondern über die mit ihnen einhergehenden funktionalen Probleme, d. h. über die negativen Auswirkungen von Krankheiten auf das Leben eines Betroffenen gesprochen wird. Funktionale Probleme sind z.B. Beeinträchtigungen in den Bereichen der Mobilität, der Kommunikation, der Selbstversorgung, des häuslichen Lebens, der Interaktionen mit anderen Menschen oder des Erwerbslebens.

Die Notwendigkeit, nicht nur für Krankheiten, sondern auch für funktionale Probleme eine international anerkannte und einheitliche Sprache zu verwenden, die von allen professionellen Gruppen (Träger und Leistungserbringer im Gesundheits- und Sozialsystem sowie die verschiedensten wissenschaftlichen Disziplinen und Berufsgruppen) und Betroffenen in gleicher Weise verstanden wird, ergibt sich insbesondere aus

- der zunehmenden Bedeutung funktionaler Probleme bei Menschen in alternden Gesellschaften und
- der Begutachtung, der Bedarfsermittlung, dem Management und der Intervention gegen diese Probleme durch die verschiedensten professionellen Gruppen.

Je präziser diese Probleme diagnostiziert und nach einheitlichem Standard dokumentiert werden, desto bedarfsgerechter, ziel- und passgenauer können diese durch Prävention oder Intervention, die meist multiprofessionell und interdisziplinär ausgelegt sind, angegangen werden. Insoweit ergänzt die ICF die ICD.

Schließlich erleichtert und erweitert die ICF als Rahmen das Verständnis des Entstehungsprozesses funktionaler Probleme durch Einbeziehung des gesamten Lebenshintergrundes der betroffenen Person.

Funktionale Probleme gehen meist einher mit chronischen Krankheiten und dem Altern. In den 90er Jahren des letzten Jahrhunderts waren bereits nahezu 80 % der Patienten in Allgemeinpraxen wegen chronischer Krankheiten und den daraus resultierenden funktionalen Problemen in Behandlung (Grigoleit und Wenig 1995).

Vorwort

Die Lebenserwartung ist in den letzten 50 Jahren erheblich gestiegen. So hat sich die fernere Lebenserwartung 60-Jähriger von 19,5 auf 24,7 Jahre (Frauen) und von 16,2 auf 19,9 Jahre (Männer) erhöht. Von den im Jahr 2002 geborenen Mädchen werden voraussichtlich 50 % ein Alter von 88,8 Jahren, 25 % sogar mindestens das Alter von 93,8 Jahren erreichen (Bomsdorf 2002). Eine einheitliche Sprache dient in diesen Fällen der eindeutigen Beschreibung krankheits- oder altersbedingter funktionaler Probleme als Voraussetzung für eine gezielte Prävention und Intervention.

Die Verhütung, Beseitigung oder Verminderung funktionaler Probleme wie z.B. Erwerbsminderung oder Pflegebedürftigkeit stellt das soziale Sicherungssystem vor immer stärker werdende Herausforderungen. Da in Deutschland das soziale Sicherungssystem stark gegliedert ist, ergeben sich Schnittstellenprobleme. Diese beziehen sich nicht nur auf den behandelnden Arzt und Sozialleistungsträger, sondern auch auf die Sozialleistungsträger untereinander. Eine einheitliche Sprache zu funktionalen Problemen dient hier als Brücke zwischen behandelndem Arzt und Träger sowie zwischen den verschiedenen Trägern als Voraussetzung für einen Antrag auf Leistungen, z.B. Reha-Leistungen, für eine begründete Gewährung von Leistungen und für eine zielgerichtete und schnelle Zuweisung zu entsprechenden Einrichtungen.

Eine solche Sprache stellt die Internationale Klassifikation der Funktionsfähigkeit, Behinderung und Gesundheit (ICF) zur Verfügung. Die ICF ergänzt die ICD.

Implementierung der ICF in Deutschland

Die ICF befindet sich in Deutschland in der Implementierungsphase. Im Neunten Buch des Sozialgesetzbuches (SGB IX) – Rehabilitation und Teilhabe behinderter Menschen – wurden wesentliche Aspekte der ICF unter Berücksichtigung der in Deutschland historisch gewachsenen und anerkannten Besonderheiten aufgenommen. Die zum 1. April 2004 in Kraft getretenen Richtlinien über Leistungen zur medizinischen Rehabilitation (Rehabilitations-Richtlinien) nach § 92 Abs. 1 Satz 2 Nr. 8 SGB V des Gemeinsamen Bundesausschusses stellen auf die ICF ab. Danach dürfen Vertragsärzte der Krankenversicherung (KV) nur dann Reha-Leistungen der KV verordnen, wenn sie hierzu besonders qualifiziert sind, wozu auch Kenntnisse der ICF gehören. Die Gemeinsame Empfehlung nach § 13 Abs. 1 i.V.m. § 12 Abs. 1 Nr. 4 SGB IX für die Durchführung von Begutachtungen möglichst nach einheitlichen Grundsätzen (Gemeinsame Empfehlung „Begutachtung") der Bundesarbeitsgemeinschaft für Rehabilitation, die am 01. Juli 2004 in Kraft getreten ist, basiert ebenfalls auf der ICF.

Vor der Anwendung der ICF empfiehlt die WHO dringend eine Schulung. Dieser Empfehlung kommen die Sozialleistungsträger und andere Institutionen nach. In den Curricula für die Zusatzbezeichnungen „Sozialmedizin" und „Rehabilitationswesen" wird auf die ICF eingegangen. In der neuen Approbationsordnung für Ärzte vom 22. Juni 2002 ist ein Leistungsnachweis in dem Querschnittsbereich „Rehabilitation, Physikalische Medizin und Naturheilverfahren" zu erbringen, zu welchem auch die ICF gehört. Schließlich lassen zahlreiche Reha-Einrichtungen für den eigenen Bedarf ICF-Seminare durchführen oder führen diese selbst durch.

Bei der Anwendung der ICF sind zwei Möglichkeiten zu unterscheiden:

- Anwendung des bio-psycho-sozialen Modells und der Begrifflichkeiten der ICF und
- Kodierung von festgestellten Sachverhalten nach ICF.

Der Schwerpunkt der Anwendung der ICF liegt derzeit auf der Anwendung des bio-psycho-sozialen Modells und der Begrifflichkeiten der ICF. Die Philosophie der ICF systematisiert rehabilitatives Denken und eröffnet erweiterte Perspektiven für rehabilitatives Handeln. Die konsequente Verwendung der Begrifflichkeiten der ICF im Reha-Team führt nicht nur zu einer erheblichen Verbesserung der funktionalen Diagnostik, der Zielebestimmung, der Reha-Planung, der Auswahl einzusetzender Einzelleistungen und der Evaluation rehabilitativer Aktivitäten, sondern auch zu Zeitersparnis und Erhöhung der Effizienz der Struktur, Organisation und Abläufe in Reha-Einrichtungen, wie ein Beispiel aus der Schweiz zeigt (Rentsch und Bucher 2005).

Mit der ICF hat die Vollversammlung der WHO auch ein neues Konzept des Weltgesundheitsberichtes verabschiedet. Danach werden zukünftig nicht nur Daten der ICD, sondern auch Daten der ICF der Mitgliedsländer für die Erstellung des Berichtes verwendet (vgl. Anhang 9 der ICF). In Deutschland wurde dieses Thema von den zuständigen Stellen allerdings noch nicht angegangen. Es kann angenommen werden, dass ein einheitliches Vorgehen in der Europäischen Union (EU) angestrebt wird. Nach Auffassung des Autors wird es noch einige Jahre dauern, bis ein entsprechendes Verfahren entwickelt ist und den Ländern der EU zur Umsetzung empfohlen wird. Insoweit steht eine offizielle Kodierung nach ICF bei den Sozialleistungsträgern und den Reha-Einrichtungen derzeit nicht zur Diskussion.

Aufbau des Buches

Lernziel ist, das Modell und die Begrifflichkeiten der ICF zu verstehen und in der Praxis anzuwenden. Lernziel ist nicht das Beherrschen des Kodierens.

Dieses Buch besteht aus mehreren Teilen:

Teil 1 enthält einen Grundkurs zur ICF. Er wurde im Rahmen einer mehrjährigen Lehrtätigkeit des Autors entwickelt und mehrfach aufgrund von Fragen und Anmerkungen der Lehrgangsteilnehmer der verschiedensten professionellen Gruppen ergänzt. Aufgrund zahlreicher Bitten Interessierter wurde der Grundkurs für das Selbststudium vollständig überarbeitet. Der Grundkurs ist wie folgt aufgebaut:

1. Jedem Kapitel sind Lernziele vorangestellt. Diese sollen der Leserin oder dem Leser helfen, sich zu orientieren. Es wird vorgeschlagen, erst dann zu dem folgen-

den Kapitel überzugehen, wenn die Leserin oder der Leser die Lernziele erreicht hat.

2. Am Ende eines jeden Kapitels werden die neu eingeführten Begriffe genannt. Nur diese sind für das Kapitel entscheidend. Die übrigen im Kapitel verwendeten Begriffe werden entweder in anderen Kapiteln erläutert, oder es wird ein allgemeines Verständnis vorausgesetzt.

3. Die sich anschließenden Übungen und Aufgaben sollten sorgfältig bearbeitet werden, da ihre Lösungen für die folgenden Kapitel vorausgesetzt werden.

Teil 2 befasst sich mit weiterführenden Themen. Sie ergänzen oder vertiefen die in Teil 1 angesprochenen Probleme.

Teil 3 enthält Aufgaben und Übungen, die auch das Kodieren einschließen. Die Kodierungsaufgaben dienen einer Verbesserung der praktischen Anwendung der ICF und nicht der Ausbildung im Kodieren.

Teil 4 enthält die Übungs-ICF. Sie entspricht der Kurzfassung der ICF der WHO, ist aber ergänzt durch alle Definitionen, Einschlusskriterien und Ausschlüssen der Langfassung der ICF. Darüber enthält sie einen Sachindex sowie den Anhang 2 (Kodierungsrichtlinien), Anhang 3 (Mögliche Verwendungen der Liste der Aktivitäten/Teilhabe) und Anhang 9 (Vorschlag für einen ICF-Datensatz für optimale und minimale Gesundheits-Informationssysteme und -erhebungen).

Teil 1:

ICF-Grundkurs

1. Funktionale Gesundheit und Normalitätskonzept

➤ Lernziele

1. Den Grundbegriff „funktionale Gesundheit" kennen lernen und intuitiv verstehen.
2. Das Normalitätskonzept, das im Begriff der funktionalen Gesundheit wesentlich enthalten ist, in seiner Bedeutung und Reichweite abschätzen können.
3. Den Begriff der funktionalen Gesundheit in intuitiver Weise auf ein Beispiel anwenden können.

1.1 Begriff der funktionalen Gesundheit

Bei der ICF geht es um das Phänomen der funktionalen Gesundheit (functional health[1] und ihrer Beeinträchtigung. Zwar wird dieser Begriff in der ICF nicht verwendet, er hat sich jedoch in der Kommunikation als sehr nützlich erwiesen. Der Begriff der funktionalen Gesundheit lässt sich mit den Konzepten der ICF wie folgt definieren.

> Eine Person gilt nach ICF als *funktional gesund*, wenn – vor ihrem gesamten Lebenshintergrund (*Konzept der Kontextfaktoren*) –
>
> 1. ihre körperlichen Funktionen (einschließlich des geistigen und seelischen Bereichs) und ihre Körperstrukturen allgemein anerkannten (statistischen) Normen entsprechen
> (Konzepte der *Körperfunktionen und -strukturen*),
>
> 2. sie all das tut oder tun kann, was von einem Menschen ohne Gesundheitsproblem (Gesundheitsproblem im Sinn der ICD) erwartet wird
> (Konzept der *Aktivitäten*), und
>
> 3. sie zu allen Lebensbereichen, die ihr wichtig sind, Zugang hat und sich in diesen Lebensbereichen in der Weise und dem Umfang entfalten kann, wie es von einem Menschen ohne Beeinträchtigung der Körperfunktionen oder -strukturen oder der Aktivitäten erwartet wird
> (Konzept der *Teilhabe an Lebensbereichen*).

---

[1] Der Begriff „functional health" ist ein alter und außerhalb Deutschlands in Wissenschaft, Praxis und Politik gängiger Begriff, der auch im Zusammenhang mit der ICF bzw. der ICIDH verwendet wird. Für das Konstrukt gibt es zahlreiche Assessmentinstrumente. In Deutschland wird er neuerdings ebenfalls verwendet. Vgl. z. B. die Erläuterungen zur medizinischen Rehabilitation der Deutschen Gesellschaft für Physikalische Medizin und Rehabilitation (DGPMR): Rehabilitation kann als das multi- und interdisziplinäre Management der Funktionalen Gesundheit einer Person definiert werden. Der Begriff der Funktionalen Gesundheit wird in der neuen Klassifikation der WHO zur Funktionsfähigkeit, Behinderung und Gesundheit (ICF) beschrieben.

In diesem Zusammenhang spricht die WHO auch von *Funktionsfähigkeit* (functioning). Funktionsfähigkeit umfasst alle Aspekte der funktionalen Gesundheit.

Die Beschreibung dessen, was es heißt, dass eine Person funktional gesund ist, macht sofort deutlich, dass mit dem Begriff der funktionalen Gesundheit die rein bio-medizinische Betrachtungsweise verlassen wird. Zusätzlich zu den bio-medizinischen Aspekten (*Körperfunktionen und -strukturen*), die die Ebene der Körpersysteme (einschließlich des mentalen Bereichs) betreffen, werden Aspekte des Menschen als handelndes Subjekt (*Aktivitäten*, z.B. sich selbst waschen) und als selbst bestimmtes und gleichberechtigtes Subjekt in Gesellschaft und Umwelt (*Teilhabe*, z.B. am Erwerbsleben) einbezogen. Diese Aspekte gleichsam umhüllend werden alle externen Gegebenheiten der Welt, in der die betreffende Person lebt, sowie ihre persönlichen Eigenschaften und Attribute (allgemein *Kontextfaktoren* genannt) in die Betrachtung einbezogen. Solche Kontextfaktoren sind z.B. Produkte und Technologien, wie Hilfsmittel, oder Lebensstil und Copingstrategien einer Person.

Das folgende Beispiel illustriert die typische Betrachtungsweise in Begriffen der funktionalen Gesundheit, in dem alle Aspekte berücksichtigt sind.

> **Beispiel**
>
> Eine aufgrund bestimmter Funktionsstörungen und Strukturschäden des Bewegungsapparates im Gehen stark eingeschränkte Person (erhebliche Aktivitätseinschränkung im Gehen) möchte selbst (Wille als Kontextfaktor) bei der Post ein Paket aufgeben (Wunsch nach Teilhabe am üblichen Alltagsleben, hier: ein Paket bei der Post aufgeben), wozu sie physisch und psychisch in der Lage ist (keine Einschränkung der Aktivität „ein Paket bei der Post aufgeben können"). Sie verfügt über einen Rollstuhl (Rollstuhl als Kontextfaktor) und kann damit allein zur Post fahren (keine Aktivitätseinschränkung in der Mobilität mit Hilfsmittel, Kontextfaktor „Rollstuhl" wirkt sich positiv aus). Dort angekommen trifft sie auf eine für sie unüberwindbare Treppe, die zur Schalterhalle führt (Treppe als Kontextfaktor, der sich negativ auswirkt). Ein Aufzug für Rollstuhlfahrer ist nicht vorhanden (Aufzug als Kontextfaktor). Diese Gegebenheit ihrer Welt lässt nicht zu, dass sie selbst das Paket aufgibt (Aufzug als positiv wirkender Kontextfaktor nicht vorhanden). Wäre das Postamt barrierefrei, hätte sie keine Probleme mit dem Erreichen der Schalterhalle und der Aufgabe des Paketes.

1.2 Das Normalitätskonzept der funktionalen Gesundheit

Das „Normalitätskonzept", auf welchem das Modell der funktionalen Gesundheit basiert, dürfte in den meisten Fällen angemessen sein. Z.B. gehört es bei uns zu den üblichen Kulturtechniken, dass eine Person lesen kann und auch liest (Aktivität), und sie ihre Lesefähigkeit (Aktivität) in ihren Lebensbereichen (z.B. Freizeit, Berufstätigkeit) umsetzt (Teilhabe). Wird nun eine Person weitsichtig (Funktionsstörung) und dadurch ihre Lesefähigkeit eingeschränkt, so dass sie ihre Lesetätigkeit einschränken muss (Beeinträchtigung der Aktivität „Lesen") und sie ihre Leselust nur noch bedingt befriedigen kann (Beeinträchtigung der Teilhabe am Lebensbereich „Lesen") und ggf. durch die Einschränkung der Lesefähigkeit ihr Arbeitsplatz gefährdet ist, weil sie dessen Anforderungen nur noch eingeschränkt erfüllt (drohende Beeinträchtigung der Teilhabe am Erwerbsleben), dann ist es vollkommen normal, dass sich die Person eine geeignete Brille beschafft. Hierdurch wird zwar nicht die Funktionsstörung beseitigt, jedoch die Einschränkung der Lesefähigkeit und damit des Lesens (Aktivität „Lesen" wieder hergestellt und bestehende bzw. drohende Beeinträchtigung Teilhabe an verschiedenen Lebensbereichen beseitigt). Anzumerken ist, dass die Lesefähigkeit nur unter Verwendung einer Brille (Hilfsmittel) nicht mehr eingeschränkt ist. Ohne Brille ist der alte Zustand wieder hergestellt. (Jede Person, deren Brille im Urlaub unbrauchbar wurde, weiß das. Deshalb hat sie eine Ersatzbrille dabei.)

Andererseits kann die unkritische Übernahme des Normalitätskonzeptes als normative Forderung zu erheblichen Problemen führen, wie das folgende Beispiel zeigt: Eine Person erblindet als Kind. Im Alter von 50 Jahren wird eine Operation in Erwägung gezogen, die es der Person ermöglicht zu sehen. Mit der unkritischen Übernahme der normativen Vorstellung, dass alle Menschen sehen können sollten, wird die Person zu der Operation veranlasst. Durch die zwar erfolgreich verlaufene Operation wird jedoch die Person, was das Sehen betrifft, in den Zustand eines Neugeborenen (leider im wörtlichen Sinn) versetzt. Die hierdurch für die Person entstandenen massiven Probleme können bei Oliver Sacks (2000; 159–217) nachgelesen werden.

Neue Begriffe

- Funktionale Gesundheit
- Normalitätskonzept

Übungen

1. Welche Konzepte sind mit dem Begriff der funktionalen Gesundheit verbunden? Erläutern sie diese Konzepte mit Ihren eigenen Worten und geben Sie für jedes Konzept ein kurzes Beispiel aus Ihrem Tätigkeitsbereich an.

2. Der Zustand der funktionalen Gesundheit einer Person wird in der ICF als das Ergebnis einer Wechselwirkung betrachtet. Zwischen welchen Phänomenen besteht diese Wechselwirkung? Geben Sie ein konkretes Beispiel aus Ihrem Tätigkeitsbereich für eine solche Wechselwirkung.

3. Erläutern Sie kritisch das Normalitätskonzept, das dem Begriff der funktionalen Gesundheit unterliegt. Worin besteht das Problem?

4. Diskutieren Sie intuitiv das folgende Basisbeispiel unter den Aspekten der funktionalen Gesundheit. Es gehört zu einer Sammlung von Beispielen, die die WHO im Zuge der Erarbeitung der ICF erstellt hat. Das Basisbeispiel wird Sie durch den gesamten Kurs begleiten.

Basisbeispiel[2]

Patrick ist 64 Jahre alt und lebt mit seiner Frau in einem Vorort von Paris. Sie wohnen in einem großen Haus und Garten. Mehrmals in der Woche besuchen sie ihre beiden Kinder und fünf Enkel, die nicht weit entfernt wohnen. Patrick arbeitet seit 27 Jahren in der Buchhaltung einer großen Firma. Beruflich ist er sehr erfolgreich und wurde mehrfach befördert. Er ist bei seinen Kollegen sehr beliebt und verbringt auch einen Großteil seiner Freizeit mit ihnen. Sie treffen sich regelmäßig freitags zum Abendessen und spielen danach Karten.

In den letzten beiden Jahren kam es öfter vor, dass Patrick kleine Einzelheiten bei der Erledigung seiner Arbeit vergisst. Das ist ihm früher nie passiert. Diese Gedächtnisausfälle beunruhigen ihn, aber er kann sie nicht verhindern. Seit über 25 Jahren erledigt er die gleichen Aufgaben, und jetzt hat er sie manchmal ganz vergessen. Auch Besprechungstermine verpasst er. Bisweilen vergisst er Personen, mit denen er früher zu tun hatte. Patrick weiß, dass sein Vorgesetzter über seine Probleme hinwegsieht. Dieser hat Patrick nun vorgeschlagen, früher als vorgesehen seinen Ruhestand anzutreten. Patrick stimmt zu.

Einige Tage zuvor sollte Patrick direkt nach der Arbeit eines seiner Kinder besuchen, um dort auf seine Enkel aufzupassen, aber er konnte den Weg nicht mehr finden. Er kennt diesen Weg seit Jahren und hat sich niemals verirrt. Seit diesem Vorfall ist er nicht mehr in der Lage, seine Enkel zu beaufsichtigen.

Nach dem letzten gemeinsamen Abendessen mit Freunden wusste er nicht mehr, wie man Karten spielt, und seine Frau begleitete ihn nach Hause. Das morgendliche Baden und Ankleiden bereitet ihm Probleme. Er ist auf die Hilfe seiner Frau angewiesen. Er kann sich nicht mehr um die wirtschaftliche Führung des Haushalts kümmern; das hat inzwischen auch seine Frau übernommen. Das Interesse an Gartenarbeit hat er jedoch nicht verloren, aber er kann die Arbeit nicht mehr so gut wie früher bewältigen.

---

[2] Das Beispiel ist der Sammlung von Fallvignetten der WHO entnommen, welche sie zur Testung der ICF entwickelt hat. Deutsche Übersetzung: Liselotte Archinal-Steyer, VDR.

2. Kontextfaktoren und funktionale Gesundheit

➤ Lernziele

1. Das Konzept der Kontextfaktoren kennen lernen, verstehen und in Grundzügen anwenden können.
2. Die Abhängigkeit der funktionalen Gesundheit von Kontextfaktoren verstehen und erläutern können.

2.1 Kontextfaktoren

Die Gegebenheiten des gesamten Lebenshintergrundes einer Person werden in der ICF Kontextfaktoren genannt. *Kontextfaktoren* bestehen aus

1. Umweltfaktoren und
2. personbezogenen Faktoren.

> *Umweltfaktoren* bilden die materielle, soziale und einstellungsbezogene Umwelt ab, in der Menschen leben und ihr Dasein entfalten. Umweltfaktoren sind in der ICF klassifiziert.
>
> *Personbezogene Faktoren* sind der besondere Hintergrund des Lebens und der Lebensführung einer Person (ihre Eigenschaften und Attribute) und umfassen Gegebenheiten des Individuums, die nicht Teil ihres Gesundheitsproblems oder -zustands sind. Personbezogene Faktoren sind in der ICF derzeit noch nicht klassifiziert.

Es ist wichtig, sich klar zu machen, dass nur solche Faktoren zu den personbezogenen Faktoren gehören, die nicht Teil des bestehenden Gesundheitsproblems der Person sind. Sind bestimmte Faktoren Teil des Gesundheitsproblems, wie z.B. mangelnder Wille zu handeln bei Depression, dann gehören sie nicht zu den personbezogenen Faktoren. Im Beispiel liegt eine Funktionsstörung vor. Wird dieser Sachverhalt nicht berücksichtigt, kann es zu falschen Interventionen kommen.

Das folgende Beispiel stammt von Prof. Gerhard S. Barolin, ehemals Vorstand des Ludwig-Boltzmann-Instituts für Neuro-Rehabilitierung und Prophylaxe, Österreich: Ein Schlaganfallpatient sei nicht dazu zu bewegen gewesen, bei der Rehabilitation aktiv mitzuwirken. Nach einiger Zeit habe er, Barolin, seine Rehabilitations-Schwester gebeten, dieses Thema mit dem Patienten vorsichtig anzusprechen. Diese habe nach dem Gespräch mit dem Patienten berichtet: Der Patient sei verheiratet, habe aber eine Geliebte, mit der er jedes Jahr eine Reise unternommen habe. Seine Frau wisse nichts von dieser Beziehung. Bei passender Gelegenheit habe Barolin dem

Patienten erklärt, dass er bald wieder reisen könne, wenn er alle Übungen gewissenhaft und engagiert durchführe. Damit sei das Problem gelöst worden. Die mangelnde Motivation für die Mitwirkung war hier nicht eine psychische Folge des Schlaganfalles (Funktionsstörung), sondern der subjektiven Erwartung, nunmehr nicht mehr mit seiner Geliebten verreisen zu können (personbezogener Faktor). Tabelle 1 gibt einen Überblick über die Kontextfaktoren.

Tabelle 1: Kontextfaktoren der ICF

Umweltfaktoren **Kapitel der Klassifikation der Umweltfaktoren**	**Personbezogene Faktoren** **(nicht klassifiziert), z.B.**
• Produkte und Technologien (z.B. Hilfsmittel, Medikamente) • Natürliche und vom Menschen veränderte Umwelt (z.B. Bauten, Straßen, Fußwege) • Unterstützung und Beziehungen (z.B. Familie, Freunde, Arbeitgeber, Fachleute des Gesundheits- und Sozialsystems) • Einstellungen, Werte und Überzeugungen anderer Personen und der Gesellschaft (z.B. Einstellung der Wirtschaft zu Teilzeitarbeitsplätzen) • Dienste, Systeme und Handlungsgrundsätze (z.B. Gesundheits- und Sozialsystem mit seinen Leistungen und Diensten, Rechtsvorschriften)	• Alter • Geschlecht • Charakter, Lebensstil, Coping • sozialer Hintergrund • Bildung/Ausbildung • Beruf • Erfahrung • Motivation • Handlungswille • Mut • genetische Prädisposition

Exkurs:

Wie erwähnt, sind personbezogene Faktoren in der ICF derzeit noch nicht klassifiziert. In der ICF wird dies mit der mit ihnen einhergehenden großen soziokulturellen Unterschiedlichkeit begründet (S. 14). Ein anderer Grund dürfte jedoch entscheidender gewesen sein. Es ist möglich, mit einem Set von personbezogenen Faktoren die Persönlichkeit eines Menschen zu charakterisieren. Hiermit könnten ethische Probleme entstehen (siehe Anhang 6 der ICF in diesem Buch). Ein Beispiel soll diese Problematik skizzieren (ICF, S. 170). Gäbe es eine Klassifikation der personbezogenen Faktoren in der ICF, dann enthielte diese auch genetische Prädispositionen. Angenommen, eine 45-jährige Frau, deren Mutter an Brustkrebs gestorben ist, hat sich freiwillig einer genetischen Untersuchung unterzogen, bei der festgestellt wurde, dass sie den genetischen Code aufweist, der für ein erhöhtes Brustkrebsrisiko verantwortlich gemacht wird. Sie hat weder Probleme in den Körperfunktionen oder -strukturen noch Einschränkungen der Leistungsfähigkeit. Ihre Versicherungsgesellschaft beruft sich daraufhin auf die ICF und weigert sich aufgrund ihres erhöhten Brustkrebsrisikos, sie gegen Krankheit zu versichern. Ihre Teilhabe an dem Lebensbereich „sich um seine Gesundheit zu kümmern" ist wegen der Politik ihrer Versicherungsgesellschaft, die als Barriere wirkt, eingeschränkt. Derartige Möglichkeiten mit der ICF zu ermöglichen, liegt selbstverständlich nicht im Interesse der WHO.

Andererseits ist es allen Fachleuten in den Bereichen des Behindertenwesens und der Rehabilitation klar, dass personbezogene Faktoren für Planung und Durchführung von Interventionen berücksichtigt werden müssen. Hierauf wird auch in der ICF hingewiesen: Falls notwendig, ist die Beurteilung personbezogener Faktoren dem Anwender überlassen (ICF, S. 24). Dieser Vorschlag widerspricht allerdings dem Anliegen der ICF, eine einheitliche und gemeinsame Sprache für Zustände der funktionalen Gesundheit zur Verfügung zu stellen. Aus den genannten Gründen hat die Sozialmedizinische Expertengruppe „Leistungsbeurteilung/Teilhabe" der MDK-Gemeinschaft einen Diskussionsentwurf zu personbezogenen Faktoren erarbeitet (Viol et al. 2006).

2.2 Zusammenhang zwischen Kontextfaktoren und funktionaler Gesundheit

Die Einbeziehung von Kontextfaktoren in das Konzept der funktionalen Gesundheit ermöglicht es die Frage zu beantworten, welche Kontextfaktoren sich positiv und welche sich negativ auf die funktionale Gesundheit einer Person auswirken. Im ersten Fall wird von *Förderfaktoren* und im zweiten Fall von *Barrieren* gesprochen. Es macht z.B. bei der Beurteilung der funktionalen Gesundheit einer Person keinen Sinn, Kontextfaktoren zu nennen, ohne gleichzeitig anzugeben, ob sich diese als Förderfaktoren oder Barrieren auswirken. Die Begriffe „Förderfaktoren" und „Barrieren" lassen sich auf alle drei Aspekte der funktionalen Gesundheit anwenden (Abb. 1):

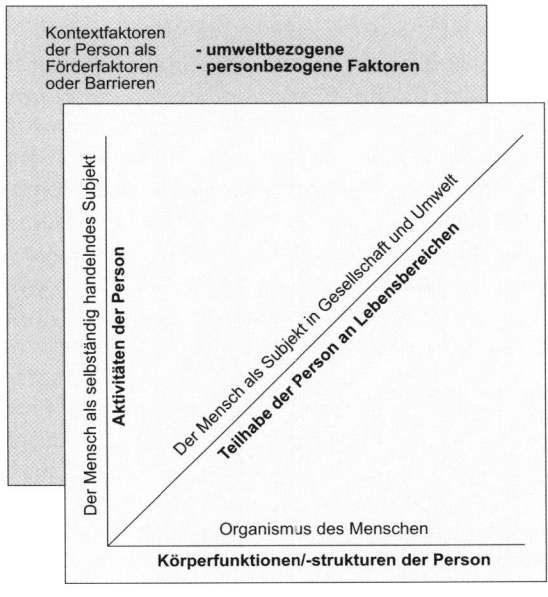

Abb. 1: Aspekte der funktionalen Gesundheit

1. Insbesondere die Teilhabe an Lebensbereichen kann durch Umweltfaktoren (z.B. Art der Zugänge zu Bauten, Art der Einstellungen der Menschen in der Gesellschaft) beeinträchtigt oder unterstützt werden. Für Personen, die gesundheitsbedingt nur noch halbtags arbeiten können und wollen, sind z.B. fehlende Teilzeitarbeitsplätze die Teilhabe beeinträchtigende Umweltfaktoren (Barrieren). Die Teilhabe begünstigende oder fördernde Umweltfaktoren (Förderfaktoren) sind z.B. soziale Unterstützung oder „gebraucht zu werden".
2. Auf der Ebene der Aktivitäten spielen Kontextfaktoren eine zweifache Rolle.
   (1) Umweltfaktoren (meist in Form von Produkten oder Technologien) können *integraler Bestandteil* einer Aktivität sein, wie z.B. „Auto fahren", „Schreibmaschine schreiben" oder „mit einem Computer umgehen". Bei Aktivitäten dieser Art wird das betrachtete Individuum im Zusammenhang mit den entsprechenden Umweltfaktoren (als System) gesehen. Wollen wir z.B. feststellen, ob eine Person Schreibmaschine schreiben kann, dann ist die Schreibmaschine integraler Bestandteil dieser Fähigkeit und damit der Testanordnung. Ohne Schreibmaschine kann nicht beurteilt werden, ob die betrachtete Person Schreibmaschine schreiben kann oder nicht.

   (2) Angenommen, die Person kann Schreibmaschine schreiben (sie verfügt über eine definierte *Leistungsfähigkeit im Schreibmaschine schreiben*). Sie wird diese Leistungsfähigkeit z.B. zum Schreiben eines Briefes (konkrete *Handlung*) nur dann umsetzen, wenn weitere *Umweltfaktoren diese Umsetzung ermöglichen* (Förderfaktoren, z.B. geeignete Helligkeit und Temperatur der Umgebung) und nicht verhindern (Barrieren, z.B. Farbband der Schreibmaschine unbrauchbar) und zusätzlich, wenn sie ihre Leistungsfähigkeit auch umsetzen will. Allgemein spielt der Wille (personbezogener Faktor) eine zentrale Rolle bei der Umsetzung einer Leistungsfähigkeit in eine konkrete Handlung. Bei der Umsetzung einer Leistungsfähigkeit in die entsprechende Handlung können Kontextfaktoren also wie bei der Teilhabe als Förderfaktoren, die die Handlung ermöglichen, wirken, oder als Barrieren, die die Handlung unmöglich machen oder erschweren. (Anmerkung: Hat die Person nie Schreibmschine schreiben gelernt, obwohl sie es immer wollte, so beruht die fehlende Leistungsfähigkeit auf einem Teilhabeproblem infolge von Barrieren).
3. Schließlich können gewisse Körperfunktionen und -strukturen des Organismus einer Person z.B. durch fehlenden Zugang zu gesunder Ernährung (Barriere) beeinträchtigt oder durch gezielte Präventivprogramme (Förderfaktor) verbessert werden.

Das Vorhandensein von Förderfaktoren und das Fehlen von Barrieren sind inhaltlich verschiedene Sachverhalte und sollten auch getrennt betrachtet werden, obwohl sich beide Sachverhalte im Ergebnis positiv auf die funktionale Gesundheit auswirken. Entsprechendes gilt im umgekehrten Fall.

Es ist wichtig, sich über die Dynamik von Förderfaktoren und Barrieren und deren Wirkung auf die funktionale Gesundheit im Klaren zu sein. Wird z.B. ein gefordertes Aktivitätsniveau einer Person mit einem Gesundheitsproblem oder ihre Teilhabe (z.B. an der Selbstversorgung) nur dadurch aufrechterhalten, dass Förderfaktoren vorhanden sind oder Barrieren fehlen, dann können das Aktivitätsniveau oder die Teilhabe empfindlich beeinträchtigt werden, wenn ein Förderfaktor plötzlich nicht mehr vorhanden ist oder eine Barriere wirksam wird. Beispiel: Eine Person kann sich aus gesundheitlichen Gründen zwar noch waschen, aber ihr Zeitbedarf für das Waschen ist erheblich erhöht und zum Waschen der Füße benötigt sie Assistenz. Diese Assistenz führte bisher der Ehepartner aus (Förderfaktor). Nach dessen Tod ist die Assistenz entfallen, und die Person ist nicht mehr in der Lage, die Waschhandlung (mit Assistenz) vollständig durchzuführen.

Tabelle 2 fasst die Zusammenhänge zusammen.

Tabelle 2: Zusammenhang zwischen Kontextfaktoren und funktionaler Gesundheit

	Auswirkung auf die funktionale Gesundheit	
	positiv	**negativ**
Umweltfaktoren*	• Vorhandensein von externen Förderfaktoren • Fehlen von externen Barrieren	• Fehlen von externen Förderfaktoren • Vorhandensein von externen Barrieren
personbezogene Faktoren*	• Vorhandensein von internen Förderfaktoren • Fehlen von internen Barrieren	• Fehlen von internen Förderfaktoren • Vorhandensein von internen Barrieren

* Sonderfall bei Leistungsfähigkeit (Aktivität), wenn ein Umweltfaktor (z.B. ein Gerät) oder ein personbezogener Faktor (z.B. eine besondere Fertigkeit) integraler Bestandteil der Definition der Leistungsfähigkeit ist. In diesem Fall hat es keinen Sinn, Kontextfaktoren als Barrieren oder Förderfaktoren anzusehen. Stehen die in der Definition der Leistungsfähigkeit enthaltenen Kontextfaktoren nicht zur Verfügung, dann kann diese Leistungsfähigkeit auch nicht getestet und damit beurteilt werden.

Gelegentlich werden die sich positiv auf die funktionale Gesundheit auswirkenden personbezogenen Faktoren „Ressourcen" genannt. Diese Bezeichnung kann missverständlich sein, weil der Ressourcen-Begriff umfassender ist. So kann er sich z.B. auf besonders ausgeprägte Körperfunktionen und -strukturen (Ebene des Organismus) oder Fähigkeiten als Voraussetzung für bestimmte Aktivitäten beziehen.

Neue Begriffe
- Kontextfaktoren
- Umweltfaktoren
- personbezogene (oder persönliche) Faktoren
- Förderfaktoren
- Barrieren

Übungen

1. Was sind Kontextfaktoren und wie sind sie gegliedert? Geben Sie Beispiele für Kontextfaktoren.
2. In welcher Art können sich Kontextfaktoren auswirken?
3. Welche zusätzliche Funktion können Kontextfaktoren bei Aktivitäten im Sinne von Leistungsfähigkeit haben?
4. Geben Sie ein Beispiel, in dem ein personbezogener Faktor zur Definition einer Leistungsfähigkeit gehört.
5. Nennen Sie in Bezug auf Patrick die wirkenden Kontextfaktoren im Basisbeispiel (Kapitel 1) unter Verwendung der ICF. Qualifizieren Sie diese als Förderfaktoren oder Barrieren.
6. Geben Sie Beispiele aus Ihrem Arbeitsbereich, bei denen Kontextfaktoren als Förderfaktoren oder Barrieren eine wichtige Rolle spielen.

3. Das bio-psycho-soziale Modell der ICF

➤ Lernziele

1. Das bio-psycho-soziale Modell der ICF erläutern und in der eigenen Praxis anwenden können.
2. Den Unterschied zum bio-medizinischen Modell erklären können.

Das folgende Beispiel greift zurück auf das Beispiel Seite 20 unter Berücksichtigung der bisher erläuterten Begriffe.

> **Beispiel**
>
> Eine aufgrund bestimmter Funktionsstörungen und Strukturschäden des Bewegungsapparates im Gehen stark eingeschränkte Person (erhebliche Aktivitätseinschränkung im Gehen) möchte (Wille als Förderfaktor) selbst bei der Post ein Paket aufgeben (Wunsch nach Teilhabe am üblichen Alltagsleben, hier: ein Paket bei der Post aufgeben), wozu sie physisch und psychisch in der Lage ist (keine Einschränkung der Aktivität „ein Paket bei der Post aufgeben" im Sinn von Leistungsfähigkeit). Sie verfügt über einen Rollstuhl (Rollstuhl als Umweltfaktor) und fährt damit allein zur Post (keine Aktivitätseinschränkung in der Mobilität mit Hilfsmittel im Sinn von Handlung, „Rollstuhl" als Förderfaktor). Dort angekommen trifft sie auf eine für sie unüberwindbare Treppe, die zur Schalterhalle führt (Treppe als Barriere). Ein Aufzug für Rollstuhlfahrer ist nicht vorhanden (Aufzug als Kontextfaktor). Diese Gegebenheit ihrer Welt lässt nicht zu, dass sie selbst das Paket aufgibt (Aufzug als möglicher Förderfaktor nicht vorhanden, wirkt wie Barriere). Wäre das Postamt barrierefrei, hätte sie keine Probleme mit dem Zugang zur Schalterhalle und der Aufgabe des Paketes.

Dieses Beispiel macht zweierlei deutlich:

1. Zur Anwendung des bio-psycho-sozialen Modells der ICF gehört das Denken in Variationen der Kontextfaktoren (was wäre, wenn …?), um mögliche Barrieren oder das Fehlen von Förderfaktoren zu identifizieren, so dass auf Änderungen hingewirkt werden kann.
2. Das Beispiel macht die unterschiedliche Sichtweise zwischen dem bio-medizinischen Modell (ICD) und dem sozialen Modell, die im bio-psycho-sozialen Modell der ICF integriert sind, deutlich. Das bio-medizinische Modell betrachtet eine Beeinträchtigung der funktionalen Gesundheit als ein Problem einer Person, welches unmittelbar von einer Krankheit, einem Trauma oder einem anderen Gesundheitsproblem verursacht wird, das der medizinischen Versorgung bedarf, etwa in Form individueller Behandlung durch Fachleute. Das Management der

funktionalen Problematik zielt auf Heilung, Anpassung oder Verhaltensänderung des Menschen ab. Das soziale Modell hingegen betrachtet eine Beeinträchtigung der funktionalen Gesundheit hauptsächlich als ein gesellschaftlich verursachtes Problem und im Wesentlichen als eine Frage der vollen Integration Betroffener in die Gesellschaft. Hierbei ist „Beeinträchtigung der funktionalen Gesundheit" kein Merkmal einer Person, sondern ein komplexes Geflecht von Bedingungen, von denen viele vom gesellschaftlichen Umfeld geschaffen werden. Daher erfordert die Handhabung dieses Problems soziales Handeln, und es gehört zu der gemeinschaftlichen Verantwortung der Gesellschaft in ihrer Gesamtheit, die Umwelt so zu gestalten, wie es insbesondere für eine volle Teilhabe der Menschen mit Gesundheitsproblemen (ICD) an allen Bereichen des sozialen Lebens erforderlich ist.

Damit kann der Zustand der funktionalen Gesundheit einer Person betrachtet werden als das Ergebnis der Wechselwirkung zwischen einer Person mit einem Gesundheitsproblem (ICD) und ihren Kontextfaktoren auf ihre Körperfunktionen und -strukturen, ihre Aktivitäten und ihre Teilhabe an Lebensbereichen. Dies ist die Sichtweise der ICF.

In Abbildung 2 ist das bio-psycho-soziale Modell, auf dem die ICF basiert, skizziert.

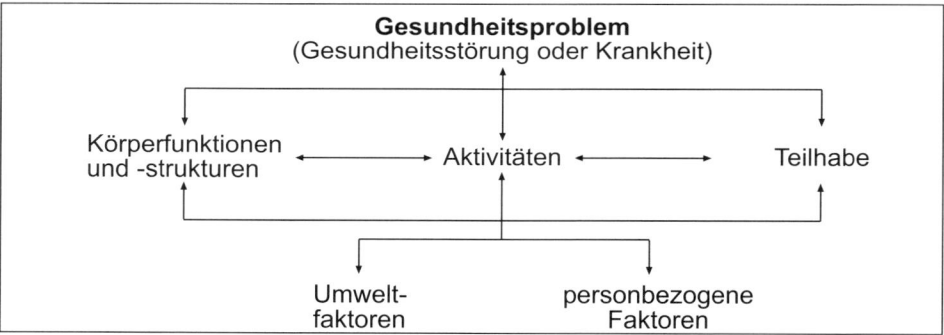

Abb. 2: Das bio-psycho-soziale Modell der Komponenten der Gesundheit der ICF

Nach diesem komplexen Interdependenzmodell variiert der Zustand der funktionalen Gesundheit mit dem Gesundheitsproblem (ICD) und den Kontextfaktoren, und eine Beeinträchtigung der funktionalen Gesundheit kann neue Gesundheitsprobleme oder funktionale Probleme nach sich ziehen.

Der bekannteste und häufigste Prozess, der zu einer funktionalen Problematik führt, hat das aktuelle Gesundheitsproblem einer Person als Ausgangspunkt. Derartige Prozesse werden *Primärprozesse* genannt.

Allerdings kann jedes Element des Modells als Ausgangspunkt für mögliche neue Probleme herangezogen werden. So kann z.B. eine längere Bettlägerigkeit einer

Person (Aktivitätseinschränkung) eine Muskelatrophie (Strukturschaden mit Funktionsstörung) bewirken. Eine aus Gesundheitsgründen langzeitarbeitslose Person (Beeinträchtigung der Teilhabe) kann eine reaktive Depression entwickeln oder alkoholabhängig werden (beides Krankheiten). Ein Teilnehmer eines ICF-Kurses hat in der Diskussion behauptet, ein Versicherter sei wegen Schwulseins (personbezogener Faktor) frühberentet worden. Das ist natürlich unmöglich. Was war geschehen? Der betreffende Versicherte sei Türke. Es sei ihm unmöglich gewesen, über seine sexuelle Orientierung mit seiner Familie (Umweltfaktor) und schon gar nicht mit seinen Freunden (Umweltfaktor) zu sprechen. Er habe eine Depression entwickelt, die chronifizierte. Die Auswirkungen dieser Krankheit hätten schließlich zu Erwerbsunfähigkeit (Teilhabestörung) und Frühberentung (Förderfaktor für „seinen Lebensunterhalt bestreiten") geführt.

Derartige Prozesse werden *Sekundärprozesse* genannt. Mit möglichen Sekundärprozessen sollte immer gerechnet werden. Bei der Beschreibung und Analyse von Sekundärprozessen kann es hilfreich sein, die Graphik des bio-psycho-sozialen Modells gleichsam übereinander zu legen und diese Schichten untereinander mit Pfeilen zu versehen (Schichtdarstellung).

Neben Sekundärprozessen sind auch *induzierte Prozesse* bekannt. Induzierte Prozesse können sich bei Dritten, meist nächsten Angehörigen entwickeln. Bekannt sind induzierte Prozesse z.B. bei Eltern und/oder Geschwistern von schwer krebskranken Kindern.

Die Doppelpfeile in der Skizze zeigen modellhaft eine allgemeine und abstrakte Wechselwirkung an. Sie bedeuten *nicht*, dass im Einzelfall z.B. von Einschränkungen bestimmter Körperfunktionen auf Einschränkungen bestimmter Aktivitäten geschlossen werden kann. Zwar ist dies in vielen Fällen möglich. So kann z.B. eine Person, die im höheren Alter erblindet ist (Funktionsstörung) keine Tageszeitung (der üblichen Form) lesen (Aktivitätseinschränkung). In anderen Fällen ist jedoch ein solcher Rückschluss begründet nicht möglich, so dass die Aktivitäten selbst betrachtet und beurteilt werden müssen. Dieser Sachverhalt ist z.B. bei der sozialmedizinischen Begutachtung unbedingt zu berücksichtigen. Beispiel aus einem ICF-Kurs: Ein Kranfahrer sei erkrankt. Ein sozialmedizinisches Gutachten sei auf Grund des Krankheitsbildes und Rückschlüssen aus Funktionsstörungen und Strukturschäden zu dem Ergebnis gekommen, dass der Betreffende umgeschult werden müsse, da er nicht mehr Kranfahren könne. Der Betroffene habe widersprochen; Kranfahren sei sein Leben. Ein erneutes Gutachten, diesmal unter Einbeziehung einer Arbeitserprobung, sei zu dem Ergebnis gekommen, der Betroffene könne auch weiterhin seiner Tätigkeit als Kranfahrer nachkommen.

Das bio-psycho-soziale Modell der ICF ist wesentlich aussagefähiger und wirklichkeitsnäher als das eher eindimensionale Krankheitsfolgenmodell von Ph. Wood der ICIDH von 1980. Das Krankheitsfolgenmodell lautet in Begriffen der ICF: Gesundheitsproblem → Funktionsstörung/Strukturschaden → Beeinträchtigung der Aktivitäten → Beeinträchtigung der Teilhabe.

Das bio-psycho-soziale Modell der ICF

Mit dem bio-psycho-sozialen Modell wurde ein bedeutender Paradigmenwechsel vollzogen. Funktionale Probleme sind nicht mehr Attribute einer Person, sondern sie sind das negative Ergebnis einer Wechselwirkung. Diese Sichtweise wurde im Grundsatz auch in das SGB IX übernommen.

Das Denken in Wechselwirkungen kann anfangs Schwierigkeiten machen. Es ist daher hilfreich, sich die Abbildung des bio-psycho-sozialen Modells als Orientierung auf den Schreibtisch zu legen. Es liefert ganz neue Ansätze für Gespräche mit Betroffenen.

Neue Begriffe

- Bio-psycho-soziales Modell der ICF
- Bio-medizinisches Modell
- soziales Modell
- Sekundärprozess
- induzierter Prozess

Übungen

1. Beschreiben Sie das bio-psycho-soziale Modell der ICF.
2. Wie unterscheidet sich das bio-medizinische Modell vom sozialen Modell?
3. Analysieren Sie Beispiele aus Ihrer Praxis mit Hilfe des bio-psycho-sozialen Modells der ICF.
4. Was versteht man unter einem Sekundärprozess?
5. Ist im Basisbeispiel (Kapitel 1) ein Sekundärprozess erkennbar?
6. Geben Sie Beispiele aus Ihrer Praxis für Sekundärprozesse.
7. Geben Sie ein Beispiel aus Ihrer Praxis für einen induzierten Prozess.
8. Worin besteht der in der ICF vorgenommene Paradigmenwechsel?
9. Nehmen Sie sich ein Gutachten vor, von dem Sie meinen, dass es „good practice" entspricht. Ist es vor dem Hintergrund des bio-psycho-sozialen Modells schlüssig oder weist es Schwächen auf?

4. Beeinträchtigung der funktionalen Gesundheit und Behinderung

➤ Lernziele

1. Den Begriff der Beeinträchtigung der funktionalen Gesundheit verstehen und erklären können.
2. Den Begriff der Behinderung nach ICF verstehen und erklären können.
3. Den Begriff der Behinderung nach SGB IX verstehen und erklären können.
4. Die Unterschiede zwischen den Behinderungsbegriffen nach ICF und SGB IX erläutern können.
5. Den Einfluss von Kontextfaktoren auf die funktionale Gesundheit abschätzen können.

4.1 Beeinträchtigung der funktionalen Gesundheit

> Eine Person ist in ihrer *funktionalen Gesundheit* (oder der Funktionsfähigkeit) *beeinträchtigt* (synonym: sie weist eine funktionale Problematik auf), wenn unter Berücksichtigung ihrer Kontextfaktoren in wenigstens einer der genannten Ebenen der funktionalen Gesundheit eine Beeinträchtigung vorliegt, d.h. eine Funktionsstörung, ein Strukturschaden, eine Beeinträchtigung einer Aktivität oder eine Beeinträchtigung der Teilhabe an einem Lebensbereich.

Diese Definition folgt unmittelbar aus der in Abschnitt „Funktionale Gesundheit und Normalitätskonzept" gegebenen Erläuterung.

In Deutschland wird eine funktionale Problematik meist durch eine Krankheit ausgelöst. Hintergrund einer Beeinträchtigung der funktionalen Gesundheit können auch Verletzungen, Unfälle oder angeborene Leiden sein. Zum Zusammenhang zwischen „Krankheit" und „funktionaler Problematik" einige Anmerkungen, die dessen Komplexität andeuten:

1. Eine Person, deren funktionale Gesundheit beeinträchtigt ist, muss nicht im engeren Sinn krank sein, d.h. z.B. der akutmedizinischen Versorgung bedürfen.
2. Eine funktionale Problematik kann für die betrachtete Person eine Eigendynamik entwickeln (z.B. Ausschluss aus dem Erwerbsleben), die für die Person erheblich schwerwiegender ist als die zugrunde liegende Krankheit.
3. Heilt eine Krankheit vollständig aus (restitutio ad integrum), kann hieraus nicht notwendigerweise geschlossen werden, dass die betreffende Person auch funk-

tional gesund ist (vorausgesetzt, sie hat keine weiteren Krankheiten). Z.B. kann eine Person, deren psychische Krankheit geheilt wurde, dennoch Stigmatisierungen erleben, die ihre Teilhabe an bestimmten Lebensbereichen auf Grund der Einstellungen in der Gesellschaft (Barrieren) erschweren oder unmöglich machen.

4. Eine Krankheit braucht nicht manifest zu sein, um eine Beeinträchtigung der funktionalen Gesundheit auszulösen (z.B. Einschränkung der Teilhabe an bestimmten Lebensbereichen durch eine bekannt gewordene HIV-Infektion).

4.2 Allgemeiner und spezieller Behinderungsbegriff der ICF

Wie dargestellt, können Kontextfaktoren die funktionale Gesundheit positiv (Förderfaktoren) oder negativ (Barrieren) beeinflussen. Jede Beeinträchtigung der funktionalen Gesundheit wird in der ICF *Behinderung* (Disability) genannt. Es wird ausdrücklich darauf hingewiesen, dass das Wort „disability" in der ICIDH eine andere Bedeutung hatte und im Deutschen mit „Fähigkeitsstörung" wiedergegeben wurde.

Mit den Ausführungen zum Begriff der funktionalen Gesundheit in den Kapiteln 1 bis 3 kann Behinderung im Sinn der ICF auch definiert werden als das *Ergebnis der negativen Wechselwirkung zwischen einer Person mit einem Gesundheitsproblem (ICD) und ihren Kontextfaktoren auf ihre funktionale Gesundheit*, d.h. jede Beeinträchtigung der funktionalen Gesundheit (allgemeiner Behinderungsbegriff der ICF). Dieser Behinderungsbegriff dient als Oberbegriff für Beeinträchtigungen der funktionalen Gesundheit auf den Ebenen der Körperfunktionen/-strukturen, Aktivitäten oder Teilhabe. Damit fällt z.B. jede Funktionsstörung oder jeder Strukturschaden, der weder mit Beeinträchtigungen der Aktivitäten noch der Teilhabe einhergeht, unter den Behinderungsbegriff der ICF. Dieser *allgemeine Behinderungsbegriff* der ICF ist wesentlich weiter gefasst als der Behinderungsbegriff des SGB IX. Es sollte in Deutschland im Bereich der Sozialleistungsträger nur der Behinderungsbegriff des SGB IX verwendet werden, um Missverständnisse zu vermeiden. Der allgemeine Behinderungsbegriff der ICF kann mit „Beeinträchtigung der funktionalen Gesundheit", „Beeinträchtigung der Funktionsfähigkeit" oder „funktionale Problematik" umschrieben werden. Insoweit ist der allgemeine Behinderungsbegriff der ICF für Deutschland verzichtbar. Wird nur das Ergebnis der negativen Wechselwirkung zwischen einer Person mit einem Gesundheitsproblem und ihren Kontextfaktoren auf ihre Teilhabe an einem Lebensbereich betrachtet, dann wird vom *speziellen Behinderungsbegriff der ICF* gesprochen. Auch dieser ist weiter gefasst als der Behinderungsbegriff des SGB IX.

4.2.1 *Behinderungsbegriff des SGB IX*

Der Behinderungsbegriff des SGB IX ist in § 2 definiert. Die relevanten Teile lauten (mit eingefügten Anmerkungen):

(1) Menschen sind behindert, wenn ihre körperliche Funktion, geistige Fähigkeit oder seelische Gesundheit mit hoher Wahrscheinlichkeit länger als sechs Monate (*Anm.: Zeitbezug*) von dem für das Lebensalter typischen Zustand abweichen (*Anm.: Prinzip der Altersinäquivalenz*) und daher ihre Teilhabe am Leben in der Gesellschaft beeinträchtigt ist. Sie sind von Behinderung bedroht, wenn die Beeinträchtigung zu erwarten ist.

(2) Menschen sind schwerbehindert, wenn bei ihnen ein Grad der Behinderung von wenigstens 50 vorliegt und sie ihren Wohnsitz, ihren gewöhnlichen Aufenthalt oder ihre Beschäftigung auf einem Arbeitsplatz rechtmäßig im Geltungsbereich dieses Gesetzbuches haben.

4.2.2 Personenkreis des SGB IX

Das SGB IX gilt jedoch nicht nur für Menschen mit Behinderung. Der Personenkreis, für den dieses Gesetz geschaffen wurde, ist in § 4 SGB IX – Leistungen zur Teilhabe – implizit genannt. Die Vorschrift lautet:

(1) Die Leistungen zur Teilhabe umfassen die notwendigen Sozialleistungen, um unabhängig von der Ursache der Behinderung[3]

1. die Behinderung abzuwenden, zu beseitigen, zu mindern, ihre Verschlimmerung zu verhüten oder ihre Folgen zu mildern,

2. Einschränkungen der Erwerbsfähigkeit oder Pflegebedürftigkeit zu vermeiden, zu überwinden, zu mindern oder eine Verschlimmerung zu verhüten sowie den vorzeitigen Bezug anderer Sozialleistungen zu vermeiden oder laufende Sozialleistungen zu mindern,

3. die Teilhabe am Arbeitsleben entsprechend den Neigungen und Fähigkeiten dauerhaft zu sichern oder

4. die persönliche Entwicklung ganzheitlich zu fördern und die Teilhabe am Leben in der Gesellschaft sowie eine möglichst selbstständige und selbst bestimmte Lebensführung zu ermöglichen oder zu erleichtern.

(2) Die Leistungen zur Teilhabe werden zur Erreichung der in Absatz 1 genannten Ziele nach Maßgabe dieses Buches und der für die zuständigen Leistungsträger geltenden besonderen Vorschriften neben anderen Sozialleistungen erbracht. Die Leistungsträger erbringen die Leistungen im Rahmen der für sie geltenden Rechtsvorschriften nach Lage des Einzelfalls so vollständig, umfassend und in gleicher Qualität, dass Leistungen eines anderen Trägers möglichst nicht erforderlich werden.

(3) Leistungen für behinderte oder von Behinderung bedrohte Kinder werden so geplant und gestaltet, dass nach Möglichkeit Kinder nicht von ihrem sozialen Umfeld getrennt und gemeinsam mit nicht behinderten Kindern betreut werden können. Dabei werden behinderte Kinder Alters- und Entwicklungsentsprechend an

---

[3] Richtig müsste es heißen: „unabhängig von der Ursache der Beeinträchtigung der Teilhabe"

Beeinträchtigung der funktionalen Gesundheit und Behinderung

der Planung und Ausgestaltung der einzelnen Hilfen beteiligt und ihre Sorgeberechtigten intensiv in Planung und Gestaltung der Hilfen einbezogen.

Zum Personenkreis des SGB IX gehören nicht nur die Personen, deren Teilhabe gesundheitsbedingt beeinträchtigt ist, sondern auch diejenigen, deren Teilhabe gesundheitsbedingt bedroht ist. Dies ist, international gesehen, eine herausragende Besonderheit unseres Sozialrechts.

4.3 Zusammenhänge der Behinderungsbegriffe der ICF und des SGB IX

Die Zusammenhänge der Behinderungsbegriffe der ICF mit den vergleichbaren Begriffen des SGB IX sind in Abbildung 3 dargestellt. Ausgangspunkt ist der Personenkreis, für den das SGB IX geschaffen wurde. Dieser ist in § 4 SGB IX genannt. Menschen mit Behinderung (vgl. die Definition in § 2 SGB IX) bilden nur einen Teil des SGB IX-Personenkreises. Der Behinderungsbegriff des SGB IX beinhaltet das Prinzip der Altersinäquivalenz: Eine Person ist nur dann behindert, wenn ihre Beeinträchtigung der Teilhabe auf einer altersuntypischen Störung ihrer körperlichen, geistigen

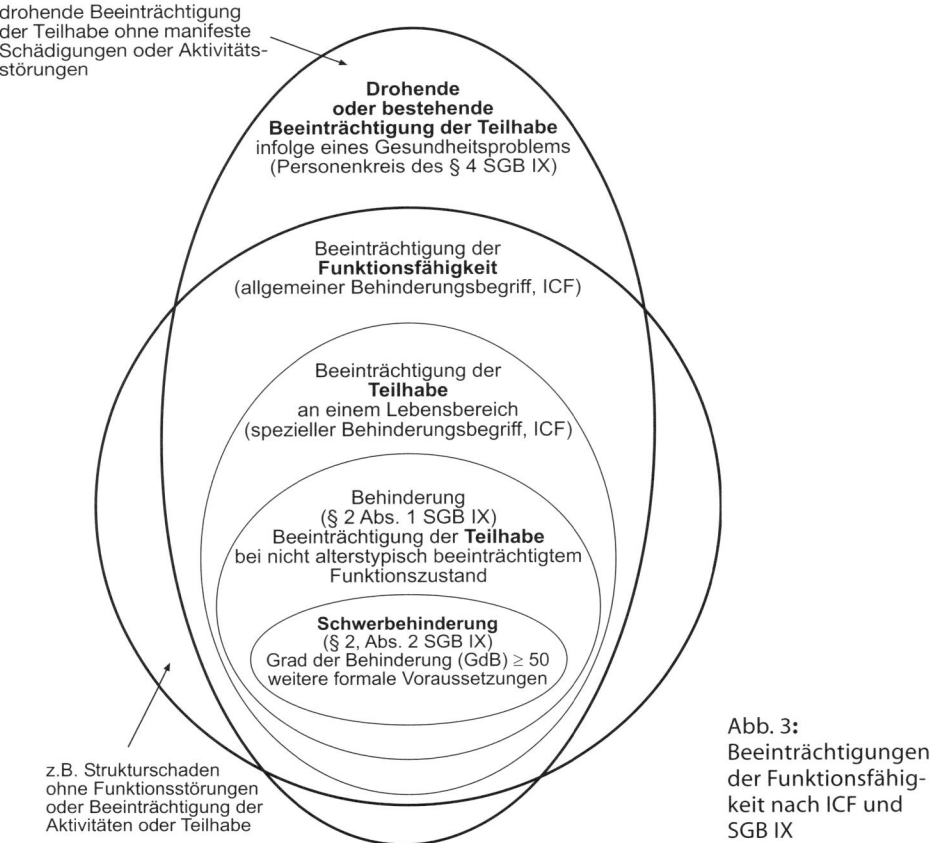

Abb. 3: Beeinträchtigungen der Funktionsfähigkeit nach ICF und SGB IX

oder seelischen Funktionen beruhen. Das Prinzip der Altersinäquivalenz kennt die ICF nicht, ebenso wenig wie einen zeitlichen Bezug.

4.4 Eine Methode zur Beurteilung des Einflusses des Kontextes an einer funktionalen Problematik

Die alte Streitfrage, ob eine Person im Sinne der ICF behindert *ist* oder behindert *wird*, wird mit dem bio-psycho-sozialen Modell dialektisch gelöst, da „Behinderung" als negative Wechselwirkung zwischen dem Gesundheitsproblem (ICD) und den Kontextfaktoren (Umweltfaktoren, personbezogene Faktoren) einer Person betrachtet wird. Wird das Gesundheitsproblem als gegeben vorausgesetzt, dann kann der Einfluss der Kontextfaktoren auf die Entwicklung einer funktionalen Problematik beliebig zwischen „sehr hoch" und „sehr niedrig" sein, je nach Konstellation der Kontextfaktoren. Der Einfluss kann beurteilt werden, wenn, vor dem Hintergrund des bestehenden Gesundheitsproblems (ICD), die Konstellation der Kontextfaktoren modellhaft gedanklich variiert wird. Ausgangspunkt ist die gegenwärtige Konstellation. In das Gedankenexperiment werden in der Regel nur solche Konstellationen von Kontextfaktoren einbezogen, die die funktionale Problematik, insbesondere die Beeinträchtigung der Teilhabe, nicht verschlechtern. Kann z.B. eine bisher vollzeitbeschäftigte Person in Folge ihres Gesundheitsproblems (ICD) nur noch halbtags arbeiten und möchte sie dies auch, besteht im aktuellen Wirtschaftssystem jedoch eine ausgesprochene Abneigung, Teilzeitarbeitsplätze zur Verfügung zu stellen, dann hat bei dieser Person dieser Umweltfaktor (Einstellungen in der Wirtschaft als Barriere) einen sehr hohen Einfluss auf die Beeinträchtigung ihrer Teilhabe am Erwerbsleben. In einer Wirtschaft hingegen, in der für gesundheitlich Beeinträchtigte genügend Teilzeitarbeitsplätze zur Verfügung stehen (Einstellungen in der Wirtschaft als Förderfaktor), käme es unter sonst gleichen Voraussetzungen praktisch kaum zu einer Beeinträchtigung der Teilhabe am Erwerbsleben.

Theoretisch gibt es nur einen Fall, bei dem eine Person behindert *ist*. Das ist dann der Fall, wenn sich die Behinderung nach Art und Umfang nicht ändert, welche Konstellation von Kontextfaktoren auch immer betrachtet wird (Anm.: Versuchen

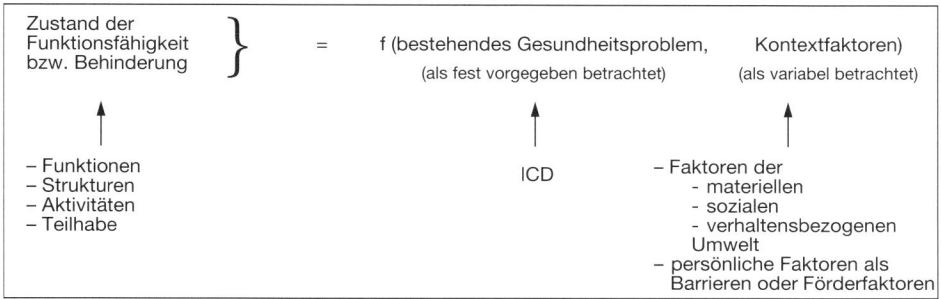

Abb. 4: Zustand der funktionalen Gesundheit bzw. ihrer Beeinträchtigung im Sinne der ICF als Funktion des Gesundheitsproblems und der Kontextfaktoren im Sinne von Förderfaktoren und Barrieren

Sie ein Beispiel zu geben. Dem Autor ist es noch nicht gelungen). Der Zusammenhang wird in Abbildung 4 veranschaulicht, in welcher der Zustand der funktionalen Gesundheit bzw. Behinderung im Sinne der ICF als Funktion des Gesundheitsproblems und der Kontextfaktoren im Sinne von Förderfaktoren und Barrieren dargestellt ist.

Mit dieser Methode der Variation der Kontextfaktoren bei fest vorgegebenem Gesundheitsproblem ist es in der Praxis leicht möglich, Barrieren und Förderfaktoren zu identifizieren. Auf dieser Grundlage kann rehabilitativ (oder auch politisch) gehandelt werden.

Die Methode ist keineswegs neu, sie wurde hier nur etwas formalisiert. So kann eine bestimmte Arbeitsplatzanpassung als das Ergebnis einer Variation der Konstellation von Umweltfaktoren (hier: der alte Arbeitsplatz) angesehen werden, das die Gefährdung der Teilhabe am Arbeitsleben der betreffenden Person beseitigt.

Die Methode der Variation der Kontextfaktoren kann auch hilfreich sein, wenn es um die Frage geht, wie stabil oder fragil die gegenwärtige Konstellation von Kontextfaktoren einer Person ist. Ist zu erwarten, dass z.B. in den nächsten sechs Monaten Förderfaktoren wegbrechen oder Barrieren entstehen, so dass eine Beeinträchtigung der Teilhabe an einem Lebensbereich ausgelöst wird oder sich eine bestehende Beeinträchtigung der Teilhabe verschlechtert? Fragen dieser Art sind für die Prävention wichtig. Die umgekehrte Betrachtung kann auch angestellt werden: Ist zu erwarten, dass z.B. in den nächsten sechs Monaten Förderfaktoren aufgebaut oder Barrieren abgebaut werden?

Neue Begriffe

Beeinträchtigung der funktionalen Gesundheit

Behinderung nach ICF

Behinderung nach SGB IX

Übungen

1. Was ist eine Beeinträchtigung der funktionalen Gesundheit?
2. Welche zwei Behinderungsbegriffe lassen sich aus der ICF ableiten? Wie sind sie definiert?
3. Zu welchem Zweck wird in der ICF der allgemeine Behinderungsbegriff verwendet?
4. Wie ist der Behinderungsbegriff des SGB IX definiert?
5. Welche Unterschiede bestehen zwischen dem Behinderungsbegriff des SGB IX und dem speziellen Behinderungsbegriff der ICF?

6. Welcher Behinderungsbegriff sollte bei den Sozialleistungsträgern verwendet werden?

7. Wenn Sie in einer Diskussion auf den allgemeinen bzw. den speziellen Behinderungsbegriff der ICF abstellen möchten, welche Umschreibungen können Sie verwenden?

8. Ist Patrick im Basisbeispiel (S. 22) im Sinne des SGB IX behindert? Begründen Sie Ihre Antwort.

9. Betrachten Sie einen Fall der gesundheitsbedingten Teilhabestörung aus Ihrer Praxis. Welche Kontextfaktoren mitverursachen maßgeblich die Teilhabestörung? Variieren Sie gedanklich die Konstellation der aktuellen Kontextfaktoren der Person des Fallbeispiels. Gibt es eine realistische Konstellation der Kontextfaktoren, so dass die Teilhabestörung aufgehoben oder verbessert wird? Welche Maßnahmen würden Sie hierzu vorschlagen?

5. Die Konzepte der Körperfunktionen und der Körperstrukturen

➤ Lernziele

1. Verstehen, worauf sich die Konzepte der Körperfunktionen und der Körperstrukturen beziehen.
2. Die Definitionen von „Körperfunktionen", „Körperstrukturen" und „Schädigungen" beherrschen.
3. Das Wort „Funktionen" in den Namen der Items der Klassifikation der Körperfunktionen richtig interpretieren.

Die Konzepte der Körperfunktionen und der Körperstrukturen befassen sich mit Aspekten des menschlichen Organismus.

> *Körperfunktionen* sind die physiologischen Funktionen von Körpersystemen (einschließlich psychologische Funktionen).
>
> *Körperstrukturen* sind anatomische Teile des Körpers wie Organe, Gliedmaßen und ihre Bestandteile.
>
> *Schädigung* ist der Oberbegriff für
>
> - eine Beeinträchtigung einer Körperfunktion oder
> - eine Beeinträchtigung einer Körperstruktur wie z.B. eine wesentliche Abweichung oder ein Verlust.

Anmerkung: „Schädigung" ist der Oberbegriff für eine Beeinträchtigung einer Körperfunktion oder für eine Beeinträchtigung einer Körperstruktur. Häufig genügt es, diesen Oberbegriff zu verwenden. Um jedoch eine Beeinträchtigung einer Körperfunktion anzusprechen, ist das Wort „Funktionsstörung" geläufig. Es kann jedes Wort verwendet werden, das eindeutig auf eine Problematik auf Funktionsebene hinweist. Der bisher häufig benutzte Begriff „funktionelle Einschränkung" sollte nicht verwendet werden, weil er keinen eindeutigen Bezug zum Konzept der Körperfunktionen hat, sondern auch einen Bezug zum Konzept der Aktivitäten, z.B. elementare Aktivitäten des täglichen Lebens (ADL´s vom Englischen activities of daily living). Beeinträchtigung von Körperstrukturen können auch „Strukturschäden" genannt werden.

5.1 Erläuterungen zum Konzept[4]

1. Körperfunktionen und Körperstrukturen sind in zwei verschiedenen Klassifikationen klassifiziert. Beide Klassifikationen sind zum parallelen Gebrauch konzipiert. Körperfunktionen z.B. umfassen die elementaren menschlichen Sinne wie „Sehfunktionen". Ihre strukturellen Korrelate sind „Das Auge und mit ihm in Zusammenhang stehende Strukturen".

2. Der Begriff „Körper" bezieht sich auf den menschlichen Organismus als Ganzes. Daher umfasst er auch das Gehirn und seine Funktionen, z.B. den Verstand. Aus diesem Grund werden mentale (d.h. geistige und seelische) Funktionen unter „Körperfunktionen" subsumiert.

3. Gliederungskriterium für Körperfunktionen und -strukturen sind Körpersysteme. Entsprechend werden Körperstrukturen nicht als Organe betrachtet.[5]

4. Schädigungen der Struktur können eine Anomalie, ein Defekt, Verlust oder eine andere wesentliche Abweichung der Körperstruktur sein. Schädigungen wurden konzeptionell in Übereinstimmung mit biologischen Erkenntnissen auf den Ebenen von Gewebe oder Zellen und auf subzellulärer oder molekularer Ebene entwickelt. Diese Ebenen werden jedoch aus praktischen Gründen hier nicht aufgeführt[6]. Die Klassifikation orientiert sich an den biologischen Grundlagen von Schädigungen. Für medizinische Anwender sei angemerkt, dass Schädigungen nicht das Gleiche sind wie die zugrunde liegende Pathologie, sondern eine Manifestation dieser Pathologie darstellen.

5. Schädigungen stellen eine Abweichung von gewissen, allgemein anerkannten Standards bezüglich des biomedizinischen Zustands des Körpers und seiner Funktionen dar. Die Definitionen ihrer Bestandteile obliegt in erster Linie Fachleuten, die dazu qualifiziert sind, die physische und mentale Funktionsfähigkeit bezüglich dieser Standards zu beurteilen.

6. Schädigungen können vorübergehend oder dauerhaft, progressiv, regressiv oder statisch sein, intermittierend oder kontinuierlich. Die Abweichung von der Populationsnorm kann geringfügig oder schwerwiegend und zeitlichen Schwankungen unterworfen sein.

7. Schädigungen werden unabhängig von ihrer Ätiologie und Entwicklung betrachtet. So kann z.B. der Verlust des Sehvermögens oder der Verlust einer Extremität von einer genetischen Anomalie oder einer Verletzung herrühren. Das Vorhandensein einer Schädigung impliziert zwar notwendigerweise eine Ursa-

---

[4] Text im Wesentlichen aus der ICF
[5] Obwohl die Organebene in der Version der ICIDH von 1980 erwähnt wurde, ist die Definition des Begriffs „Organ" nicht ganz klar. „Auge" und „Ohr" werden traditionell als Organe betrachtet. Es ist jedoch schwierig, ihre Grenzen zu identifizieren und zu definieren. Dasselbe gilt für Extremitäten und innere Organe. Anstelle eines „organbezogenen" Konzepts, welches die Existenz einer Gesamtheit oder Einheit innerhalb des Körpers impliziert, wird dieser Begriff in der ICF durch den Begriff „Körperstruktur" ersetzt.
[6] Daher sollen kodierte Schädigungen durch andere Personen oder die betroffene Person selbst mittels direkter Beobachtung oder Schlussfolgerungen aus Beobachtungen erkennbar oder bemerkbar sein.

che. Die Ursache braucht jedoch nicht hinreichend für die Erklärung der entstandenen Schädigung zu sein. Darüber hinaus besteht eine Dysfunktion von Körperfunktionen oder -strukturen, wenn eine Schädigung vorliegt, aber diese kann auch im Zusammenhang mit irgendeiner anderen Krankheit, Gesundheitsstörung oder einem anderen physiologischen Zustand auftreten.

8. Schädigungen können Teil oder Ausdruck eines Gesundheitsproblems sein, aber sie weisen nicht notwendigerweise darauf hin, dass eine Krankheit vorliegt oder dass die betroffene Person als krank angesehen werden sollte.

9. Schädigungen können andere Schädigungen nach sich ziehen. So kann z.B. ein Mangel an Muskelkraft die Bewegungsfunktionen beeinträchtigen, Herzfunktionen können im Zusammenhang mit Defiziten der Atmungsfunktionen stehen und ein beeinträchtigtes Wahrnehmungsvermögen kann mit Denkfunktionen zusammenhängen.

10. Umweltfaktoren stehen in Wechselwirkung mit den Körperfunktionen, vergleichbar den Wechselwirkungen zwischen Luftqualität und Atmen, zwischen Licht und Sehen, Geräuschen und Hören, ablenkenden Reizen und Aufmerksamkeit, Bodenbeschaffenheit und Körperbalance sowie Umgebungstemperatur und Körpertemperaturregulierung.

Tabelle 3 zeigt die Kapitel der Klassifikationen der Körperfunktionen und Körperstrukturen.

Tabelle 3: Kapitel der Klassifikationen der Körperfunktionen und der Körperstrukturen

Klassifikation der Körperfunktionen (Kapitel der ICF)	**Klassifikation der Körperstrukturen (Kapitel der ICF)**
1. Mentale Funktionen	1. Strukturen des Nervensystems
2. Sinnesfunktionen und Schmerz	2. Das Auge, das Ohr und mit diesen in Zusammenhang stehende Strukturen
3. Stimm- und Sprechfunktionen	3. Strukturen, die an der Stimme und dem Sprechen beteiligt sind
4. Funktionen des kardiovaskulären, hämatologischen, Immun- und Atmungssystems	4. Strukturen des kardiovaskulären, des Immun- und des Atmungssystems
5. Funktionen des Verdauungs-, des Stoffwechsel- und des endokrinen Systems	5. Mit dem Verdauungs-, Stoffwechsel und endokrinen System in Zusammenhang stehende Strukturen
6. Funktionen des Urogenital- und reproduktiven Systems	6. Mit dem Urogenital- und dem Reproduktionssystem im Zusammenhang stehende Strukturen

Tabelle 3: Kapitel der Klassifikationen der Körperfunktionen und der Körperstrukturen *(Forts.)*

Klassifikation der Körperfunktionen (Kapitel der ICF)	**Klassifikation der Körperstrukturen (Kapitel der ICF)**
7. Neuromuskuloskeletale und bewegungsbezogene Funktionen	7. Mit der Bewegung in Zusammenhang stehende Strukturen
8. Funktionen der Haut und der Hautanhangsgebilde	8. Strukturen der Haut und Hautanhangsgebilde

5.2 Besonderheiten der Klassifikationen der Körperfunktionen und Körperstrukturen

1. Präfix der Itemcodes weist auf die entsprechende Klassifikation hin.
   Alle Itemcodes der Klassifikation der Körperfunktionen beginnen mit dem Buchstaben „b" (von **b**ody functions) und alle Items der Klassifikation der Körperstrukturen mit dem Buchstaben „s" (von body **s**tructures). Auf diese Weise ist leicht zu erkennen, aus welcher der beiden Klassifikationen das Item stammt. Dies gilt entsprechend auch für die Items der anderen Klassifikationen (s.u.).

2. Bedeutung des Wortes „Funktionen" in den Namen der Items der Klassifikation der Körperfunktionen.
   Die Namen der Items der Klassifikation der Körperfunktionen beginnen in der Regel mit dem Wort „Funktionen" (z.B. b110: Funktionen des Bewusstseins, b210: Funktionen des Sehens (Sehsinn), b710: Funktionen der Gelenkbeweglichkeit). Dieses Wort weist auf die Frage hin, in welchem Umfang die den betreffenden Konstrukten unterliegenden Phänomene (wie „Bewusstsein"), die betreffenden Körpersysteme (wie „Sehsinn") oder deren Attribute (wie „Gelenkbeweglichkeit") ihre Aufgabe oder ihren zugeschriebenen Zweck erfüllen. Nur dies ist Gegenstand der Betrachtung und Beschreibung. Geht es nach dieser Beschreibung der Symptomatik um die Frage, wie eine bestehende Funktionsstörung behoben werden kann, müssen selbstverständlich zusätzliche Gesichtspunkte wie Diagnostik, Ätiologie, Verlauf und Prognose einbezogen werden.

3. Die Itemnamen enthalten keine Störungsbegriffe.
   Ein kurzes Durchblättern der Klassifikationen der ICF zeigt, dass die Itemnamen (bis auf wenige Ausnahmen) keine Störungsbegriffe beinhalten. Störungstermini werden in der Regel in den Einschlusskriterien der Items erwähnt. Die Itemnamen sind bewusst „neutral" formuliert. Hierdurch wird der Blick nicht nur auf die Defizite gelenkt, sondern auch auf die Ressourcen einer Person. Dies ist für die Rehabilitation und Begutachtung besonders wichtig. Diese Betrachtungsweise unterscheidet sich grundsätzlich von der der ICIDH. Die ICF enthält nur Bereiche, in denen Beeinträchtigungen vorkommen können, nicht jedoch die Beeinträchtigungen selbst. Für manche Anwender, z.B. Ärzte, die professionell mit gesundheitlichen Problemen und Defiziten befasst sind, ist diese Philosophie möglicherweise gewöhnungsbedürftig.

Die Konzepte der Körperfunktionen und der Körperstrukturen

Neue Begriffe

Körperfunktionen

Körperstrukturen

Schädigungen

Übungen

1. Wie ist der Begriff der Körperfunktion definiert?
2. Wie ist der Begriff der Körperstruktur definiert?
3. Was sind Schädigungen?
4. Mit welchem Präfix sind die Items der Klassifikationen der Körperfunktionen und der Körperstrukturen versehen?
5. Was bedeutet das Wort „Funktionen" in den Itemnamen der Klassifikation der Körperfunktionen?
6. In welchem Zusammenhang stehen „Funktionsstörungen" und „Krankheit"?
7. In welchen Bereichen weist Patrick im Basisbeispiel (Kapitel 1) Funktionsstörungen und Strukturschäden auf? Geben Sie die entsprechenden Kodes und Itemnamen der ICF an.
8. Beschreiben Sie das positive Funktionsbild von Patrick, soweit sich dies aus dem Beispiel ableiten lässt. Beschränken Sie sich hierbei auf das Wesentliche.
9. Geben Sie Beispiele, bei denen bestehende Funktionsstörungen oder Strukturschäden weitere Funktionsstörungen oder Strukturschäden oder Krankheiten nach sich ziehen können.
10. Geben Sie realistische Beispiele, in denen Umweltfaktoren den menschlichen Organismus schädigen (Funktionsstörungen und/oder Strukturschäden).
11. Können personbezogene Faktoren einer Person ihren Organismus schädigen? Geben Sie Beispiele.
12. Eine Person wird als HIV-positiv getestet. Ist die Tatsache, HIV-positiv zu sein, eine Schädigung? Begründen Sie Ihre Antwort.
13. Bei einer Frau wird festgestellt, dass sie eine genetische Prädisposition für Brustkrebs hat. Ihr Risiko, irgendwann an Brustkrebs zu erkranken, ist also erhöht. Ist diese genetische Prädisposition eine Schädigung im Sinne der ICF? Begründen Sie Ihre Antwort.

6. Die Konzepte der Aktivitäten und der Teilhabe: Lebensbereiche

➤ Lernziele

1. Den Begriff „Lebensbereich" verstehen und anwenden können.
2. Einen auf eine Person zugeschnittenen Lebensbereich aus der ICF extrahieren können.

6.1 Vorbemerkung

Mit den Konzepten der Aktivitäten und der Teilhabe wird die rein medizinische Betrachtungsweise (funktionale Aspekte des menschlichen Organismus) verlassen und der Blick auf das Individuum als handelndes Subjekt sowie auf das Individuum in seiner Daseinsentfaltung in Gesellschaft und Umwelt gerichtet.

Das Konzept der Aktivitäten ist einfach zu verstehen, wenn man ihm den Grundgedanken der Handlungstheorie unterlegt. Das Konzept der Aktivitäten ist für die Rehabilitation und die Beurteilung der funktionalen Gesundheit besonders wichtig. Leider wird das Konzept der Teilhabe in der ICF als eigenständiges Konzept nicht angemessen operationalisiert. Diese Lücke ist durch weitere Forschung zu schließen, wie die WHO selbst einräumt.

Der zentrale Begriff beider Konzepte ist der des Lebensbereichs. Daher wird zunächst auf diesen eingegangen.

6.2 Lebensbereiche

Aktivitäten und Teilhabe haben eine gemeinsame Klassifikation, die „Klassifikation der Aktivitäten und Teilhabe" genannt wird. Ihr Gliederungsprinzip sind Lebensbereiche (life **d**omains).

> *Lebensbereiche* sind Bereiche menschlicher Tätigkeiten, Handlungen und Aufgaben (Aktivitätskonzept) und/oder menschlicher Daseinsentfaltung (Teilhabekonzept).

Die Hauptkapitel der Klassifikation der Aktivitäten und Teilhabe sind in Tabelle 4 genannt.

Tabelle 4: Hauptkapitel der Klassifikation der Aktivitäten und Teilhabe

1. **Lernen und Wissensanwendung** (z.B. bewusste sinnliche Wahrnehmungen, elementares Lernen, Wissensanwendung)
2. **Allgemeine Aufgaben und Anforderungen** (z.B. Aufgaben übernehmen, die tägliche Routine durchführen, mit Stress und anderen psychischen Anforderungen umgehen)
3. **Kommunikation** (z.B. kommunizieren als Empfänger, kommunizieren als Sender, Konversation und Gebrauch von Kommunikationsgeräten und -techniken)
4. **Mobilität** (z.B. die Körperposition ändern und aufrecht erhalten, Gegenstände tragen, bewegen und handhaben, gehen und sich fortbewegen, sich mit Transportmitteln fortbewegen)
5. **Selbstversorgung** (z.B. sich waschen, pflegen, an- und auskleiden, die Toilette benutzen, essen, trinken, auf seine Gesundheit achten)
6. **Häusliches Leben** (z.B. Beschaffung von Lebensnotwendigkeiten, Haushaltsaufgaben, Haushaltsgegenstände pflegen und anderen helfen)
7. **Interpersonelle Interaktionen und Beziehungen** (z.B. allgemeine interpersonelle Interaktionen, besondere interpersonelle Beziehungen)
8. **Bedeutende Lebensbereiche** (z.B. Erziehung/Bildung, Arbeit und Beschäftigung, wirtschaftliches Leben)
9. **Gemeinschafts-, soziales und staatsbürgerliches Leben** (z.B. Erholung und Freizeit, Religion und Spiritualität)

6.3 Umgang mit Lebensbereichen

Im Folgenden wird der Einfachheit halber ein Lebensbereich mit „D" abgekürzt. Dabei soll D eine praktikable und sinnvolle Menge $\{d_i\}$ von miteinander im Zusammenhang stehenden Items d_i aus der Klassifikation der Aktivitäten und Teilhabe sein. Ein Lebensbereich D kann einelementig sein, also nur ein Item enthalten, wie z.B. $D_{sich\ waschen}$ = {sich waschen} oder er kann aus mehreren Items bestehen, wie z.B. „Selbstversorgung", welcher „sich waschen" enthält: $D_{Selbstversorgung}$ = {d510, ... , d599}. Im Grundsatz kann jede sinnvolle Teilmenge der Items der Klassifikation der Aktivitäten und Teilhabe als ein Lebensbereich aufgefasst werden. Dies ist ein enormer Vorteil.

Mit der Klassifikation der Aktivitäten und Teilhabe lassen sich beliebige neue Lebensbereiche $D_p = \{d_i\}$ bilden und damit an die individuelle Situation einer Person p praxisnah anpassen. Beispiele hierfür sind:

- Bestimmung der Zielstruktur in der Rehabilitation bezüglich der Aktivitäten, zu deren Durchführung der Rehabilitand aus der Sicht des Reha-Teams wieder befähigt werden soll. $D_p = \{d_i\}$ gibt hier die entsprechenden Aktivitäten an. Diese Ziele bilden eine Grundlage für die Auswahl der einzusetzenden Einzelmaßnahmen und für die Evaluation der gesamten Reha-Leistung.

- Im Rahmen der Rehabilitation oder der Beurteilung der funktionalen Gesundheit kann im Grundsatz das positive und negative Aktivitätsbild beschrieben werden, d.h. es werden die Items der Aktivitäten angegeben, die die betrachtete Person (noch) durchführen kann bzw. nicht mehr oder nur noch eingeschränkt. $D_p^- = \{d_i\}$ gibt dann die Aktivitäten des negativen Aktivitätsbildes und $D_p^+ = \{d_i\}$ die Aktivitäten des positiven Aktivitätsbildes an.

- Die verschiedenen zu verrichtenden Arbeiten (Tätigkeiten, Handlungen und Aufgaben) an einem Arbeitsplatz A können als ein Lebensbereich aufgefasst und mit Items der Klassifikation der Aktivitäten und Teilhabe abgebildet werden. Der so konstruierte Lebensbereich ist Teil eines sog. Anforderungsprofils. Die wesentlichen Aktivitäten an einem Arbeitsplatz A können z.B. sein D_A = {Lasten heben und tragen, Leitern besteigen, lesen, schreiben, rechnen, im Team arbeiten}. Es kann nun z.B. untersucht werden, in welchem Umfang eine Person das Anforderungsprofil erfüllt. (Hierzu sind jedoch zusätzliche Informationen über qualitative und quantitative Eigenschaften der geforderten Aktivitäten notwendig, siehe Kapitel 7, Exkurs 2).

- Je nach Fragestellung kann jeder Lebensbereich als Aktivitätenbereich und/oder als Teilhabebereich betrachtet werden. Wenn z.B. ein Rehabilitand im Zuge der ersten Teamsitzung gefragt wird, welcher Lebensbereich, in dem er derzeit beeinträchtigt ist, für seine Lebensqualität am wichtigsten ist, dann wechselt die Betrachtung vom Aktivitätskonzept zum Teilhabekonzept. Eine mögliche Antwort des Rehabilitanden könnte sein: „reisen". Ein anderes Beispiel wird im Kapitel 9 gegeben. Man beachte den Unterschied zum Beispiel des ersten Spiegelpunktes. Hierzu später mehr.

Neue Begriffe

Lebensbereich

Übungen

1. Was sind Lebensbereiche?

2. Wie heißt die Klassifikation, in der Lebensbereiche klassifiziert sind?

3. Welche Lebensbereiche sind für Patrick im Basisbeispiel (Kapitel 1) relevant?

4. Stellen Sie mit Hilfe der ICF die Lebensbereiche eines einfachen Anforderungsprofils aus Ihrem Erfahrungsbereich zusammen.

7. Das Konzept der Aktivitäten: Inhaltliche Fragestellungen

➤ Lernziele

1. Das Konzept der Aktivitäten verstehen und anwenden können.
2. Die Nordenfeltsche Handlungstheorie in ihren elementaren Grundzügen verstehen und anwenden können.
3. Die ICF-Begriffe „Leistung" und „Leistungsfähigkeit" verstehen und anwenden können.

7.1 Der handlungstheoretische Ansatz: Leistungsfähigkeit, Gegebenheiten der Umwelt, Wille und Handlung

Im Konzept der Aktivitäten wird der Mensch als individuell handelndes Subjekt betrachtet.

Einen Zugang zum Konzept der Aktivitäten liefert die Handlungstheorie von Nordenfelt (2003), auf der das Konzept der Aktivitäten ansatzweise basiert. Das, was Menschen tatsächlich aus freien Stücken tun, sind in der Handlungstheorie „Handlungen". Erzwungene Handlungen mit widerrechtlicher Repressionsandrohung sind damit nicht Gegenstand der Handlungstheorie.

An einem einfachen Beispiel aus dem *Struwwelpeter* lässt sich der handlungstheoretische Ansatz von Nordenfelt erläutern. Bekanntlich isst der Suppenkasper seine Suppe nicht. Leistungsfähig hierzu ist er und die Gegebenheiten seiner Umwelt hindern ihn auch nicht daran, seine Leistungsfähigkeit in die Esshandlung umzusetzen. Allein, es gebricht ihm am Willen hierzu. Ende des Beispiels.

Damit eine Person eine definierte Handlung durchführt, müssen nach der Handlungstheorie drei Bedingungen erfüllt sein:

1. **Leistungsfähigkeit**: Die Person muss objektiv leistungsfähig genug sein, die Handlung durchzuführen. Hierzu gehört, dass ihre Körperstrukturen und ihre körperlichen, geistigen und seelischen Funktionen entsprechend ausgeprägt sind (ICF: Konzept der Körperfunktionen und -strukturen), sie entsprechend ausgebildet und trainiert ist usw. (ICF: Konzept der personbezogenen Faktoren).

2. **Gegebenheiten**: Die äußeren Umstände müssen es der Person objektiv ermöglichen, ihre Leistungsfähigkeit in die entsprechende Handlung umzusetzen. In der Sprache der ICF: die materiellen, sozialen und verhaltensbezogenen Umweltfaktoren müssen es der Person ermöglichen, ihre Leistungsfähigkeit in Leistung umzusetzen. Kann eine Person z.B. gesundheitsbedingt noch halbtags arbeiten und möchte dies auch, findet sie jedoch keinen entsprechenden Arbeitsplatz, dann kann sie ihre Leistungsfähigkeit objektiv nicht in Handlung, hier: Erwerbsarbeit, umsetzen.

3. **Wille**: Leistungsfähigkeit und Gelegenheiten sind notwendige Voraussetzungen zur Durchführung der Handlung. Verfügt eine Person über die entsprechende Leistungsfähigkeit und sind die äußeren Gegebenheiten zur Umsetzung dieser Leistungsfähigkeit in Handlung objektiv gegeben, dann kommt es jedoch nur dann zu der Handlung, wenn die Person die Handlung auch durchführen will. Der Wille (Handlungsbereitschaft, Leistungsbereitschaft) ist in diesem Fall also eine hinreichende Bedingung für die Handlung.

Wichtige Anmerkung: Der Wille zur Handlung gehört zu den personbezogenen Faktoren im Sinne der ICF, sofern dieser unabhängig von dem bestehenden Gesundheitsproblem ist. Ist der mangelnde Wille zur Handlung Ausdruck einer Krankheit (z.B. bei Depression), dann ist der mangelnde Wille eine Funktionsstörung. Dies ist bei möglichen rehabilitativen Maßnahmen zu berücksichtigen. Anzumerken ist auch, dass der Wille zur Handlung auch von den gegenwärtigen Gegebenheiten der Umwelt abhängen kann. So kann der Wille einer arbeitslosen Person, sich eine Arbeit zu suchen, bei einem stark ausgebauten sozialen Netz ohne Anreizsystem zur eigenen Arbeitsbeschaffung anders sein als in einer Umwelt ohne ein solches Netz.

Es kommt zu keiner Handlung, wenn nicht alle drei Bedingungen erfüllt sind.

Abbildung 5 visualisiert den Zusammenhang.

Das Grundmodell der Handlungstheorie kann in der Rehabilitation nutzbringend angewandt werden. Beispiel: Angenommen, eine Person hat infolge einer chronischen Krankheit Leistungseinschränkungen an ihrem Arbeitsplatz, erfüllt also nicht mehr das Anforderungsprofil ihres Arbeitsplatzes. Sie möchte aber auf ihrem Arbeitsplatz weiterarbeiten (positiver Wille). Ihr Arbeitgeber ist auch bereit, die Person weiterhin zu beschäftigen (Förderfaktor). Das daraufhin erstellte Leistungsfähigkeitsprofil wird differentialdiagnostisch genutzt, und es wird festgestellt, dass die Leistungsdefizite durch bestimmte körperliche und geistige Funktionseinschränkungen verursacht werden. Die Erfolgsprognose einer hierauf abgestimmten medizinischen Reha-Maßnahme (Reha-Maßnahme als Förderfaktor) ist günstig, jedoch kann das Anforderungsprofil nur noch erfüllt werden, wenn zusätzlich der Ar-

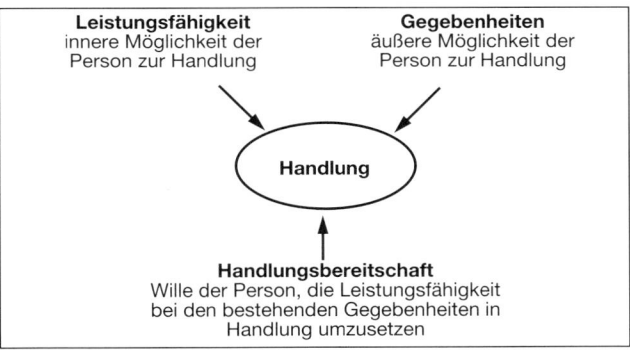

Abb. 5: Das Grundmodell der Handlungstheorie von Nordenfelt

beitsplatz entsprechend angepasst wird (bisherige Arbeitspatzgestaltung nunmehr Barriere). Der Arbeitgeber ist damit einverstanden, wenn die Rentenversicherung die Kosten für die Anpassung übernimmt (Kostenübernahme als Förderfaktor). Nach der spezifischen, arbeitsplatzorientierten medizinischen Rehabilitation erfüllt die Person das Anforderungsprofil des angepassten Arbeitsplatzes und verbleibt auf diesem.

7.2 Beobachtungsebene und Konstruktebene

Aus theoretischer Sicht gehören „Leistungsfähigkeit" und „Handlung" unterschiedlichen begrifflichen Ebenen an. Eine Handlung kann unmittelbar beobachtet und beurteilt werden. Der Handlungsbegriff gehört daher der Beobachtungsebene an. Steigt z.B. eine Person eine Leiter hinauf, kann hieraus unmittelbar geschlossen werden, dass sie derzeit hierzu leistungsfähig genug ist, dass die Gegebenheiten der Umwelt diese Handlung ermöglichen und dass ein entsprechender Handlungswille besteht.

Ob eine Person leistungsfähig ist, eine definierte Handlung durchzuführen, kann man ihr üblicherweise nicht ansehen. Um Aussagen über die Leistungsfähigkeit bezüglich einer Handlung machen zu können, muss die Leistungsfähigkeit getestet[7] oder aus anderen Sachverhalten zuverlässig erschlossen werden (z.B. über das positive und negative Funktions-/Strukturbild, Anamnesedaten, Vorbefunde). Ein solcher Test muss insbesondere so konstruiert sein, dass er das misst, was gemessen werden soll, d.h. er muss valide sein. Um z.B. die Lesefähigkeit in Deutsch einer Person zu testen, macht es keinen Sinn, ihr ein Notenblatt oder die Seite eines chinesischen Textes vorzulegen (dieses Beispiel erscheint lächerlich, weil diese Tests offensichtlich nicht valide sind. In anderen Fällen wird jedoch ein erheblicher Aufwand getrieben, die Validität von Tests nachzuweisen, z.B. ein Test auf Leistungsfähigkeit im Erwerbsleben). Der Begriff der Leistungsfähigkeit gehört der theoretischen oder Konstruktebene an. Seine Verknüpfung mit der Beobachtungsebene erfolgt über die Theorie des entsprechenden Tests. Abbildung 6 skizziert den Zusammenhang.

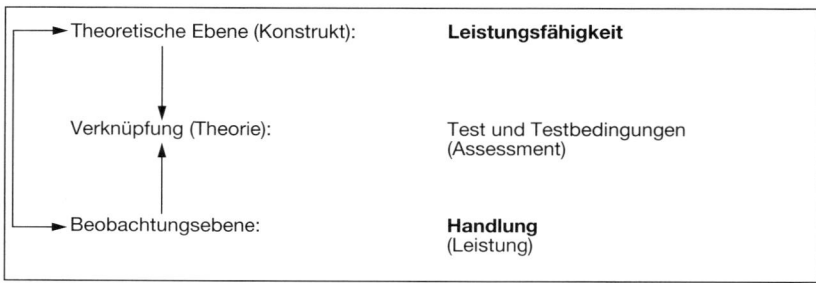

Abb. 6: Leistungsfähigkeit und Handlung (Leistung)

---

[7] Soll die Leistungsfähigkeit z.B. mit Hilfe eines FCE-Systems beurteilt werden, d.h. auf der Grundlage der Durchführung bestimmter Handlungen unter definierten Bedingungen, dann ist es nicht immer einfach, den Einfluss des Willens (mangelnde Leistungsbereitschaft, Übermotivation) richtig einzuschätzen.

Diese Betrachtung hat Konsequenzen, die gelegentlich nicht beachtet werden. Häufig werden Leistungsfähigkeiten, insbesondere geistiger Art (z.B. die mathematischen Berechnungen durchführen können, die am Arbeitsplatz verlangt werden), seelischer Art (z.B. mit Stress umgehen) oder sozialer Art (z.B. im Team arbeiten können) mit Fragebögen untersucht. Gefällt nun dem Untersucher z.B. eine Frage nicht und streicht sie aus dem Fragebogen, dann wird der Test nicht mehr valide sein, d.h. der Test wird nicht mehr oder nur noch eingeschränkt das messen, wozu er konstruiert worden ist.

Zusammenfassung

1. Die Durchführung einer definierten Handlung setzt die erforderliche Leistungsfähigkeit, entsprechende Gegebenheit der Umwelt und den Willen zur Handlung voraus. Ist mindestens eine dieser Bedingungen nicht erfüllt, wird die Handlung nicht (oder nur eingeschränkt) durchgeführt.
2. „Leistungsfähigkeit" ist ein Begriff der theoretischen oder Konstruktebene während „Handlung" ein Begriff der Beobachtungsebene ist. Beide Ebenen sind durch eine valide Theorie miteinander verknüpft, die sicherstellt, dass von der Handlung in der Testsituation auf Leistungsfähigkeit geschlossen werden kann (vorausgesetzt, der Wille zur Handlung ist vorhanden).

7.3 ICF: Leistungsfähigkeit und Leistung

Im Aktivitätskonzept der ICF wird der Begriff „Handlung" (action) im alltagssprachlichen Sinn zur Definition einer Aktivität verwendet.

> Eine *Aktivität* ist die Durchführung einer Handlung oder Aufgabe durch eine Person.
>
> Eine *Beeinträchtigung der Aktivität* ist eine Schwierigkeit, die eine Person bei der Durchführung der Aktivität haben kann.

Das, was Menschen tun oder tun können, sind im Sinn der ICF Aktivitäten, z.B. alle Tätigkeiten, die zu den Lebensbereichen „berufliche Tätigkeit", „Selbstversorgung", „Kommunikation" oder „Mobilität" gehören.

Aktivitäten können nach der ICF unter zwei Gesichtspunkten betrachtet werden:

> *Leistungsfähigkeit* (capacity): Leistungsfähigkeit ist das maximale[8] Leistungsniveau einer Person in einem (ein- oder mehrelementigen) Lebensbereich unter Testbedingungen oder hypothetischen Bedingungen wie Standard-, „Ideal-", bzw. „Optimal"bedingungen).

Wie bereits erwähnt, wird eine Leistungsfähigkeit im Grundsatz getestet oder erschlossen. Häufig werden jedoch bezüglich der Leistungsfähigkeit implizit Standardbedingungen unterstellt. Wenn z.B. eine Person sagt, sie könne Treppen steigen, dann geht sie implizit von gewissen Standardbedingungen aus, wie z.B. einer Normtreppe. Die Aussage der Person besagt nicht unbedingt, dass sie auch eine steile und glitschige Wendeltreppe mit unterschiedlichen Stufenhöhen in den Turm eines alten Schlosses hinaufgehen kann. In vielen Fällen reicht die Bezugnahme auf einen Standard nicht aus, sondern es müssen die genauen Bedingungen angegeben werden, z.B. Art der Treppe, Zahl der Stufen, usw. Je nach Fragestellung können auch Optimalbedingungen verwendet werden. Das ist z.B. dann der Fall, wenn festgestellt wird, dass sich die Leistungsfähigkeit im Lebensbereich {sich fortbewegen} einer stark im Gehen eingeschränkten Person dadurch erheblich verbessern ließe, wenn ihr ein Rollstuhl zur Verfügung gestellt würde. Der Begriff der Leistungsfähigkeit der ICF ist mit dem der Handlungstheorie vergleichbar.

> *Leistung* (performance): Eine Leistung ist die tatsächliche Durchführung einer Handlung oder Aufgabe in einem Lebensbereich unter realen Lebensbedingungen, insbesondere unter den gegenwärtigen Alltagsbedingungen der Person mit ihren bestehenden Förderfaktoren und Barrieren.

Damit ist der Leistungsbegriff der ICF mit dem Handlungsbegriff der Handlungstheorie vergleichbar, wobei der Wille (die Leistungsbereitschaft) zur Erbringung der Leistung bei der ICF stillschweigend vorausgesetzt wird. Die gegenwärtigen Alltagsbedingungen (Gegebenheiten der Umwelt) einer Person können zu einer Menge $E_p = \{e_j\}$ aus den Items e_j der Klassifikation der Umweltfaktoren zusammengestellt werden („E" bzw. „e" von *e*nvironmental factors). Die Beschreibung einer Leistung im Sinne der ICF ist unvollständig, wenn nicht angegeben wird, unter welchen Gegebenheiten sie erbracht wird, und welche dieser Gegebenheiten als Förderfaktoren oder Barrieren anzusehen sind.

Beide Gesichtspunkte, der der Leistungsfähigkeit und der der Leistung, sind für die Rehabilitation und die Beurteilung der funktionalen Gesundheit wichtig.

---

[8] Die Bedeutung des Wortes „maximal" ist abhängig von der Fragestellung. Bei der Beurteilung der Dauerleistungsfähigkeit bezüglich einer Aktivität hat „maximal" eine andere Bedeutung, als wenn es um die Beurteilung der Spitzenleistungsfähigkeit geht.

Die Leistung in einem Lebensbereich variiert mit den Gegebenheiten der Umwelt der betrachteten Person, wie jeder aus eigener Erfahrung weiß. Ist eine Person z.B. in ihrer Gehfähigkeit stark eingeschränkt und stehen ihr in ihrer Umwelt weder Hilfsmittel noch Assistenz zur Verfügung, dann wird ihre Mobilitätsleistung („sich fortbewegen") praktisch aufgehoben sein. Hat sie jedoch einen Rollator (Gehwagen), verbessert sich ihre Mobilitätsleistung. Steht ihr ein Rollstuhl zur Verfügung, wird ihre Mobilitätsleistung weiter verbessert.

Allgemein sollte bei der Frage, ob eine Reha-Leistung angezeigt ist, die Nordenfelt-Triade berücksichtigt werden: Leistungsfähigkeit, Gegebenheiten der Umwelt, Leistungsbereitschaft und andere personbezogene Faktoren. Selbst dann, wenn die geforderten Leistungen erbracht werden, kann sich die Frage nach einer Reha-Leistung stellen. Dies ist z.B. dann der Fall, wenn die Leistungsfähigkeit gesundheitsbedingt gemindert ist, aber dennoch die Leistung wegen wirkender Förderfaktoren und/oder einer ausgeprägten Leistungsbereitschaft erbracht wird.

„Leistungsfähigkeit" und „Leistung" sind eher objektive Begriffe. Die entsprechenden Sachverhalte werden in der Regel fremdbeurteilt.

Es ist zweckmäßig, das Aktivitätskonzept dem Gebiet der Intervention auf Individualebene zuzuordnen. Die Frage lautet: Was ist zu tun?

Einige zusätzliche Hinweise:

1. Von „Leistungsfähigkeit" allein kann im Allgemeinen nicht auf „Leistung" geschlossen werden. Es bedarf zusätzlicher Informationen über die Gegebenheiten der Umwelt, unter welchen die Leistungsfähigkeit in Leistung umgesetzt werden soll, und über die Leistungsbereitschaft der betrachteten Person.

2. Auch der umgekehrte Fall gilt im Allgemeinen nicht. Eine Person erbringt eine Leistung definitionsgemäß unter ihren gegenwärtigen Umweltbedingungen mit einer (möglicherweise von diesen abhängenden) mehr oder weniger stark ausgeprägten Leistungsbereitschaft (auch Übermotivation ist möglich). Ihre Leistungsfähigkeit wird jedoch unter Testbedingungen beurteilt. Um sicher zu sein, ob die beurteilte Leistungsfähigkeit auch in Leistung umgesetzt werden kann, muss gelegentlich die Leistung selbst beurteilt werden, z.B. bei der Arbeitserprobung.

3. Es ist ein Trugschluss zu glauben, dass die Leistungsfähigkeit nie kleiner ist als die entsprechende Leistung. So können z.B. die Beeinträchtigungen in der Sprechleistung (im Sinne der mündlichen Kommunikation als Sender) eines Kindes im häuslichen Umfeld wesentlich geringer sein als die vom Logopäden festgestellte schwere Sprechstörung (Leistungsfähigkeit): Zuhause werden die Äußerungen des Kindes im Wesentlichen verstanden, im Rahmen der funktionalen Diagnostik des Logopäden jedoch kaum.

4. Bei gewissen Krankheiten kann die Leistungsfähigkeit in bestimmten Bereichen extrem gesteigert sein. Beispiele hierzu finden sich in dem bereits erwähnten Buch von Oliver Sacks („Eine Anthropologin auf dem Mars", „Das Leben eines Chirurgen").

7.4 Exkurs 1: Wie ist der Unterschied zwischen „Leistung" und „Leistungsfähigkeit" zu interpretieren?

Um diesen Unterschied interpretieren zu können, ist ein kurzer Vorgriff auf das Kapitel „Beurteilungsmerkmale" erforderlich. Sowohl „Leistung" als auch „Leistungsfähigkeit" werden in der ICF auf einer 5er-Skala mit Werten 0, 1, 2, 3, 4 abgeschätzt. Die Werte bedeuten aufsteigend: „kein", „leichtes", „mäßiges", „erhebliches" und „vollständiges" Problem. Beispiel: Bei einer Untersuchung wird bezüglich einer Aktivität (z.B. „sprechen") festgestellt, dass es leichte Probleme in der Leistungsfähigkeit gibt, aber erhebliche Probleme in der Leistung. In der ICF wird nun wie folgt argumentiert:

> *Der Unterschied zwischen Leistungsfähigkeit und Leistung spiegelt die Unterschiede zwischen den Auswirkungen der gegenwärtigen und der Test- oder hypothetischen (Standard- oder optimalen) Umwelt wider, und liefert daher einen nützlichen Anhaltspunkt dafür, was in der Umwelt des Menschen getan werden kann, um die Leistung zu verbessern.*

Diese Aussage ist zumindest gewagt. Tatsächlich spiegelt der Unterschied zwischen „Leistungsfähigkeit" und „Leistung" bezüglich einer Aktivität nicht nur den Einfluss zwischen den entsprechenden Konstellationen der Umweltfaktoren (z.B. Testbedingungen vs. gegenwärtige Umweltbedingungen) wider, sondern auch den der Leistungsbereitschaft und der anderen personbezogenen Faktoren. Es kann nicht ausgeschlossen werden, dass der Einfluss der personbezogenen Faktoren in z.B. einer Testsituation ein anderer ist als in der Umwelt des Probanden mit ihren Förderfaktoren und Barrieren, wie bereits erwähnt. Zum anderen gibt es sehr gute Gründe dafür, dass Menschen in ihrem Alltag nicht ständig ihr maximales Leistungsvermögen umsetzen.

Die Erläuterung in der ICF suggeriert, dass die Leistung bezüglich einer Aktivität jedenfalls nicht größer sein kann als die entsprechende Leistungsfähigkeit. Dies gilt jedoch im Allgemeinen nicht, wie bereits erwähnt.

7.5 Exkurs 2: Leistungsfähigkeit im Erwerbsleben

„Leistungsfähigkeit im Erwerbsleben" ist ein komplexes sozialmedizinisches Konstrukt und das begriffliche Gegenstück zum sozialrechtlichen Begriff der Erwerbsfähigkeit. Um Entscheidungen über die Erwerbsfähigkeit einer Person treffen zu können, ist ein Gutachten über die Leistungsfähigkeit im Erwerbsleben der Person erforderlich.

Im Folgenden geht es nur um den Begriff der Leistungsfähigkeit im Erwerbsleben und nicht um die Begutachtung der Leistungsfähigkeit.

Der Begriff der Leistungsfähigkeit im Erwerbsleben weist drei Besonderheiten auf:

1. Der Begriff der Leistungsfähigkeit im Erwerbsleben hat unterschiedliche Bezüge

Die Leistungsfähigkeit im Erwerbsleben einer Person kann sich, je nach Fragestellung, beziehen auf

- das gegenwärtige Tätigkeitsfeld der Person,
- ein mögliches neues Tätigkeitsfeld oder neue Tätigkeitsfelder für die Person oder
- den sog. „allgemeinen Arbeitsmarkt".

2. Der Begriff der Leistungsfähigkeit im Erwerbsleben ist relational

„Relational" bedeutet, dass der Begriff der Leistungsfähigkeit im Erwerbsleben vor verschiedenen Bezugssystemen gleichsam „gespiegelt" wird. Die Bezugssysteme sind Anforderungsprofile. In den ersten beiden oben genannten Fällen sind konkrete Anforderungsprofile und im letzten Fall ein abstraktes Anforderungsprofil erforderlich. Ohne Anforderungsprofil als Spiegel ist der Begriff der Leistungsfähigkeit im Erwerbsleben leer. Die geforderten Aktivitäten mit ihren Eigenschaften aus den Anforderungsprofilen können im Grundsatz als Lebensbereiche $D = \{d_i\}$ der Klassifikation der Aktivitäten und Teilhabe dargestellt und mit dem entsprechenden Leistungsfähigkeitsprofil des Probanden verglichen werden. Die Eigenschaften der einzelnen Aktivitäten d_i sind in Grundsatz:

- Schwere (bei Lasten),
- Umfang (wie viel?)
- Intensität (wie schnell pro Zeiteinheit?)
- Häufigkeit (wie oft?)
- Dauer (wie lange?)

Hierbei sind auch die wechselseitigen Beziehungen zwischen den Aktivitäten (Kombinationen der Aktivitäten) zu berücksichtigen. So kann es z.B. sein, dass das Heben und Tragen von Lasten und das Besteigen von Leitern für die betreffende Person als Einzelaktivitäten keine Probleme macht, wohl aber die Kombination beider.

3. Die Leistungsfähigkeit im Erwerbsleben setzt sich aus vier Teilkonstrukten zusammen

- Körperliche Leistungsfähigkeit (wie stehen, gehen, heben, tragen usw.),
- Geistige Leistungsfähigkeit (wie lesen, schreiben, rechnen, lernen usw.),
- Seelische Leistungsfähigkeit (wie mit Stress oder Krisensituationen umgehen usw.) und
- Soziale Leistungsfähigkeit (wie Kontakte knüpfen, im Team arbeiten usw.).

Das IMBA-System[9] folgt im Wesentlichen dieser Sichtweise. Die Teilkonstrukte stehen in wechselseitiger Beziehung zueinander. Abbildung 7 skizziert den Zusammenhang.

Schon für den einfachsten Fall, der darin besteht, die aktuelle Leistungsfähigkeit im Erwerbsleben einer Person zu beschreiben und zu beurteilen, gibt es kein einfaches und geschlossenes Assessment. Bei der Beurteilung der Leistungsfähigkeit im Erwerbsleben müssen zusätzliche Aspekte berücksichtigt werden, die für die Prognose erforderlich sind, und es sind die Kontextfaktoren anzugeben, unter denen die Umsetzung des Profils der Leistungsfähigkeit auf einem konkreten oder abstrakten Arbeitsplatz objektiv möglich ist. Bei der Beurteilung der Leistungsfähigkeit im Erwerbsleben sollte also der handlungstheoretische Ansatz von Nordenfelt berücksichtigt werden.

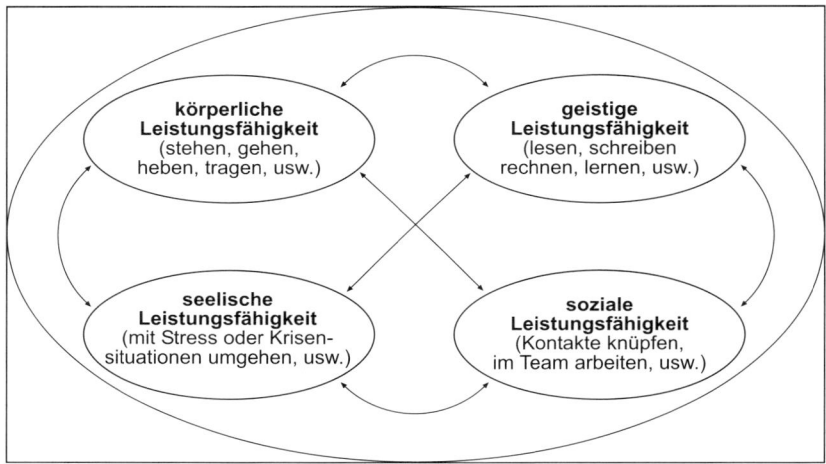

Abb. 7: Leistungsfähigkeit im Erwerbsleben als sozialmedizinisches Konstrukt

Neue Begriffe

Aktivität

Beeinträchtigung der Aktivität

Leistung

Leistungsfähigkeit

---

[9] **IMBA** – **I**ntegration von **M**enschen mit **B**ehinderungen in die **A**rbeitswelt – ist ein Profilvergleichs- und Dokumentationsverfahren für die Prävention und Rehabilitation. Mit ihm lassen sich Arbeitsplatzanforderungen und menschliche Fähigkeiten durch einheitliche, definierte Merkmale beschreiben und direkt miteinander vergleichen. Aus einem eventuell daraus resultierenden Handlungsbedarf lassen sich gezielt Maßnahmen zur Prävention und Rehabilitation ableiten. Siehe www.imba.de

Übungen

1. Wie ist der Begriff „Aktivität" definiert?
2. Was bedeutet „Beeinträchtigung der Aktivität"?
3. Wie ist der ICF-Begriff „Leistungsfähigkeit" definiert?
4. Wie ist der Begriff „Leistung" definiert?
5. Erläutern Sie kurz die Grundzüge der Nordenfeltschen Handlungstheorie und wenden Sie diese auf ein selbstgewähltes Beispiel aus Ihrer Praxis an.
6. Kann im Allgemeinen von „Leistungsfähigkeit" auf „Leistung" geschlossen werden? Begründen Sie Ihre Antwort.
7. Kann im Allgemeinen von „Leistung" auf „Leistungsfähigkeit" geschlossen werden? Begründen Sie Ihre Antwort.
8. Ist „Leistung" höchstens so hoch wie „Leistungsfähigkeit"? Begründen Sie Ihre Antwort.
9. „Leistungsfähigkeit" und „Leistung" gehören unterschiedlichen begrifflichen Ebenen an. Erläutern Sie dies kurz. Wie sind beide Begriffe miteinander verknüpft?

8. Das Konzept der Teilhabe und seine Interpretationen

➤ Lernziele

1. Das Konzept der Teilhabe der ICF mit seinen Fragestellungen verstehen und anwenden können.
2. „Teilhabe" unter dem Aspekt der Menschenrechte verstehen.
3. „Teilhabe" unter dem Aspekt der subjektiven Erfahrung verstehen.
4. Die Gemeinsamkeiten und Unterschiede zwischen „Teilhabe" und „Leistung" benennen.

8.1 Das Konzept der Teilhabe

> *Teilhabe* ist das Einbezogensein einer Person in eine Lebenssituation oder einen Lebensbereich. *Beeinträchtigungen der Teilhabe* sind Probleme, die eine Person beim Einbezogensein in eine Lebenssituation oder einen Lebensbereich erlebt.

Im Konzept der Teilhabe wird der Mensch als Subjekt in Gesellschaft und Umwelt betrachtet. Das Teilhabekonzept steht daher nicht nur im Zusammenhang mit der Umsetzung der Menschenrechte in einer Gesellschaft, sondern auch damit, wie eine Person mit einer funktionalen Problematik in dieser Gesellschaft ihre Situation erlebt.

Der Begriff der Teilhabe ist im SGB IX zentral und deckt sich mit dem Teilhabebegriff der ICF. Die Teilhabe einer Person an einem Lebensbereich – wie auch deren Leistung (Aktivitätskonzept) in diesem Lebensbereich – kann durch Kontextfaktoren in Form von Barrieren verschlechtert oder aufgehoben bzw. in Form von Förderfaktoren verbessert oder wiederhergestellt werden.

Das Teilhabekonzept ist in der ICF als eigenständiges Konzept derzeit noch nicht operationalisiert und lässt daher einen weiten Interpretationsspielraum zu. Im Folgenden werden drei Interpretationen angegeben.

8.1.1 Die Interpretation von „Teilhabe" der ICF

Wie würden Sie die folgende Frage beantworten:

Führt eine Person alle Handlungen und Aufgaben eines Lebensbereichs unter ihren Gegebenheiten der Umwelt aus (Leistung), ist sie dann nicht in diesen Lebensbereich und diese Gegebenheiten vollständig einbezogen (Teilhabe)?

Vor dieser Frage stand auch die Arbeitsgruppe der WHO in der Schlussphase der Entwicklung der ICF. Tatsächlich sind Kontextfaktoren integraler Bestandteil der Definition sowohl von „Leistung" als auch von „Teilhabe". Ist Teilhabe also nur ein anderes Wort für Leistung? Wenn dem so wäre, dann wäre der Begriff der Teilhabe überflüssig. Dies kann jedoch nicht sein, weil sonst der entscheidende Aspekt, den Menschen als Subjekt in Gesellschaft und Umwelt zu sehen, entfiele.

Der Begriff der Teilhabe ist in der ICF definiert als das Einbezogensein einer Person in eine Lebenssituation oder einen Lebensbereich. Konzeptionell knüpft er damit an die Standard Rules on the Equalization of Opportunities for Persons with Disabilities an (United Nations 1993). Insoweit stellt die ICF ein geeignetes Instrument sowohl für die Umsetzung internationaler Aufträge zu den genannten Menschenrechten als auch für die nationale Gesetzgebung zur Verfügung, wie in der ICF nachzulesen ist. „Teilhabe" hat also etwas mit Menschenrechten und darüber hinaus mit Lebensqualität und subjektivem Wohlbefinden (ICF, S. 180) zu tun.

Gleichwohl haben die Mitglieder der Arbeitsgruppe der WHO die eingangs gestellte Frage mehrheitlich mit „ja" beantwortet. In der Begründung hieß es, dass eine Differenzierung zwischen „Leistung" und „Teilhabe" zu kompliziert und zu theoretisch für die Praxis sei. Dies könnte sich nachteilig auf die Akzeptanz der ICF auswirken. Es wurde jedoch auch festgestellt, dass hier weitere Forschung notwendig sei. Das Thema wird ausführlicher im Teil 2 dieses Buches diskutiert.

Der Umgang mit dem Teilhabebegriff in der ICF kann zu Verwirrung führen. Es wird daher empfohlen, den Leistungsbegriff nicht im Zusammenhang mit dem Teilhabebegriff zu sehen, sondern den Begriff der Leistung ausschließlich innerhalb des Aktivitätskonzeptes zu verwenden. Im Folgenden wird ein Vorschlag gemacht, wie das Teilhabekonzept unter Berücksichtigung des SGB IX genutzt werden kann.

8.1.2 Teilhabekonzept: Menschenrechte und subjektive Erfahrung

Nach diesem Konzept umfasst das Teilhabekonzept zwei Aspekte. Diese sind:

(1) Aspekt der Menschenrechte und

(2) Aspekt der subjektiven Erfahrung.

Aspekt der Menschenrechte

Der Aspekt der Menschenrechte (Rioux 1997) umfasst auch das Gesundheits-, Behinderten-, Sozial- und Rehabilitationsrecht sowie die entsprechenden Politikfelder. Folgende Fragen sind mit dem Aspekt der Menschenrechte verknüpft, welche sich auf Sachverhalte beziehen, die auch z.B. in § 1 SGB IX explizit oder implizit angesprochen werden:

- Zugang zu Lebensbereichen zu haben, z.B. Erwerbsleben oder Selbstversorgung,
- in Lebensbereiche integriert zu sein, an ihnen teilzunehmen oder teilzuhaben,

- sein Dasein in Lebensbereichen zu entfalten sowie
- ein unabhängiges, selbstbestimmtes und gleichberechtigtes Leben in den Lebensbereichen zu führen.

Aspekt der subjektiven Erfahrung

Der Aspekt der subjektiven Erfahrung (Ueda und Saleeby 2003) bezieht sich auf das Erleben einer Person. Folgende Fragen sind mit diesem Aspekt verknüpft:

- Zufriedenheit in Lebensbereichen,
- erlebte gesundheitsbezogene Lebensqualität in Lebensbereichen und
- erlebte Anerkennung und Wertschätzung in den Lebensbereichen.

Bei beiden Aspekten geht es um die Lebensbereiche, an denen die betreffende Person teilhaben möchte. Lebensbereiche, an denen sie nicht teilhaben will, bleiben unberücksichtigt.

8.1.3 Der Ansatz von Rentsch & Bucher (2005)

Rentsch und Bucher spezialisieren die Fragestellung für die neurologische Rehabilitation. Ziel der Rehabilitation ist die vollständige Teilhabe an Lebensbereichen. Am Anfang des Rehabilitationsprozesses ist u.a. das Aktivitätskonzept zentral. Der Rehabilitationsprozess ist so aufgebaut, dass das Aktivitätskonzept immer mehr an Bedeutung verliert und das Teilhabekonzept an Bedeutung gewinnt. Erreicht wird dies im Prinzip dadurch, dass das Setting der Umweltfaktoren planvoll und schrittweise vom streng therapeutischen Setting bis hin zum normalen Lebenskontext, also zur Alltagsrealität des Rehabilitanden verändert wird. Ein Beispiel: Angenommen, es geht um den Lebensbereich „Konversation" (d350). Am Anfang des Rehabilitationsprozesses steht das sprachtherapeutische Setting. In diesem geht es darum, die Leistungsfähigkeit in „Konversation treiben" zu verbessern. Kontrolliert wird diese Verbesserung über die Konversationsleistung in diesem Setting. Das nächste Setting ist der Abteilungsalltag mit seinem Personal. Hier hat „Konversation" gleichzeitig Aspekte des Aktivitätskonzeptes (Übung und Leistungsverbesserung) und Aspekte des Teilhabekonzeptes (selbstbestimmter und gleichberechtigter Gesprächspartner und in der Konversation Anerkennung und Wertschätzung finden). Das nächste Setting „Abteilungsalltag" mit anderen Rehabilitanden verlagert den Schwerpunkt weiter in Richtung Teilhabe. Am Ende stehen die Settings der Alltagsrealität des Rehabilitanden, z.B. Konversation im Restaurant oder Konversation mit Bekannten. In diesen Fällen geht es nur noch um Teilhabe.

Der Prozess von der Verbesserung in einem Lebensbereich D bis hin zur vollen Teilhabe an D ist also gekennzeichnet durch eine planvolle Folge von Settings der Umwelt $S_1, S_2, ..., S_n$. Ein solches Modell ist nicht auf die neurologische Rehabilitation beschränkt.

Man kann den Ansatz von Rentsch und Bucher als Synthese zwischen dem Teilhabeansatz der ICF und dem Teilhabeansatz nach Menschenrechten und subjektiver Erfahrung auffassen.

8.2 Gemeinsamkeiten und Unterschiede zwischen „Teilhabe" und „Leistung"

Die Begriffe „Teilhabe" und „Leistung" (Aktivitätskonzept) unterscheiden sich inhaltlich, weil mit ihnen unterschiedliche Fragen verknüpft sind. Hierzu das folgende Beispiel:

Eine Person liegt im Krankenhaus (gegenwärtige Umwelt). Sie könnte sich waschen und möchte dies auch (Leistungsbereitschaft vorhanden, Lebensbereich „sich waschen" für die Person wichtig), ihr Zeitbedarf für die Waschhandlungen ist jedoch deutlich erhöht, und zum Waschen der Füße benötigt sie Assistenz, die zu Hause zur Verfügung steht (Leistungsfähigkeit eingeschränkt, Leistung wird jedoch im häuslichen Bereich erbracht; die Person führt in diesem Lebensbereich ein selbstbestimmtes und zufriedenes Leben: keine Einschränkung der Teilhabe am Waschen im häuslichen Bereich). Wenn im Krankenhaus der erhöhte Zeitbedarf berücksichtigt und der Person Assistenz zur Verfügung gestellt würde, dann hätte sie auch im Krankenhaus ebenfalls volle Teilhabe am Waschen. Aus Zeitgründen und wegen der Personalsituation (Barrieren) wird die Person jedoch in ihrem Bett gewaschen (von der Person als Missachtung ihrer Selbstbestimmung und als unangenehm erlebte vollständige Einschränkung der Teilhabe am „sich waschen" im Krankenhaus).

1. Jedes beliebige Item der Klassifikation der Aktivitäten und Teilhabe kann im Grundsatz sowohl unter dem Gesichtspunkt der Aktivitäten als auch unter dem Gesichtspunkt der Teilhabe betrachtet werden, indem gleichzeitig Fragen des Aktivitätskonzeptes (Leistung, Leistungsfähigkeit) und Fragen des Teilhabekonzeptes (Menschenrechte, subjektive Erfahrung) gestellt werden.

2. Teilhabe oder Leistung können definitionsgemäß nicht ohne die gegenwärtigen Gegebenheiten der Umwelt gedacht werden, unter denen sie realisiert werden. Damit hängen „Teilhabe" und „Leistung" einer Person sowohl von dem betrachteten Lebensbereich D als auch von der Konstellation der Gegebenheiten der Umwelt E der Person ab (und von den personbezogenen Faktoren der Person, die jedoch nicht klassifiziert sind).

3. Teilhabe und Leistung können nur dann gemeinsam beurteilt werden, wenn sich beide auf denselben Lebensbereich D und dieselben Gegebenheiten der Umwelt E beziehen. Dies ist unbedingt zu beachten. Dabei werden die Leistung oder die Teilhabe unter dem Aspekt der Menschenrechte in der Regel fremdbeurteilt und die Teilhabe unter dem Aspekt der subjektiven Erfahrung durch die betreffende Person selbst. Beide Beurteilungen können sich bekanntlich voneinander unterscheiden.

4. Bei Fragen der Durchführung von Leistungen zur Teilhabe steht das Aktivitätskonzept im Vordergrund, wobei jedoch die beiden Aspekte des Teilhabekonzep-

tes zu berücksichtigen sind. Bei sozialrechtlichen Fragen wird auf das Teilhabekonzept abgestellt.

5. SGB IX und Teilhabekonzept. Der Menschenrechtsaspekt findet sich in zahlreichen Vorschriften des SGB IX (z.B. §§ 1 und 4) und des Bundesgleichstellungsgesetzes für Menschen mit Behinderungen vom 1. Mai 2002. Der Aspekt der subjektiven Erfahrung ist ebenfalls an zahlreichen Stellen des SGB IX erkennbar, so z.B. in § 4 Abs. 1 Nr. 3, wo es um die dauerhafte Sicherung der Teilhabe am Arbeitsleben entsprechend den Neigungen (subjektiv) und Fähigkeiten (objektiv) des Betroffenen geht, oder § 4 Abs. 1 Nr. 4, der die ganzheitliche Förderung der persönlichen Entwicklung sowie die Ermöglichung oder Erleichterung der Teilhabe am Leben in der Gesellschaft und der selbstständigen und selbst bestimmten Lebensführung zum Gegenstand hat. Leistungen zur Teilhabe können nur dann gewährt werden, wenn gesundheitsbedingt die Beeinträchtigung der Teilhabe des Betroffenen zu erwarten oder bereits eingetreten ist.

Neue Begriffe

Teilhabe

Übungen

1. Wie ist der ICF-Begriff der Teilhabe definiert?
2. Welche beiden Aspekte können im Teilhabekonzept zusammengeführt werden? Nennen Sie Fragestellungen zu den Aspekten.
3. Was ist eine „Beeinträchtigung der Teilhabe" im Sinn der ICF?
4. Geben Sie Beispiele für eine Beeinträchtigung der Teilhabe an einem Lebensbereich aus Ihrer Praxis und verwenden Sie hierbei jeden der beiden Aspekte des Teilhabekonzeptes.
5. Nehmen Sie ein Item der Klassifikation der Aktivitäten und Teilhabe und interpretieren Sie es sowohl als Aktivitäts-Item als auch als Teilhabe-Item.
6. Welches Konzept steht bei Fragen der Durchführung von Leistungen zur Teilhabe im Vordergrund?
7. Welches Konzept steht bei sozialrechtlichen Fragen im Vordergrund?

9. Umsetzung der Konzepte der ICF in die Praxis der medizinischen Rehabilitation

➤ Lernziele

1. Die Konzepte der ICF in der medizinischen Rehabilitation anwenden.
2. Kontextfaktoren im Sinn von Barrieren und Förderfaktoren in das rehabilitative Handeln einbeziehen

Die medizinische Rehabilitation gehört zu den Leistungsgruppen für Leistungen zur Teilhabe[10]. Sie wurde als Beispiel ausgewählt, weil sie quantitativ mit Abstand die wichtigste Rolle spielt. Das Beispiel kann jedoch für die anderen Leistungsgruppen entsprechend angepasst werden.

Der Schwerpunkt der Anwendung der ICF liegt derzeit auf der Anwendung des bio-psycho-sozialen Modells und der Begrifflichkeiten der ICF. Die „Philosophie" der ICF systematisiert rehabilitatives Denken und eröffnet insbesondere durch die Einbeziehung von Kontextfaktoren im Sinne von Barrieren und Förderfaktoren erweiterte Perspektiven für rehabilitatives Handeln.

Allgemeines Ziel jeder Rehabilitation ist die Wiederherstellung oder Verbesserung der Teilhabe an Lebensbereichen bzw. die Beseitigung der Bedrohung einer Beeinträchtigung der Teilhabe. Hierdurch soll erreicht werden, dass der Rehabilitand wieder ein unabhängiges, selbstbestimmtes und gleichberechtigtes Leben in den Lebensbereichen führen kann. Mit anderen Worten: Wiederherstellung oder Besserung der funktionalen Gesundheit des Rehabilitanden bei bestehender oder bedrohter Teilhabe an Lebensbereichen.

Wie dieses allgemeine Ziel durch Umsetzung der Konzepte der ICF in die Praxis der medizinischen Rehabilitation erreicht werden kann, ist in Tabelle 5 skizziert. Grundlagen hierfür sind das bio-psycho-soziale Modell der ICF und der mit diesem verbundene Paradigmenwechsel.

Wie zu ersehen ist, werden alle Konzepte der ICF in der medizinischen Rehabilitation umgesetzt. Das Teilhabekonzept bezieht sich hierbei im Wesentlichen auf Selbstbestimmung und Lebensqualität des Rehabilitanden. Praktisch umgesetzt wird das Teilhabekonzept, indem insbesondere die Ziele der Rehabilitation aus der Sicht des Rehabilitanden berücksichtigt werden. Hilfreich ist, wenn der Rehabilitand die Ziele nach ihrer Wichtigkeit sortieren kann, also eine Rangordnung angeben kann. Hierbei können Ziele auch denselben Rang haben. Die Ziele werden sich in der Regel auf Leistungsfähigkeiten beziehen („ich kann das und das nicht

---

[10] Weitere Leistungsgruppen sind nach § 5 SGB IX: Leistungen zur Teilhabe am Arbeitsleben, unterhaltssichernde und andere ergänzende Leistungen, Leistungen zur Teilhabe am Leben in der Gemeinschaft.

mehr"). Die so entwickelte Zielstruktur sollte nach dem Teilhabekonzept vom Reha-Team ernst genommen werden und Grundlage des weiteren Vorgehens sein.

Wie bereits dargestellt, ist die Wiederherstellung oder Besserung von Leistungsfähigkeiten in den vom Rehabilitanden genannten Lebensbereichen zwar notwendig für die Erbringung der entsprechenden Leistungen, jedoch nicht hinreichend. Bestehende Barrieren oder fehlende Förderfaktoren können die Umsetzung der Leistungsfähigkeiten in Leistungen erschweren oder verhindern. Daher ist es notwendig, etwaige bestehende Barrieren oder fehlende Förderfaktoren zu identifizieren, zu berücksichtigen und Maßnahmen zu ergreifen, damit Barrieren abgebaut und Förderfaktoren geschaffen werden. Barrieren und Förderfaktoren beziehen sich nicht nur auf Umweltfaktoren, sondern auch auf personbezogene Faktoren.

Nicht nur die Philosophie der ICF, sondern auch ihre Begrifflichkeiten bis hin zur Item-Ebene können erfolgreich in der Rehabilitation angewendet werden. Hierbei hat sich eine zweistufige Sprache als zweckmäßig erwiesen. Die erste Stufe dient der Kommunikation zwischen den verschiedenen Professionen im Reha-Team, die zweite Stufe, welche differenzierter ist, dient der Kommunikation innerhalb der Professionen. Ein Beispiel hierfür wird in dem bereits genannten Buch von Rentsch und Bucher gegeben.

Tabelle 5: Umsetzung der Konzepte der ICF in der Praxis der medizinischen Rehabilitation

Ansatz der Menschenrechte des Teilhabekonzeptes	Umgang des Reha-Teams mit dem Rehabilitanden: Selbstbestimmung des Rehabilitanden beachten.
Ansatz der subjektiven Erfahrung des Teilhabekonzeptes	Aus der Sicht des Rehabilitanden: • Bestimmung der Reha-Ziele, • Präferenzstruktur der Reha-Ziele
Konzept der Körperfunktionen und -strukturen (einschließlich des mentalen Bereichs)	• Verhütung von Verschlimmerung der Funktionsstörungen und -strukturschäden, • Wiederherstellung oder Verbesserung beeinträchtigter Körperfunktionen und -strukturen, • Stärkung nicht beeinträchtigter Körperfunktionen und -strukturen, soweit erforderlich.
Konzept der Aktivitäten	• Wiederherstellung oder Verbesserung der Leistungsfähigkeiten in Lebensbereichen in Abhängigkeit von den Reha-Zielen, • Verhütung einer Beeinträchtigung von Leistungsfähigkeiten, die mit den bereits beeinträchtigten Leistungsfähigkeiten im Zusammenhang stehen.
Konzept der Kontextfaktoren (Umweltfaktoren, personbezogene Faktoren)	Abbau von Barrieren, die die Leistung bzw. Teilhabe (subjektive Erfahrung) verhindern oder erschweren, Aufbau von Förderfaktoren, die die Leistung bzw. Teilhabe (subjektive Erfahrung) ermöglichen oder verbessern

Anmerkung: Fragen der Tertiärprävention im Sinne von Verhütung von Folge- oder Begleiterkrankungen und Verschlimmerung bestehender Krankheiten sind in der Tabelle nicht angesprochen, weil diese nicht mit den Konzepten der ICF beschreibbar sind.

Übungen

Erörtern Sie anhand der Tabelle 5 ein Fallbeispiel aus Ihrer Praxis. Gehen Sie hierbei auf die Entwicklung der Zielstruktur, der funktionalen Diagnostik, der Auswahl von Maßnahmen und der Evaluation der abgeschlossenen Reha-Maßnahme ein. Welche Maßnahmen würden Sie insbesondere zum Abbau von Barrieren und der Schaffung von Förderfaktoren ergreifen?

10. Die ICF als Klassifikation: Komponenten und ihre Klassifikationen

➤ Lernziele

1. Die Komponenten der ICF kennen und benennen.
2. Die verschiedenen Teilklassifikationen der ICF kennen und benennen.
3. Den allgemeinen Aufbau einer Teilklassifikation kennen und erläutern.
4. Den allgemeinen Aufbau eines Items kennen und erläutern.
5. Besondere Kodes beachten.

10.1 Komponenten

Die Komponenten sind Gegenstand der verschiedenen Klassifikationen der ICF. Die ICF hat fünf Komponenten, von denen vier klassifiziert sind:

- Körperfunktionen (klassifiziert),
- Körperstrukturen (klassifiziert),
- Aktivitäten und Teilhabe (klassifiziert),
- Umweltfaktoren (klassifiziert),
- Personbezogene Faktoren (derzeit in der ICF nicht klassifiziert).

Die Komponenten sind unabhängig voneinander klassifiziert. Daher wird ein Begriff, der in der Klassifikation einer Komponente genannt wird, in der Klassifikation einer anderen Komponente nicht wiederholt. Dies hat für die Praxis zur Folge, dass zur Beschreibung des funktionalen Gesundheitszustandes einer Person alle vier Klassifikationen zu berücksichtigen sind. Einzubeziehen sind ferner personbezogene Faktoren. Sie sind allerdings derzeit nicht klassifiziert, so dass es für diese noch keine einheitliche Sprache gibt.

10.2 Gliederungsprinzipien der Teilklassifikationen

- Klassifikation der Körperfunktionen: Ihr Gliederungsprinzip sind Organe, Organsysteme, psychologische Konstrukte usw.
- Klassifikation der Körperstrukturen: Ihr Gliederungsprinzip sind ebenfalls Organe und Organsysteme.

- Klassifikation der Aktivitäten und Teilhabe: Ihr Gliederungsprinzip sind Lebensbereiche. Hierbei ist versucht worden, von elementaren zu komplexen Lebensbereichen fortzuschreiten.

- Klassifikation der Umweltfaktoren. Die Einteilung der Umweltfaktoren bezieht sich auf zwei verschiedene Ebenen:
    - Ebene des Individuums: Hierunter fällt die unmittelbare, persönliche Umwelt eines Menschen einschließlich häuslicher Bereich, Arbeitsplatz und Schule. Diese Ebene umfasst auch die physikalischen und materiellen Gegebenheiten der Umwelt, denen sich eine Person gegenübersieht, sowie den persönlichen Kontakt zu anderen wie zu Familie, Bekannten, Seinesgleichen (Peers) und Fremden.
    - Ebene der Gesellschaft: Hierunter fallen die formellen und informellen sozialen Strukturen, Dienste und übergreifenden Ansätze oder Systeme in der Gemeinschaft oder Gesellschaft, die einen Einfluss auf Individuen haben. Dieser Aspekt umfasst (1) Organisationen und Dienste bezüglich der Arbeitsumwelt, kommunalen Aktivitäten, Behörden und des Kommunikations- und Verkehrswesens sowie informelle soziale Netzwerke und (2) Gesetze, Vorschriften, formelle und informelle Regeln, Einstellungen und Weltanschauungen.

Die Klassifikationen der Körperfunktionen, der Körperstrukturen und der Aktivitäten/Teilhabe enthalten Bereiche, in denen Beeinträchtigungen auftreten können, jedoch in der Regel nicht die Bezeichnungen der Beeinträchtigungen selbst (wichtigste Ausnahme: Schmerz). Störungsterme werden jedoch gelegentlich in den Ein- und Ausschlusskriterien genannt. Mit anderen Worten, die Kapitelüberschriften und Items sind neutral formuliert. Dies hat zur Folge, dass die ICF sowohl ressourcenorientiert als auch defizitorientiert verwendet werden kann. Dies gilt auch für die Klassifikation der Umweltfaktoren, indem jedes Item als Barriere oder Förderfaktor gesehen werden kann. Der ressourcen- und defizitorientierte Ansatz der ICF ist für die Begutachtung, die Durchführung von Interventionen (z.B. medizinische und berufliche Rehabilitation) wesentlich angemessener als ein rein defizitorientierter Ansatz.

Jede sinnvolle und praktikable Menge von Items aus einer beliebigen Teilklassifikation der ICF wird *Domäne* genannt. Domänen sind z.B. Kapitel oder Blöcke. Der Begriff der Domäne wird häufig als Oberbegriff für Item-Mengen verwendet.

10.3 Allgemeiner Aufbau der Teilklassifikationen

Jede der vier Teilklassifikationen ist wie folgt hierarchisch aufgebaut:

Kapitel. Jede Teilklassifikation ist in Kapitel gegliedert. Die Kapitel bilden die erste Gliederungsstufe einer Teilklassifikation. Jedes Kapitel hat eine Überschrift. Kapitel können nicht zur Kodierung herangezogen werden.

Blöcke. Kapitel können in Blöcke untergegliedert sein. Blöcke sind gleichsam Zwischenüberschriften, die der Strukturierung eines Kapitels dienen, wie z.B. „Bewusste sinnliche Wahrnehmungen (d110-d129)". Blöcke bilden keine eigene Gliederungsstufe. Blöcke können nicht als Kodes verwendet werden.

Kategorien. Kategorien bilden die Einheiten der Klassifikationen, also die Items. Nur sie werden zur Kodierung verwendet. Innerhalb jeder Teilklassifikation sind die Kategorien nach einem „Ast-Zweig-Blatt"-Schema angeordnet, sodass die Kategorie einer tieferen Gliederungsstufe die Attribute von Kategorien auf der höheren Gliederungsstufe, zu der die Kategorie gehört, teilt. Die Kategorien schließen sich gegenseitig aus, das heißt, keine zwei Kategorien derselben Gliederungsstufe haben genau dieselben Attribute.

Beispiel für das „Ast-Zweig-Blatt"-Schema (AZB-Schema)

	Bezeichnung	Gliederungsstufe	AZB-Schema
Domäne	Körperfunktionen (Klassifikationskennung b, s.u.)	ohne	„Wald"
Kapitel 2	Sinnesfunktionen und Schmerz	1	„Baum"
b210	Funktionen des Sehens (Sehsinn)	2	„Ast"
b2102	Qualität des Sehvermögens	3	„Zweig"
b21022	Kontrastempfindung	4	„Blatt"

10.4 Allgemeiner Aufbau der Items

Jedes Item ist im Grundsatz wie folgt aufgebaut:

Item-Kode. Die Item-Kodes sind alpha-numerisch aufgebaut.

Alpha-Teil. Der Alpha-Teil ist ein Buchstabe, der darauf hinweist, welcher Teilklassifikation das Item zugeordnet ist. Er bildet also die Klassifikationskennung. Die Klassifikationskennungen sind:

- b: Klassifikationskennung für Items der Klassifikation der Körperfunktionen (von **b**ody functions). Beispiel: b210: Funktionen des Sehens (Sehsinn).

- s: Klassifikationskennung für Items der Klassifikation der Körperstrukturen (von body **s**tructures). Beispiel: s210: Struktur der Augenhöhle (Orbita).

- d: Klassifikationskennung für Items der Klassifikation der Aktivitäten und Teilhabe (von life **d**omains). Beispiel: d210: Eine Einzelaufgabe übernehmen.

- e: Klassifikationskennung für Items der Klassifikation der Umweltfaktoren (von **e**nvironmental factors). Beispiel: e210: Physikalische Geographie.

Numerischer Teil. Der numerische Teil eines Item-Kodes umfasst maximal fünf Ziffern und ist wie folgt aufgebaut:

- Erste Ziffer: Nummer des Kapitels, dem das Item zugeordnet ist. Beispiel: d5…: Das Item gehört zum Kapitel 5 „Selbstversorgung" der Klassifikation der Aktivitäten und Teilhabe (d).

- Zweite und dritte Ziffer: Nummer des Items innerhalb eines Kapitels. d5**10**: „sich waschen". Numerische dreistellige Item-Kodes bilden die zweite Gliederungsstufe der Teilklassifikationen. In der Kurzfassung der ICF (siehe unten) sind nur Items der zweiten Gliederungsstufe angegeben. So erscheint also das Item d510: „sich waschen" in der Kurzfassung der ICF (und selbstverständlich auch in der Langfassung, siehe unten).

- Vierte Ziffer (sofern vorhanden): Sie untergliedert ein Item der zweiten Gliederungsstufe. Beispiel: d5101: „den ganzen Körper waschen" als Unter-Item von d510: „sich waschen". Items dieser Art gehören zur dritten Gliederungsstufe. Sie sind nur in der Langfassung der ICF angegeben.

- Fünfte Ziffer (sofern vorhanden): Sie untergliedert ein Item der dritten Gliederungsstufe. Beispiel: b11420: „Orientierung zum eigenen Selbst" ist eine weitere Untergliederung von b1142: „Orientierung zur Person" des Items b114: „Funktionen der Orientierung". Items dieser Art gehören zur vierten Gliederungsstufe. Sie sind nur in der Langfassung der ICF angegeben.

Name des Items. Der Name des Items beschreibt das Item in Kurzform.

Erläuterung des Items. Die Erläuterung beschreibt kurz, was unter dem Item zu verstehen ist.

Inklusionen. Die Inklusionen enthalten, wenn erforderlich, Beispiele, die unter das entsprechende Item fallen. Die Inklusionen werden in der Regel in der Langfassung als Items kodiert.

Exklusionen. Die Exklusionen enthalten, wenn erforderlich, Sachverhalte, die nicht unter das entsprechende Item fallen. Diese Sachverhalte sind anders zu kodieren.

Beispiel aus der Klassifikation der Aktivitäten und Teilhabe, Kapitel Selbstversorgung

Item	Inhalt	Bemerkung
d510	Sich waschen	Name des Items
	Den ganzen Körper oder Körperteile mit Wasser und geeigneten Reinigungs- und Abtrocknungsmaterialien oder -methoden zu waschen und abzutrocknen, wie baden, duschen, Hände, Füße, Gesicht und Haare waschen und mit einem Handtuch abtrocknen	Erläuterung des Items
	Körperteile und den ganzen Körper waschen; sich abtrocknen	Inklusionen, in der Langfassung als Items angegeben
	Seine Körperteile pflegen (d520); die Toilette benutzen (d530)	Exklusionen
Zusätzlich in der Langfassung:		
d5100	Körperteile waschen	Name des Items
	Zur Reinigung seiner Körperteile, wie Hände, Gesicht, Füße, Haare oder Nägel, Wasser, Seife und andere Substanzen zu verwenden	Erläuterung des Items
d5101	Den ganzen Körper waschen	Name des Items
	Zur Reinigung seines ganzen Körpers Wasser, Seife und andere Substanzen zu verwenden, wie baden oder duschen	Erläuterung des Items
d5102	Sich abtrocknen	Name des Items
	Zum Abtrocknen eines Körperteils, von Körperteilen oder des ganzen Körpers ein Handtuch oder entsprechendes zu verwenden, wie nach dem Waschen	Erläuterung des Items

10.5 Fassungen der ICF

Die WHO hat zwei Fassungen der ICF herausgegeben, eine Langfassung und eine Kurzfassung. Die Langfassung bildet die Vollversion der ICF mit allen Definitionen sowie Inklusionen und Exklusionen auf Item-Ebene.

Die Kurzfassung enthält die Kapitelüberschriften, Blöcke und alle Items der zweiten Gliederungsstufe (deren numerischer Kode also dreistellig ist). Sie enthält keine Definitionen, Inklusionen und Exklusionen auf Item-Ebene.

Anmerkung: Die zu diesem Grundkurs gehörende Kurzversion der ICF enthält alle Definitionen, Inklusionen und Exklusionen auf Item-Ebene.

Dem funktionalen Gesundheitszustand einer Person kann mit der ICF eine Reihe von Item-Kodes aus den verschiedenen Teilklassifikationen zugeordnet werden. Für jede Anwendung gibt es maximal 362 verfügbare Item-Kodes der Kurzfassung (zweite Gliederungsstufe). In der Langfassung gibt es bis zu 1424 verfügbare Item-Kodes. In praktischen Anwendungen der ICF dürfte eine Anzahl von 3 bis 18 Item-Kodes angemessen sein, um einen Fall mit der Genauigkeit der Kurzfassung zu beschreiben. Im Allgemeinen ist die stärker detaillierte Langfassung für Spezialaufgaben (z.B. Rehabilitationsergebnisse, Geriatrie oder geistig-seelische Gesundheit) vorgesehen, so die WHO.

10.6 Besondere Item-Kodes: Endziffer 8 oder 9

In jeder der vier Klassifikationen gibt es Item-Kodes, die mit „8" bzw. mit „9" enden. Solche Items sind „Sammeltöpfe" für Sachverhalte, die in der ICF nicht klassifiziert sind bzw. für die keine weiteren Informationen vorliegen. Die inhaltliche Differenzierung ist etwas kompliziert. Dies ist darauf zurückzuführen, dass die Kurzfassung der ICF die Basisklassifikation ist und die weiteren Gliederungsstufen der Langfassung hierarchisch auf der Kurfassung aufbauen.

10.6.1 „anders bezeichnet"

Die auf „8" endenden Item-Kodes bedeuten „..., anders bezeichnet", z.B. b198: Mentale Funktionen, anders bezeichnet, b1648: Höhere kognitive Funktionen, anders bezeichnet (Langfassung).

Ein solches Item erlaubt es, einen Aspekt der funktionalen Gesundheit zu kodieren, der in der ICF nicht spezifiziert ist (im Beispielfall ein Aspekt der mentalen Funktionen bzw. ein Aspekt der höheren kognitiven Funktionen). Tritt dieser Fall ein, dann soll der Inhalt dieses in der ICF nicht vorhandenen Items in einer zusätzlichen Liste angegeben werden. Es geht also nicht, z.B. nur b198 (zusammen mit dem allgemeinen Beurteilungsmerkmal, siehe unten) zu kodieren, sondern es ist in einer zusätzlichen Liste zu beschreiben, was dies inhaltlich bedeutet. Verwendet also ein Anwender einen Item-Kode mit der Endziffer 8, dann kann ein Interessierter in den Akten nachsehen, was mit diesem Kode gemeint ist. Für verwendete Kodes mit der Endziffer 8 gibt es also immer Zusatzinformationen.

10.6.2 „nicht näher bezeichnet"

Hier ist zwischen Item-Kodes der zweiten Gliederungsebene (z.B. b199) und Item-Kodes der dritten bzw. vierten Gliederungsebene (z.B. b1649) zu unterscheiden.

- Die auf „99" endenden Item-Kodes der zweiten Gliederungsebene bedeuten „..., nicht näher bezeichnet", z.B. b199: Mentale Funktionen, nicht näher bezeichnet.
- Die nur auf „9" endenden Item-Kodes der dritten bzw. vierten Gliederungsebene haben dieselbe Bedeutung, z.B. b1649: Höhere kognitive Funktionen, nicht näher bezeichnet (kommen nur in der Langfassung vor).

Ein solches Item erlaubt es, einen Sachverhalt der funktionalen Gesundheit zu kodieren, der in die entsprechende Gruppe passt, für den es aber keine hinreichenden Informationen gibt, um ein spezifischeres Item der ICF anzugeben. In der Praxis wird man auf solche Item-Kodes ausweichen, wenn man z.B. aus der Aktenlage nur weiß, dass es in dem entsprechenden Bereich ein Problem gibt.

10.6.3 „anders bezeichnet" oder „nicht näher bezeichnet"

Ist bei einem Item-Kode der zweiten Gliederungsebene die vorletzte Ziffer kleiner als 9 (z.B. b2**4**9), dann bedeutet das Item „…, anders oder nicht näher bezeichnet". Im Beispiel b249: Hör- und Vestibularfunktionen, anders oder nicht näher bezeichnet. In Fällen dieser Art werden also die beiden zuvor genannten Sachverhalte in einem Item-Kode zusammengefasst. Dies ist immer dann der Fall, wenn Kapitel in Blöcke unterteilt sind, hier: Hör- und Vestibularfunktionen (b230-b249).

Neue Begriffe

Komponente

Block

Item

Übungen

1. Aus welchen Komponenten besteht die ICF?
2. Welche Komponente ist derzeit noch nicht klassifiziert?
3. Wie ist jede Teilklassifikation formal aufgebaut?
4. Was ist ein Item? Wie ist es aufgebaut?
5. Für welche Klassifikationen stehen die Alpha-Teile b, s, d und e von Item-Kodes?
6. Bis zu welcher Gliederungsstufe reicht die Kurzfassung der ICF?
7. In welchen Fällen verwenden Sie ein Item der Form „…, anders bezeichnet"? Was ist hierbei besonders zu beachten? Geben Sie ein Beispiel aus Ihrer Praxis.
8. In welchen Fällen verwenden Sie ein Item der Form „…, nicht näher bezeichnet"? Geben Sie ein Beispiel aus Ihrer Praxis.

11. Beurteilungsmerkmale

➤ Lernziele

1. Die Bedeutung von Beurteilungsmerkmalen verstehen und erläutern können.
2. Die verschiedenen Beurteilungsmerkmale kennen lernen und erläutern können.

11.1 Vorbemerkung

Die ICF enthält verschiedene Beurteilungsmerkmale. Sie dienen dazu, den Zustand der funktionalen Gesundheit auf Item-Ebene zu charakterisieren. Das allgemeine (erste) Beurteilungsmerkmal gibt das Ausmaß eines Problems an und ist für alle Klassifikationen formal gleich. Bei den Umweltfaktoren kann dieses Beurteilungsmerkmal das Ausmaß sowohl eines negativ wirkenden Umweltfaktors (Barriere) als auch eines positiv wirkenden Umweltfaktors (Förderfaktor) beschreiben. Alle anderen Beurteilungsmerkmale sind klassifikationsspezifisch. Ohne Angabe der Scores (Ausprägungen) zumindest der obligatorischen Beurteilungsmerkmale ist eine Kodierung sinnlos.

Allgemeines (erstes) Beurteilungsmerkmal

Schweregrad eines Problems bei einem Sachverhalt, der durch ein Item der Klassifikationen der Körperfunktionen, der Körperstrukturen oder der Aktivitäten/Teilhabe (xxx) beschrieben ist. Bei Umweltfaktoren: **Barriere**

xxx.0:	Problem **nicht vorhanden** (kein, ohne, vernachlässigbar, ...)
xxx.1:	Problem **leicht** ausgeprägt (gering, niedrig, ...)
xxx.2:	Problem **mäßig** ausgeprägt (mittel, ziemlich, ...)
xxx.3:	Problem **erheblich** ausgeprägt (hoch, extrem, ...)
xxx.4:	Problem **voll** ausgeprägt (vollständig, komplett...)
xxx.8:	Problem nicht spezifiziert
xxx.9:	Beurteilungsmerkmal nicht anwendbar.

Beurteilungsmerkmale

Hinweise

Separatoren:

Man beachte den Punkt (.) vor dem Schweregrad-Kode. Er hat zwei Bedeutungen:

- Er trennt den Item-Kode vom Schweregrad-Kode,
- er weist darauf hin, dass mit dem Sachverhalt, den das Item beschreibt, ein Problem verbunden ist. Dieses Problem kann auch eine Barriere sein.

Um einen Umweltfaktor als Förderfaktor zu charakterisieren, ist der Punkt nach dem Item-Kode durch das Pluszeichen (+) zu ersetzen. exxx+y bezeichnet also das Ausmaß eines Förderfaktors (und exxx.y das Ausmaß einer Barriere). Beispiel:

e125+3: Produkte und Technologien zur Kommunikation bilden einen erheblichen Förderfaktor, im Unterschied zu

e125.3: Produkte und Technologien zur Kommunikation bilden eine erhebliche Barriere.

Punkt (.) und Pluszeichen (+) werden Separatoren genannt. Ob ein Umweltfaktor als Barriere oder Förderfaktor wirkt, wird also ausschließlich mit dem Separator bestimmt. Hier kann es leicht zu Fehlern kommen, wenn in einem Computer-Programm der Punkt (.) voreingestellt ist.

Mögliche Fehlkodierung

Es wird ausdrücklich darauf hingewiesen, dass das allgemeine Beurteilungsmerkmal mit einer Umkehrung der Betrachtungsweise einhergeht, sofern das Item neutral formuliert ist. Die Ziffer „0" bedeutet daher *nicht*, dass z.B. eine Funktion nicht vorhanden ist, sondern dass es keine Probleme mit dieser Funktion gibt. Ist jedoch ein Item bereits negativ formuliert, wie z.B. „Schmerz", dann wird die Betrachtungsweise nicht umgekehrt, weil das Problem mit dem Item selbst angesprochen wird. Wird „Schmerz" mit 0 beurteilt, dann hat die Person keine Schmerzen (vgl. Meyer 2003).

Operationalisierung des Schweregrades

In der ICF gibt es keine Operationalisierungen dafür, wann die Kodes 1, 2, 3 und 4 anzuwenden sind. Hierzu sind also noch Richtlinien zu erstellen. In dem Fall, dass ein kalibriertes Messinstrument mit Werten zwischen 0 % und 100 % vorliegt, wird in der ICF ein Vorschlag gemacht, wie diese Prozentwerte den Kodes des allgemeinen Beurteilungsmerkmals zuzuordnen sind. Wenn man z.B. den Grad der Behinderung (GdB) als ein solches Instrument auffasst, dann können die Werte auf das allgemeine Beurteilungsmerkmal transformiert werden.

Die Transformation lautet:

Prozentintervall (Assessment)	Kode des allgemeinen Beurteilungsmerkmals
0 – 4 %	0
5 – 24 %	1
25 – 49 %	2
50 – 95 %	3
96 – 100 %	4

11.2 Beurteilungsmerkmal für Items der Klassifikation der Körperfunktionen

Für die Items der Klassifikation der Körperfunktionen gibt es nur ein Beurteilungsmerkmal, das allgemeine Beurteilungsmerkmal (obligatorisch). So kennzeichnet z.B. b167.3 eine erhebliche Beeinträchtigung der spezifischen kognitiv-sprachlichen Funktionen (besondere mentale Funktion).

11.3 Beurteilungsmerkmale für Items der Klassifikation der Körperstrukturen

Für die Items der Klassifikation der Körperstrukturen gibt es das allgemeine Beurteilungsmerkmal (obligatorisch). So kennzeichnet z.B. s730.3 einen erheblichen Strukturschaden einer oberen Extremität. Darüber hinaus gibt es zwei weitere optionale Beurteilungsmerkmale, die in Tabelle 6 angegeben sind.

Tabelle 6: Zusätzliche Beurteilungsmerkmale für die Items der Klassifikation der Körperstrukturen

Zweites Beurteilungsmerkmal Art der Schädigung	Drittes Beurteilungsmerkmal Lokalisation der Schädigung
0 = keine Veränderung der Struktur 1 = nicht vorhanden 2 = teilweise nicht vorhanden 3 = zusätzlicher Teil 4 = von der üblichen Form abweichend (aberrant) 5 = Diskontinuität 6 = abweichende Lage 7 = qualitative Strukturveränderung, einschließlich Ansammlung von Flüssigkeit 8 = nicht spezifiziert 9 = nicht anwendbar	0 = mehr als eine Region 1 = rechts 2 = links 3 = beidseitig 4 = frontal 5 = dorsal 6 = proximal 7 = distal 8 = nicht spezifiziert 9 = nicht anwendbar

11.4 Beurteilungsmerkmale für Items der Klassifikation der Aktivitäten/Teilhabe

Für die Items der Klassifikation der Aktivitäten/Teilhabe gibt es derzeit vier Beurteilungsmerkmale, welche der Skalierung des allgemeinen Beurteilungsmerkmals folgen: Das allgemeine Format ist dxxx._ _ _ _, wobei dxxx ein beliebiges Item der Klassifikation der Aktivitäten und Teilhabe ist.

Erstes Beurteilungsmerkmal (obligatorisch): *Leistung* des Probanden *unter seinen gegenwärtigen Lebens- und Umweltbedingungen*. So kennzeichnet z.B. d510.1_ leichte Schwierigkeiten beim Sich-Waschen im gegenwärtigen Kontext der Betroffenen. Der Kode gibt keine Auskunft darüber, ob in der gegenwärtigen Umwelt der betrachteten Person Assistenz oder Hilfsmittel zur Verfügung stehen oder nicht. Sind diese Aspekte aus bestimmten Gründen wichtig, sollten sie zusätzlich als Barrieren oder Förderfaktoren kodiert werden.

Zweites Beurteilungsmerkmal (obligatorisch): Leistungsfähigkeit des Probanden unter Test-, Standard- oder hypothetisch angenommenen Bedingungen, typischerweise ohne Hilfsmittel und ohne Assistenz. So kennzeichnet z.B. d510._2 mäßige Schwierigkeiten der Leistungsfähigkeit, sich zu waschen, beurteilt z.B. unter Testbedingungen (Assessment ohne Assistenz oder Hilfsmittel). Das zweite Beurteilungsmerkmal ist z.B. wichtig, wenn es um den Bedarf an Hilfsmitteln oder Assistenz geht.

Drittes Beurteilungsmerkmal (optional): Leistungsfähigkeit des Probanden unter Test-, Standard- oder hypothetisch angenommenen Bedingungen, jedoch mit Hilfsmitteln und/oder Assistenz. Bei einem Test auf Leistungsfähigkeit werden also Hilfsmittel oder Assistenz in die Versuchsanordnung einbezogen. Die Art der Hilfe(n) kann mit Items der Klassifikation der Umweltfaktoren angegeben werden. So besagt z.B. d510._ _0, dass die betrachtete Person bei Verwendung von Hilfsmitteln oder Assistenz in ihrer Leistungsfähigkeit, sich zu waschen, nicht eingeschränkt ist. Das dritte Beurteilungsmerkmal ist wichtig, wenn die Person bereits Hilfsmittel oder Assistenz verwendet (z.B. Prothese, Rollstuhl). In diesem Fall macht es keinen Sinn, die Leistungsfähigkeit in z.B. der Mobilität ohne Prothese oder Rollstuhl zu begutachten.

Viertes Beurteilungsmerkmal (optional): *Leistung des Probanden unter seinen gegenwärtigen Lebens- und Umweltbedingungen, jedoch ohne Hilfsmittel/Assistenz*. Dieses Beurteilungsmerkmal ist zwar in der ICF angegeben, kann aber inhaltlich problematisch sein. Dies ist z.B. dann er Fall, wenn in der gegenwärtigen Umwelt der betrachteten Person Hilfsmittel und/oder Assistenz zur Verfügung stehen. Durch die Wegnahme dieser Hilfsmittel und/oder Assistenz werden die tatsächlichen gegenwärtigen Lebens- und Umweltbedingungen der Person geändert, was dem Leistungsbegriff widerspricht.

Ein *fünftes Beurteilungsmerkmal*, das „subjektive Zufriedenheit" oder „gesundheitsbezogene Lebensqualität" zum Gegenstand hat, ist in Entwicklung. Es wird dem Aspekt der subjektiven Erfahrung des Teilhabekonzeptes Rechnung tragen.

Beurteilungsmerkmale

Hinweise

1. Welche der vier Beurteilungsmerkmale angesprochen werden, ist ausschließlich an ihrer Stelle hinter dem Separator zu ersehen. Sind z.B. die Leistung (erstes Beurteilungsmerkmal) und die Leistungsfähigkeit des Sich-Waschens ohne Hilfsmittel oder Assistenz nicht untersucht, sondern nur die Leistungsfähigkeit mit Hilfsmitteln oder Assistenz, dann ist wie folgt zu kodieren: d510._ _0 (keine Einschränkung der Leistungsfähigkeit im Sich-Waschen mit Hilfsmitteln oder Assistenz). Die nicht belegten Stellen werden mit einem Unterstrich gekennzeichnet.

2. Die ersten vier Beurteilungsmerkmale für Items der Klassifikation der Aktivitäten/Teilhabe stellen ausschließlich auf „Leistung" und „Leistungsfähigkeit" ab, also auf die beiden Aspekte des Aktivitätskonzeptes. Derzeit gibt es kein Beurteilungsmerkmal für Probleme der Teilhabe als eigenständiges Konzept. Zwar werden in der ICF Hilfskonstruktionen zur Kodierung von Teilhabe vorgeschlagen (vgl. Anhang 3 der ICF), diese sind jedoch nicht evaluiert und aus theoretischer Sicht problematisch. Um diesen ungeklärten Fragen aus dem Weg zu gehen, ist es zweckmäßig, bei den Beurteilungsmerkmalen für die Items der Klassifikation der Aktivitäten/Teilhabe ausschließlich auf das Aktivitätskonzept abzustellen.

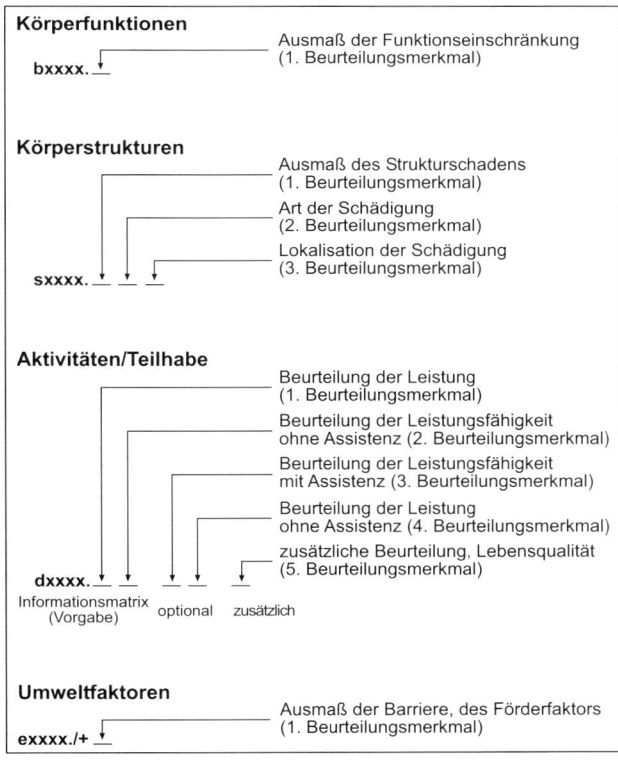

Abb. 8: Zusammenfassung der Beurteilungsmerkmale

11.5 Beurteilungsmerkmale für Items der Klassifikation der Umweltfaktoren

Für die Items der Klassifikation der Umweltfaktoren gibt es nur das allgemeine Beurteilungsmerkmal. Wird ein Umweltfaktor als Barriere kodiert, dann ist das Trennzeichen ein Punkt (.). Wird ein Umweltfaktor als Förderfaktor kodiert, dann ist das Trennzeichen ein Pluszeichen (+). So besagt e130.2, dass Materialien für die Ausbildung eine mäßige Barriere darstellen. Inhaltlich könnte dies bedeuten, dass es für die betreffende Person mäßig schwierig ist, an Ausbildungsmaterialien heranzukommen. Umgekehrt würde e130+2 besagen, dass Ausbildungsmaterialien einen mäßigen Förderfaktor darstellen.

Die Kodierung der Umweltfaktoren als Barrieren (exxx.y) oder Förderfaktoren (exxx+y) kann im Zusammenhang mit den Körperfunktionen, den Körperstrukturen und den Aktivitäten/Teilhabe erfolgen oder davon unabhängig. Die erste Möglichkeit ist vorzuziehen, da sie informativer ist.

In Abbildung 8 sind die Beurteilungsmerkmale zusammengestellt.

11.6 Die Kodes „8" und „9" des allgemeinen Beurteilungsmerkmals

Wenn nur unzureichende Informationen zur Spezifizierung des Schweregrades vorliegen, dann sollte der Wert „8" verwendet werden. Wenn zum Beispiel aus der Akte einer Person ohne weitere Einzelheiten nur hervorgeht, dass sie unter „Schwäche der Kraft der Muskeln" leidet, dann kann der folgende Kode angegeben werden: b730.8 „Schweregrad der Schädigung der Kraft der Muskeln nicht spezifiziert". Man beachte, dass die Endziffer 8 eines Item-Kodes eine andere Bedeutung hat (..., anders bezeichnet) als der Kode 8 des allgemeinen Beurteilungsmerkmals (nicht spezifiziert).

Es kann Situationen geben, z.B. bei statistischen Erhebungen, in denen es unpassend ist, einen bestimmten Schweregrad-Kode anzuwenden. Wird z.B. bei einer Erhebung unter Frauen der Item-Kode b650 „Menstruationsfunktionen" erhoben, dann ist der Schweregrad eines Problems bei Menstruationsfunktionen bis zu bzw. jenseits eines bestimmten Alters (Prämenstruationsphase oder Post-Menopause) nicht anwendbar. Für diese Fälle wird der Wert „9" verwendet: b650.9 „Schweregrad der Störungen der Menstruationsfunktionen nicht anwendbar".

Neue Begriffe

Beurteilungsmerkmale

Übungen

1. Wozu dient das allgemeine Beurteilungsmerkmal?
2. Wie ist das allgemeine Beurteilungsmerkmal skaliert?

3. Wie werden die einzelnen Kodes des allgemeinen Beurteilungsmerkmals sprachlich umschrieben?
4. Was bedeuten die Kodes „8" und „9" des allgemeinen Beurteilungsmerkmals?
5. Wie wird das allgemeine Beurteilungsmerkmal mit einem Item-Kode verknüpft?
6. Welche Beurteilungsmerkmale gibt es für Items der Klassifikation der Körperfunktionen?
7. Welche Beurteilungsmerkmale gibt es für Items der Klassifikation der Körperstrukturen?
8. Welche Besonderheit gilt für das allgemeine Beurteilungsmerkmal bei Items der Umweltfaktoren?
9. Welche Beurteilungsmerkmale gibt es für Items der Klassifikationen der Aktivitäten und Teilhabe? Erläutern Sie diese kurz.

12. Bedeutung, Ziele und Grenzen der ICF

➤ Lernziele

1. Bedeutung, Ziele und Grenzen der ICF kennen lernen und nennen können.
2. Die Reichweite der Anwendung der ICF abschätzen können.

12.1 Bedeutung

Die ICF ist eine Klassifikation, mit welcher der Zustand der funktionalen Gesundheit einer Person beschrieben werden kann. Insbesondere ermöglicht sie es, das positive und negative funktionale Bild einer Person in den Bereichen der

1. Funktionen und Strukturen des menschlichen Organismus,
2. Tätigkeiten (Aktivitäten) aller Art einer Person und
3. Teilhabe an Lebensbereichen (z.B. Erwerbsleben, Erziehung/Bildung, Selbstversorgung usw.)

vor dem Hintergrund möglicher Förderfaktoren und Barrieren standardisiert zu dokumentieren. In der derzeitigen Fassung der ICF lässt sich allerdings noch nicht das positive funktionale Bild in den genannten Bereichen kodieren, weil es hierfür kein Beurteilungsmerkmal gibt. Das allgemeine Beurteilungsmerkmal bezieht sich nur auf den Schweregrad funktionaler Probleme.

Die Bedeutung der ICF für kurative Versorgung, Rehabilitation, sozialmedizinische Begutachtung und Prävention lässt sich wie folgt skizzieren:

- Funktionale Probleme werden auch in der kurativen Versorgung angegangen. Die ICF ermöglicht es hierbei, die funktionalen Probleme, insbesondere auf der Ebene der Aktivitäten, standardisiert zu beschreiben, um auf dieser Grundlage gezielte Behandlungsprogramme auszuwählen und durchzuführen.
- Alle modernen Definitionen des Begriffs der Rehabilitation basieren auf der ICIDH bzw. jetzt der ICF. Die Wiederherstellung oder wesentliche Besserung der Funktionsfähigkeit insbesondere bezüglich der Körperfunktionen/-strukturen sowie der Leistungsfähigkeit und Leistung in Lebensbereichen einer Person (sofern ihre Teilhabe an diesen Lebensbereichen gefährdet oder eingeschränkt ist) ist eine zentrale Aufgabe der Rehabilitation. Daher ist die ICF für die Rehabilitation bei der Feststellung des Reha-Bedarfs, der Diagnostik funktionaler Probleme, der Erarbeitung von Reha-Zielen der Interventionsplanung, dem Reha-Management und der Evaluation rehabilitativer Maßnahmen nutzbar.

- Der Abbau von Barrieren in der Gesellschaft und materiellen Umwelt, welche die Leistung oder Teilhabe erschweren oder unmöglich machen, und der Ausbau von Förderfaktoren, welche die Leistung oder Teilhabe trotz erheblicher gesundheitlicher Beeinträchtigungen wiederherstellen oder unterstützen, sind wichtige Aufgaben der Gesundheits- und Sozialpolitik sowie der Behinderten- und Menschenrechtspolitik. Abbau von Barrieren und Ausbau von Förderfaktoren sind jedoch auch bei der Rehabilitation zu berücksichtigen.
- Epidemiologische Untersuchungen zur funktionalen Gesundheit in der Bevölkerung einschließlich der Förderfaktoren und Barrieren können dazu dienen, allgemeine und spezifische Präventionsprogramme für die funktionale Gesundheit zu entwickeln.

12.2 Ziele

Das wichtigste Ziel der ICF ist, eine gemeinsame Sprache für die Beschreibung der funktionalen Gesundheit zur Verfügung zu stellen, um die Kommunikation zwischen Fachleuten im Gesundheits- und Sozialwesen, insbesondere in der Rehabilitation, sowie den Menschen mit Beeinträchtigungen ihrer Funktionsfähigkeit zu verbessern. Dies ist besonders in dem stark gegliederten deutschen Sozialleistungssystem wichtig. Darüber hinaus stellt sie ein systematisches Verschlüsselungssystem für Gesundheitsinformationssysteme bereit und sie ermöglicht Datenvergleiche zwischen Ländern, Disziplinen im Gesundheitswesen, Gesundheitsdiensten sowie im Zeitverlauf.

12.3 Grenzen

Insbesondere zwei Aspekte sind es, welche die Grenzen der ICF aufzeigen:

- Die ICF ist keine Klassifikation funktionaler Diagnosen, sondern mit ihr können funktionale Befunde und Symptome (Schädigungen bestimmter Funktionen oder Strukturen, Einschränkungen bestimmter Aktivitäten, Beeinträchtigung der Teilhabe in bestimmten Lebensbereichen, Vorhandensein oder Fehlen von Barrieren oder Förderfaktoren) angegeben werden. Darüber hinaus können mit ihr das positive und negative Funktions- und Strukturbild (Organismus), Aktivitätsbild und Teilhabebild einschließlich der relevanten Umweltfaktoren (i.S. von Barrieren und Förderfaktoren) beschrieben werden.
- Sie ist kein Assessmentinstrument (standardisierte Methoden und Instrumente zur Beschreibung und Beurteilung der Körperfunktionen/-strukturen, der Aktivitäten oder der Teilhabe). Auf ihrer Grundlage können jedoch solche Instrumente entwickelt bzw. weiterentwickelt werden (vgl. Schuntermann 2001).

12.4 Schlussbemerkungen

Anders als in anderen Ländern liegen in Deutschland nur ansatzweise praktische Erfahrungen mit der Vorgängerin der ICF, der ICIDH, vor. Mit der ICF wurde daher in der Praxis der Rehabilitation und sozialmedizinischen Begutachtung Neuland betreten.

Bereits jetzt ist festzustellen, dass das bio-psycho-soziale Modell der funktionalen Gesundheit und die Begrifflichkeit der ICF auf hohe Akzeptanz stoßen. Die Kodierung nach ICF wird jedoch derzeit noch als problematisch angesehen. Die Gründe hierfür sind im Wesentlichen folgende:

1. Die Kodierung ist schwierig und zeitaufwändig, da stets vier Aspekte gleichzeitig zu berücksichtigen sind. Der Aufbau der ICF folgt theoretischen und konzeptionellen Kriterien, jedoch nicht den Anforderungen, die für die Kodierung im praktischen Alltag gestellt werden müssen.
2. Es ist derzeit noch unklar, in welchen Bereichen es nützlich und sinnvoll ist, nach ICF zu kodieren.

Die Probleme mit der Kodierung sind weltweit bekannt und es wird an Lösungen gearbeitet. Zu nennen sind hier

1. ICF-Checkliste der WHO. Die Checkliste ist ein Auszug aus der ICF und ein praktisches Instrument, um Informationen über den funktionalen Gesundheitszustand einer Person zu erheben und zu dokumentieren. Sie ist für Kliniker und Fachleute im Gesundheits- und Sozialwesen gedacht. Die ICF-Checkliste gibt es auch in einer deutschen Version (siehe Teil 2 dieses Buches). Die Originalfassung kann über die ICF-Homepage der WHO kostenlos heruntergeladen werden (www.who.int/classifications/icf/en).
2. Core Set Projekt (Stucki & Grimby, 2004). Ein Core Set ist eine wissenschaftlich begründete Liste von ICF-Kategorien, die für die meisten Patienten mit einer bestimmten chronischen Krankheit relevant sind. Core Sets gibt es für zahlreiche chronische Krankheiten. Sie befinden sich derzeit in der praktischen Erprobung.

Die Erfahrungen, die mit der Umsetzung der Sprache der ICF am Kantonsspital Luzern in der neurologischen Rehabilitation gemacht wurden, sind überzeugend. Das Konzept ist in Rentsch und Bucher (2005), ausführlich dargestellt.

In Deutschland werden an den verschiedensten Stellen Projekte zur ICF durchgeführt und es ist sinnvoll, hier Transparenz zu schaffen, um z.B. Doppelarbeiten zu vermeiden. Daher hat die Arbeitsgruppe „Umsetzung der ICF" des ärztlichen Sachverständigenrates der Bundesarbeitsgemeinschaft (BAR) ein Extranet zur ICF aufgebaut (ICF-Forum). Es ist unter www.mdkn.de zu erreichen. Darüber hinaus hat das Kuratorium für Fragen der Klassifikation im Gesundheitswesen (KKG) die Arbeitsgruppe ICF eingesetzt, die mit der Pflege der ICF befasst ist.

Übungen

1. Worin liegt die allgemeine Bedeutung der ICF?
2. In welchen Bereichen der Rehabilitation kann die ICF genutzt werden?
3. Nennen Sie die Ziele der ICF.
4. Nennen Sie die Grenzen der ICF.

13. Die wichtigsten Unterschiede zwischen der ICIDH von 1980 und der ICF

In der folgenden Tabelle 7 sind die wichtigsten Unterschiede zwischen der ICIDH und der ICF aufgelistet.

Tabelle 7: Unterschiede zwischen der ICIDH und der ICF

	ICIDH von 1980	ICF
Konzept:	kein übergreifendes Konzept	Konzept der funktionalen Gesundheit (Funktionsfähigkeit)
Grundmodell:	Krankheitsfolgenmodell	bio-psycho-soziales Modell der Komponenten von Gesundheit
Orientierung:	Defizitorientiert: Es werden Behinderungen klassifiziert	Ressourcen- und defizitorientiert: Es werden Bereiche klassifiziert, in denen Behinderungen auftreten können. Es können unmittelbar positive und negative Bilder der Funktionsfähigkeit erstellt werden
Behinderung:	formaler Oberbegriff zu Schädigungen, Fähigkeitsstörungen und (sozialen) Beeinträchtigungen. Keine explizite Bezugnahme auf Kontextfaktoren	formaler Oberbegriff zu Beeinträchtigungen der Funktionsfähigkeit unter expliziter Bezugnahme auf Kontextfaktoren
grundlegende Aspekte:	• Schädigung • Fähigkeitsstörung (nur Beeinträchtigung der Leistungsfähigkeit) • (soziale) Beeinträchtigung	• Körperfunktionen und -strukturen Störungsbegriff: Schädigung (Funktionsstörung, Strukturschaden) • Aktivitäten (im Sinn von Leistung und Leistungsfähigkeit). Störungsbegriff: Beeinträchtigung der Aktivität • Teilhabe. Störungsbegriff: Beeinträchtigung der Teilhabe

Tabelle 7: Unterschiede zwischen der ICIDH und der ICF *(Forts.)*

	ICIDH von 1980	**ICF**
Beeinträchtigung der Teilhabe:	soziale Beeinträchtigung als Attribut einer Person	Beeinträchtigung der Teilhabe als Ergebnis der negativen Wechselwirkung zwischen einer Person mit einem Gesundheitsproblem (ICD) und ihren Kontextfaktoren
Umweltfaktoren:	bleiben unberücksichtigt	Umweltfaktoren sind integraler Bestandteil des Konzepts und werden klassifiziert
personbezogene (persönliche) Faktoren:	werden höchstens implizit berücksichtigt	werden explizit erwähnt, aber nicht klassifiziert
Anwendungsbereich:	nur im gesundheitlichen Kontext	

Literatur

Australian Institute of Health and Welfare (AIHW): ICF Australian User Guide, version 1.0, download: www.aihw.gov.au/disability/icf_ug/index.html

Bomsdorf E: Die fernere Lebenserwartung in Deutschland im Jahr 2002. Zeitschrift für Bevölkerungswissenschaft 28: 143-148 (2002)

Deutsches Institut für medizinische Dokumentation und Information, DIMDI, (Hrsg.): Internationale Klassifikation der Funktionsfähigkeit, Behinderung und Gesundheit (ICF). DIMDI 2006. Download: www.dimdi.de

Ewert T, Cieza A, Stucki G: Die ICF in der Rehabilitation. Phys Med Rehab Kuror 157-163 (2002)

Grigoleit H, Wenig M: Perspektiven der Entwicklung der Rehabilitation in Deutschland aus der sich der gesetzlichen Krankenversicherung – Was kann uns die ICIDH dabei nutzen? In: Matthesius, R-G, Jochheim K-A, Barolin G S, Heinz C (Hrsg.): ICIDH, Teil 1: Die ICIDH – Bedeutung und Perspektiven, Ullstein Mosby, 13-24, hier: 13 (1995)

Meyer A-H: Kodieren mit der ICF: Klassifizieren oder Abklassifizieren? Potenzen und Probleme der „Internationalen Klassifikation der Funktionsfähgkeit, Behinderung und Gesundheit". Universitätsverlag Winter, Edition S, Heidelberg (2004)

Nordenfelt L: Action theory, disability and ICF. Disability & Rehabilitation, 25; 18: 1075-1079 (2003)

Rentsch HP, Bucher P: ICF in der Rehabilitation. Schulz-Kirchner Verlag, Idstein (2005)

Rioux MH: When Myths Masquerade as Science: Disability Research from an Equality-Rights Perspective. In: Disability Studies: Past, Present and Future, edited by Len Barton and Mike Oliver, Chapter 7, Leeds: The Disability Press (1997)

Schuntermann MF: The implementation of the International Classification of Functioning, Disability and Health in Germany: experiences and problems. International Journal of Rehabilitation Research, 28; 2 (im Erscheinen) (2005)

Schuntermann MF: Grundsatzpapier der Rentenversicherung zur Internationalen Klassifikation der Funktionsfähigkeit, Behinderung und Gesundheit (ICF) der Weltgesundheitsorganisation (WHO). Deutsche Rentenversicherung, 1-2: 52-59 (2003)

Schuntermann MF: ICIDH und Assessments. Phys Med Rehab Kuror 11: 28-34 (2001)

Schuntermann MF: Behinderung nach ICF und SGB IX – Erläuterungen und Vergleich. Reha-Info, Bundesarbeitsgemeinschaft für Rehabilitation (BAR), Heft 6; 20-23 (2001)

Schuntermann MF: Internationale Klassifikation der Funktionsfähigkeit, Behinderung und Gesundheit (ICF) der Weltgesundheitsorganisation (WHO). Reha-Info, Bundesarbeitsgemeinschaft für Rehabilitation (BAR), Heft 3; 15-17 (2001):

Schuntermann MF: Some Remarks to ICIDH-2 Beta-2 Version: Are the Items Named Correctly? RIVM Newsletter, 3; 2: 1-3 (2000) www.rivm.nl/who-fic

Stucki G, Grimby G (eds.): ICF Core Sets for Chronic Conditions. Journal of Rehabilitation Medicine, Supplement 44 (2004)

Stucki G, Cieza A et al.: Application of the International Classification of Functioning, disability and Health (ICF) in clinical practice. Disability and Rehabilitation, 25; 5: 281-282 (2002)

Stucki G, Ewert T, Cieza A: Value and application of the ICF in rehabilitation medicine. Disability and Rehabilitation, 24; 17: 932-938 (2002)

Literatur

Ueda S, Saleeby PW: Subjective Dimension of Functioning and Disability: Report of the Study Group. Meeting of WHO Collaborating Centres for The Family of International Classifications, Cologne, Germany, 19-25 October 2003

Viol M, Grotkamp S, van Treeck B, Nüchtern E, Hagen T, Manegold B, Eckardt S, Penz M, Seger W: Personbezogene Kontextfaktoren, Teil I: Ein erster Versuch zur systematischen, kommentierten Auflistung von geordneten Anhaltspunkten für die sozialmedizinische Begutachtung im deutschen Sprachraum. Gesundheitswesen 2006; 68: 747-759

World Health Organization: International Classification of Functioning, Disability and Health – ICF. Geneva 2001. www.who.int/classification/icf

World Health Organization: International Classification of Impairments, Disabilities and Handicaps (ICIDH). Geneva 1980. Deutsch: Weltgesundheitsorganisation: ICIDH, übers. von R-G Matthesius. Ullstein Mosby, Berlin, Wiesbaden 1995

Teil 2:

Weiterführende Themen

1. Vollständigkeit, Reduktionismus, Praktikabilität: Die ICF-Checkliste

Bekanntlich ist die Vollversion der ICF mit ihren 1424 Kategorien für die routinemäßige Anwendung nur wenig geeignet. Dies kann man ihr allerdings nicht vorwerfen. Als Klassifikation muss die ICF alle Aspekte der funktionalen Gesundheit möglichst umfassend beschreiben.

Es gibt verschiedene Möglichkeiten, das Praktikabilitätsproblem zu lösen:

1. Computerprogramm. Mit Hilfe eines benutzerfreundlichen und für den Routineeinsatz entwickelten Computerprogramms kann die Vollversion der ICF verwendet werden. Ein solches Programm würde Vollständigkeit und Praktikabilität gewährleisten. Programme dieser Art sind in Entwicklung.

2. Reduktion des Umfangs der Kategorien. Hierzu hat die WHO die Kurzversion der ICF herausgebracht. Sie umfasst nur die Kategorien der zweiten Gliederungsstufe mit insgesamt 362 Kategorien. Darüber hinaus hat die WHO eine ICF-Checkliste veröffentlicht, die den Umfang der Kategorien weiter verringert. Kurzversion und ICF-Checkliste sollen die Praktikabilität der ICF verbessern.

Eine Reduktion des Umfangs der Kategorien erhöht zwar die Praktikabilität der ICF, geht aber zu Lasten der Vollständigkeit. Dies ist jedoch für den Bereich der funktionalen Gesundheit und ihren Beeinträchtigungen nicht wünschenswert. Der Grund hierfür ist, dass der Komplexität des Einzelfalles, die durch die Wechselwirkung zwischen einer Person mit einem Gesundheitsproblem (ICD) und ihren Kontextfaktoren (Umweltfaktoren und personbezogene Faktoren) auf ihre Körperfunktionen und -strukturen, Aktivitäten und Teilhabe bestimmt ist, möglicherweise nicht hinreichend Rechnung getragen wird, und dies Auswirkungen auf die einzuleitenden Interventionen haben könnte. Dies sollten die Anwender der Kurzversion der ICF oder der ICF-Checkliste berücksichtigen.

Im Folgenden gehr es um die ICF-Checkliste. Die Checkliste beinhaltet die zentralen Kategorien der ICF. Sie soll ein praktisches Instrument sein, um Informationen hinsichtlich der Funktionsfähigkeit und Behinderung einer Person zu gewinnen und zu dokumentieren. Diese Informationen können für Fallbeschreibungen zusammengefasst werden (z.B. in der medizinischen Praxis oder in der Sozialarbeit). Die Checkliste sollte zusammen mit der ICF Kurz- oder Vollversion verwendet werden.

Die ICF-Checkliste enthält Kategorien aus allen Domänen der ICF (Körperfunktionen, Körperstrukturen, Aktivitäten und Teilhabe, Umweltfaktoren). Darüber hinaus weist sie Besonderheiten auf:

1. Das allgemeine Beurteilungsmerkmal (Schweregrad des Problems) ist operationalisiert. Zur näheren Diskussion der Operationalisierung des allgemeinen Beurteilungsmerkmals siehe Kapitel 2 dieses Teils.

2. Jede Kategorie kann als Teilhabe oder als Aktivität interpretiert werden. Dies ist eines von vier Modellen im Umgang mit der Klassifikation der Aktivitäten und Teilhabe, die in der ICF vorgeschlagen werden (siehe Kapitel 3 dieses Teils).

3. Das Beurteilungsmerkmal für Probleme der Leistung bezieht sich auf Teilhabe und das Beurteilungsmerkmal für Probleme der Leistungsfähigkeit auf Aktivität. Die hieraus resultierenden Schwierigkeiten wurden bereits im Teil 1 diskutiert.

4. Die ICF-Checkliste ist in dem Sinn offen, dass jede Domäne mit Kategorien der Voll- oder Kurzversion der ICF ergänzt werden kann, soweit dies erforderlich ist. Der Anwender sollte daher diese Versionen kennen.

Das Prinzip der ICF-Checkliste besteht darin, unter bestimmten Gesichtspunkten so wenig wie möglich relevante Kategorien aus der ICF auszuwählen und hierbei so vollständig wie nötig zu sein. Auf dem Checklisten-Prinzip basieren viele Projekte zur Praktikabilität der ICF, so z.B. das Core Set Projekt von Stucki oder das Core Set Projekt zu long term disability pensions der European Union of Medicine in Assurance and Social Security (EUMASS).

Denkbar ist auch, das Checklistenprinzip in der Praxis der medizinischen Rehabilitation einzusetzen. Hierbei kann z.B. eine Reha-Einrichtung die ICF-Kategorien auswählen, die für die überwiegende Mehrzahl ihrer Rehabilitanden zutreffen. Dies erleichtert die Dokumentation, die Auswahl von therapeutischen Maßnahmen und die Evaluation dieser Maßnahmen.

Eine andere Möglichkeit besteht darin, Checklisten für bestehende Rehabilitationskonzepte zu entwickeln. Das Ziel hierbei ist, funktionalen Syndromen Rehabilitationskonzepte mit den zugehörigen Einzelmaßnahmen gegenüberzustellen. Unter einem funktionalen Syndrom wird hier eine Gruppe funktionaler Symptome und Befunde verstanden, für die es ein definiertes Rehabilitationsprogramm gibt.

Die ICF-Checkliste der WHO ist in deutscher Fassung zur Orientierung für eigene Aktivitäten als Anhang zu Teil 2 abgedruckt.

2. Operationalisierung des allgemeinen Beurteilungsmerkmals

Das allgemeine Beurteilungsmerkmal gibt den Schweregrad eines Problems bei einem Sachverhalt an, der durch ein Item (xxx) der Klassifikationen der Körperfunktionen, der Körperstrukturen oder der Aktivitäten/Teilhabe (xxx) beschrieben ist. Bei Umweltfaktoren ist das Problem eine Barriere. Ist die Bedeutung eines Förderfaktors zu kodieren, ist der Separator (.) durch eine Pluszeichen (+) zu ersetzen.

Das allgemeine Beurteilungsmerkmal ist bis zur Ausprägung (Score) 4 ordinal skaliert, d.h. die Ausprägungen bilden eine Rangfolge. Die Ausprägungen sind wie folgt definiert:

Score	Benennung	Prozentintervall (Assessment)
xxx.0:	Problem **nicht vorhanden** (kein, ohne, vernachlässigbar, ...)	0 – 4 %
xxx.1:	Problem **leicht** ausgeprägt (gering, niedrig, ...)	5 – 24 %
xxx.2:	Problem **mäßig** ausgeprägt (mittel, ziemlich, ...)	25 – 49 %
xxx.3:	Problem **erheblich** ausgeprägt (hoch, extrem, ...)	50 – 95 %
xxx.4:	Problem **voll** ausgeprägt (vollständig, komplett, ...)	96 – 100 %
xxx.8:	Problem nicht spezifiziert	
xxx.9:	Beurteilungsmerkmal nicht anwendbar	

In dem Fall, dass ein kalibriertes Messinstrument mit Werten zwischen 0 % und 100 % vorliegt, wird in der ICF ein Vorschlag gemacht, wie diese Prozentwerte den Kodes des allgemeinen Beurteilungsmerkmals zuzuordnen sind.

Wie die einzelnen Ausprägungen von 0 bis 4 zu messen sind, wird in der ICF nicht angegeben. An möglichen Operationalisierungen wird weltweit gearbeitet. Auch für Deutschland sind für die Skalierung noch Leitlinien zu entwickeln.

Im Folgenden werden zwei Möglichkeiten der Messung der Ausprägungen des allgemeinen Beurteilungsmerkmals diskutiert.

2.1 Operationalisierung nach der ICF-Checkliste

In der ICF-Checkliste (WHO 2003) werden für das allgemeine Beurteilungsmerkmal folgende Operalisisierungen angegeben, die für alle Items der Domänen gleich sind:

Operationalisierung des allgemeinen Beurteilungsmerkmals

0	**Kein Problem** heißt, dass die Person keine Schwierigkeiten hat
1	**Leichtes Problem** heißt, dass eine Schwierigkeit weniger als 25 % der Zeit mit einer Intensität vorliegt, die die Person tolerieren kann, und das in den letzten 30 Tagen selten auftrat
2	**mäßiges Problem** heißt, dass eine Schwierigkeit weniger als 50 % der Zeit mit einer Intensität vorliegt, die die Person in ihrer täglichen Lebensführung stört, und das in den letzten 30 Tagen gelegentlich auftrat
3	**erhebliches Problem** heißt, dass eine Schwierigkeit mehr als 50 % der Zeit mit einer Intensität vorliegt, die die tägliche Lebensführung der Person teilweise unterbricht, und das in den letzten 30 Tagen häufig auftrat
4	**vollständiges Problem** heißt, dass eine Schwierigkeit mehr als 95 % der Zeit mit einer Intensität vorliegt, die die tägliche Lebensführung der Person vollständig unterbricht, und das täglich in den letzten 30 Tagen auftrat

Diese Skalierung hat vier Aspekte:

1. Referenzzeitraum: Der Referenzzeitraum beträgt die letzten 30 Tage.

2. Häufigkeit im Referenzzeitraum: Sie wird qualitativ angegeben (nie, selten, gelegentlich, häufig, täglich). Diese Angaben sind nicht quantifiziert. Eine mögliche Quantifizierung könnte sein: 0, 1-2, 3-5, 6-29, 30 Tage.

3. Intensität: Die Intensität ist eine qualitative Beschreibung der Belastung im täglichen Leben des Probanden, bezogen auf die Schwierigkeiten in der betrachteten Kategorie, z.B. gehen. Die Schwierigkeit kann toleriert werden bzw. sie wirkt störend in das tägliche Leben ein, sie führt zu einer teilweisen oder vollständigen Unterbrechung der täglichen Lebensführung.

4. Dauer je Zeiteinheit: Sie gibt an, wie lange die Schwierigkeit je Zeiteinheit, z.B. Tag, anhält. Sie wird in Prozentintervallen angegeben.

Diese Skalierung ist nicht vollständig. Was ist z.B. mit einer Person, deren Problem hinsichtlich einer Kategorie selten auftritt, aber wenn es auftritt, dann einen halben Tag lang mit einer Intensität, die es der Person unmöglich macht, ihr alltägliches Leben zu führen? Dies hat zur Folge, dass nicht jeder denkbare Fall in die Skala eingeordnet werden kann. Der Grund hierfür ist, dass ein dreidimensionaler Sachverhalt, wie ihn die Skalierung des allgemeinen Beurteilungsmerkmals der ICF-Checkliste darstellt, nicht ohne zusätzliche Annahmen in eine lineare Ordnung gebracht werden kann. Diese Skala ist daher nur bedingt anwendbar. In der folgenden Tabelle sind die Ergebnisse zur Skalierung des allgemeinen Beurteilungsmerkmals der ICF-Checkliste zusammengefasst.

Operationalisierung des allgemeinen Beurteilungsmerkmals

Dauer je Zeiteinheit < 25 %				
Intensität \ Häufigkeit in 30 Tagen	tolerierbar	stört Tagesroutine	unterbricht Tagesroutine teilweise	unterbricht Tagesroutine vollständig
selten	leichtes Probl. (1)	?	?	?
gelegentlich	?	?	?	?
häufig	?	?	?	?
täglich	?	?	?	?

Dauer je Zeiteinheit < 50 %				
Intensität \ Häufigkeit in 30 Tagen	tolerierbar	stört Tagesroutine	unterbricht Tagesroutine teilweise	unterbricht Tagesroutine vollständig
selten	?	?	?	?
gelegentlich	?	mäßiges Probl. (2)	?	?
häufig	?	?	?	?
täglich	?	?	?	?

Dauer je Zeiteinheit > 50 %				
Intensität \ Häufigkeit in 30 Tagen	tolerierbar	stört Tagesroutine	unterbricht Tagesroutine teilweise	unterbricht Tagesroutine vollständig
selten	?	?	?	?
gelegentlich	?	?	?	?
häufig	?	?	erhebl. Probl. (3)	?
täglich	?	?	?	?

Dauer je Zeiteinheit > 95 %				
Intensität \ Häufigkeit in 30 Tagen	tolerierbar	stört Tagesroutine	unterbricht Tagesroutine teilweise	unterbricht Tagesroutine vollständig
selten	?	?	?	?
gelegentlich	?	?	?	?
häufig	?	?	?	?
täglich	?	?	?	vollst. Probl. (4)

Von den 64 möglichen Schweregraden sind nur vier definiert. Die übrigen Möglichkeiten sind unbestimmt.

2.2 Das DUSOI-Konzept

DUSOI steht für Duke Severity of Illness Checklist. Sie wurde 1997 von George R. Parkerson Jr. am Department of Community and Family Medicine des Medical Centers der Duke University, Durham, North Carolina, USA, entwickelt (vgl. Parkerson, Schuntermann, Sattler, 1998). Ihr Zweck ist die Bestimmung des Krankheitsschweregrades von Patienten. Es ist vergleichsweise einfach, das Konzept des DUSOI auf Probleme der funktionalen Gesundheit zu übertragen. Eine praktische Erprobung ist allerdings noch nicht erfolgt.

Im Folgenden wird zur Erläuterung das DUSOI-Konzept auf Beeinträchtigungen der Leistungsfähigkeit bezüglich einer Kategorie aus der Klassifikation der Aktivitäten und Teilhabe (A/P-Kategorie) angewandt. Der Einfachheit halber wird auf Leistungsfähigkeit ohne Hilfsmittel/Assistenz abgestellt. Es ist aber leicht möglich, das DUSOI-Konzept auch auf Leistungsfähigkeit mit Hilfsmittel/Assistenz anzuwenden. Die Beurteilung erfolgt durch ausgewiesene Fachleute.

Die DUSOI basiert auf vier Dimensionen, deren Erläuterungen an Beeinträchtigungen der Leistungsfähigkeit angepasst wurden:

1. Symptome/Befunde,

2. Komplikationen,

3. Prognose,

4. Interventionsmöglichkeit.

Symptome/Befunde: Dieser Parameter basiert auf der Beurteilung von Symptomen und deren Schweregrad am Tag der Untersuchung und während der vorangegangenen Woche.

Komplikationen: Bei jedem zu protokollierenden Problem bei einer A/P-Kategorie ist zu entscheiden, ob es als primäres Problem betrachtet werden soll oder als Komplikation eines anderen primären Problems. Beispiel: Eine Person kann nicht einkaufen gehen. Sie hat erhebliche Probleme in der Leistungsfähigkeit zu gehen.

Eine Komplikation eines primären Problems ist ein Problem, das mit dem primären Problem in einem Zusammenhang steht und im Verhältnis zum primären Problem als zweitrangig erscheint (Folge- oder Begleitproblem). Im Beispiel ist das primäre Problem das beeinträchtigte Gehvermögen. Hieraus resultiert das Unvermögen, einkaufen zu gehen (Sekundärproblem). Diese Sicht folgt aus der Vorstellung, dass das Vermögen, Einkaufen zu gehen verbessert wird, wenn die Gehfähigkeit wiederhergestellt oder verbessert wird. Dies ist in der Praxis zu prüfen, weil die Unfähigkeit, einkaufen zu gehen, noch andere Ursachen haben kann, z.B. mentale Probleme.

Wird ein Problem als Komplikation eines primären Problems aufgefasst und protokolliert, dann darf dieses Problem nicht noch einmal als ein anderes primäres Problem berücksichtigt werden, damit es nicht mit doppeltem Gewicht in die Betrachtung eingeht. Wird hingegen dieses Problem nach fachlichem Urteil als eigenständiges Problem und somit als ein neues primäres Problem betrachtet, dann darf es nicht noch einmal als Komplikation eines anderen Problems berücksichtigt werden. Komplikationen werden nach ihrem Vorhandensein und ihrem Schweregrad am Tag der Untersuchung und während der vorangegangenen Woche beurteilt.

Die *Prognose* wird im Hinblick auf das Ausmaß an Veränderung (verbessert/gleichbleibend, verschlechtert) des betrachteten Problems innerhalb der nächsten 6 Monate geschätzt, wenn keine Intervention außer der üblichen medizinischen Behandlung erfolgt. Die Absicht ist hier, die grundlegende vorhersehbare Entwicklung des betrachteten Problems (in Abhängigkeit des gegebenen Gesundheitsproblems) in der näheren Zukunft zu beurteilen, ohne dass hierbei eine mögliche Intervention außer der üblichen medizinischen Behandlung berücksichtigt wird.

Die *Interventionsmöglichkeit* basiert auf der Notwendigkeit einer Intervention und der erwarteten Reaktion auf diese. Der Bedarf einer Intervention gründet sich auf der fachlichen Beurteilung des Probanden je nach Art des Problems und der verfügbaren Interventionsarten. Die erwartete Reaktion auf die Behandlung bezieht sich darauf, ob die Intervention dem Patienten voraussichtlich nützen wird oder nicht.

2.2.1 Kodierungshinweise

Für *Symptome/Befunde* und *Komplikationen* gibt die DUSOI keine Kodierungshinweise. Diese wären vermutlich auch nicht nützlich, weil es hier nicht um einen Krankheitsschweregrad, sondern um den Schweregrad einer Beeinträchtigung einer Leistungsfähigkeit geht.

Kodierung des Schweregrades einer Beeinträchtigung der Leistungsfähigkeit in einer A/P-Kategorie

	keine	leichte	mäßige	erhebliche	volle
1. **Symptome** (letzte Woche)	0	1	2	3	4
2. **Komplikationen** (letzte Woche)	0	1	2	3	4
3. **Prognose** (am Ende der nächsten 6 Monate, ohne Intervention)	0	1	2	3	4
4. **Interventionsmöglichkeit**	Interventionsnotwendigkeit			erwartetes Ansprechen auf Intervention	
	nein	fraglich	wenn ja ➔	gut	fraglich	schlecht
	0	1		2	3	4

Operationalisierung des allgemeinen Beurteilungsmerkmals

Eine allgemeine und realitätsnahe Beurteilung über eine Leistungsfähigkeit bezüglich einer Aktivität, z.B. Gehen, allgemein eines d-Items (d-Leistungsfähigkeit), gibt es nach Ansicht des Verfassers nicht. Angenommen, für zwei Personen sei die d-Leistungsfähigkeit gleich. Für die eine Person braucht dann die d-Leistungsfähigkeit nicht beeinträchtigt zu sein, wenn deren quantitativen und qualitativen Anforderungen bezüglich d (d-Anforderungen) gering sind. Im Beispiel: Die Person hat nur kurze Gehwege zum Einkaufen und zu ihrer Arbeitsstelle. Bei der anderen Person kann jedoch die d-Leistungsfähigkeit deutlich beeinträchtigt sein, weil deren d-Anforderungen hoch sind. Leistungsfähigkeiten werden also üblicherweise vor einem Anforderungsprofil gespiegelt beurteilt. Das Anforderungsprofil kann von der Person selbst kommen oder von außen vorgegeben sein, z.B. das Anforderungsprofil für einen Arbeitsplatz. Ein Anforderungsprofil enthält idealerweise die Aktivitäten d_i und die entsprechenden quantitativen und qualitativen d_i-Anforderungen. Vor diesem Hintergrund werden dann die d_i-Leistungsfähigkeiten beurteilt. Ausgangspunkt ist also das Krankheitsbild einer Person sowie ein Anforderungsprofil. Für diese Situation wird folgende Operationalisierung der Kodes vorgeschlagen:

0: Die Person hat keine Probleme mit der betrachteten d_i-Leistungsfähigkeit. Sie erfüllt alle d_i-Anforderungen.

1: Die Person hat Probleme mit der d_i-Leistungsfähigkeit, die sie jedoch tolerieren kann. Sie erfüllt (noch) alle d_i-Anforderungen.

2: Die Person hat Probleme mit der d_i-Leistungsfähigkeit. Sie erfüllt wenigstens eine d_i-Anforderung nicht. Die übrigen d_i-Anforderungen erfüllt sie.

3: Die Person hat Probleme mit der d_i-Leistungsfähigkeit. Sie erfüllt keine d_i-Anforderung, sie sind zu hoch. Hypothetisch gesehen gibt es jedoch niedrigere d_i-Anforderungen, so dass die Person keine Probleme mit der d_i-Leistungsfähigkeit hat.

4: Die Person verfügt über keine d_i-Leistungsfähigkeit. Sie erfüllt keine d_i-Anforderung. Hypothetisch gesehen gibt es keine niedrigeren d_i-Anforderungen, so dass die Person keine Probleme mit der d_i-Leistungsfähigkeit hat.

Bei der *Prognose* stellt die DUSOI auf Hilfen ab (Hilfsmittel/Assistenz). Dieser Ansatz ist für deutsche Verhältnisse zu grob. Um die Vergleichbarkeit mit Symptomen herzustellen, wird vorgeschlagen, für die Prognose die Skala für Symptome/Befunde analog zu verwenden. Dies ist möglich, wenn bei der Prognose auf die Situation am Ende des 6-Monatszeitraums nach der Untersuchung abgestellt wird (und nicht auf den Prozess in diesem Zeitraum). Die Prognose ist also die geschätzte Symptomatik am Ende des 6-Monatszeitraums nach der Untersuchung.

Hierbei sind zwei Fälle zu unterscheiden:

Fall A: Die Person hat zum Untersuchungszeitpunkt keine Probleme mit der betrachteten d_i-Leistungsfähigkeit (Score = 0 auf Symptomebene). Es werden aber am Ende des 6-Monatszeitraums Probleme aufgetreten sein (bei normaler medizinischer Betreuung aber ohne weitergehende Intervention, z.B. Rehabilitation). Fall A setzt voraus, dass das betrachtete d_i-Item mit dem Score 0 im Formblatt unter Symptome/Befunde eingetragen wird.

Fall B: Die Person hat zum Untersuchungszeitpunkt Probleme mit der d_i-Leistungsfähigkeit (Score > 0 auf Syptomebene). In diesem Fall ist das d_i-Item bereits unter Symptome/Befunde eingetragen.

Es wird vorgeschlagen, dass sich die Beurteilung der *Interventionsmöglichkeit* auf die d_i-Anforderung des betrachteten Anforderungsprofils bezieht. Hierdurch wird sicher gestellt, dass die Beurteilung konsistent bleibt. Erst wenn das Gesamtergebnis vorliegt, stellt sich die Frage, ob für die betrachtete Person ein anderes Anforderungsprofil geeigneter und in einem geänderten Kontext realisierbar ist. Die *Interventionsprognose* ist gut (Score = 2), wenn durch eine Intervention der Schweregrad des Problems der d_i-Leistungsfähigkeit im Hinblick auf Symptome, ggf. Komplikationen und Prognose (erwarteter Schweregrad des Problems nach 6 Monaten) nach fachlicher Einschätzung verringert wird. Als Operationalisierung kann mindestens ein Skalenwert herangezogen werden. Ohne Einbeziehung der Entwicklung des Krankheitsbildes der betrachteten Person können weder Prognose noch Interventionsmöglichkeit beurteilt werden.

Beispiel:

Im folgenden Beispiel wird ein Leistungsfähigkeitsprofil mit einem Anforderungsprofil in einem Ausschnitt gezeigt. Zentrale Anforderungen an die Leistungsfähigkeit sind hier Leitern besteigen und dabei Lasten tragen, Schreiben/Rechnen (Lieferscheine ausfüllen und Rechnungen prüfen) und mit Stress umgehen (wegen Arbeitsbelastung). Das Tragen von Lasten erscheint hier als Komplikation beim Steigen, wird also nicht gesondert als A/P-Kategorie aufgeführt. Die Probleme, die der Proband hat, können durch eine geeignete Intervention behoben werden, sodass der Proband für den Arbeitsplatz geeignet ist. In der folgenden Tabelle sind die Beurteilungen zusammengefasst.

A/P-Kategorie, Probleme bei	Symptome	Komplikationen	Prognose	Interventionsmöglichkeit	**Einzelschweregrad**
Steigen	2	3	2	2	56,25
Schreiben/Rechnen	1	0	0	0	6,25
mit Stress umgehen	1	0	0	1	12,50
Gesamtschweregrad: 59,7, entsprechend ICF: 3 (erhebliches Problem)					
Partialschweregrad: 15,0, entsprechend ICF: 1 (leichtes Problem)					

Der Gesamtschweregrad liegt zwischen 0 und 100 (Grenzen eingeschlossen) und kann in die Skalierung des allgemeinen Beurteilungsmerkmals der ICF umgerechnet werden. Für die Berechnung des Gesamtschweregrades ist die Verwendung eines geeigneten Rechenprogramms zweckmäßig.

Operationalisierung des allgemeinen Beurteilungsmerkmals

Der Partialschweregrad wird berechnet, indem das Hauptproblem außer Acht gelassen wird. Er liegt ebenfalls zwischen 0 und 100 und ist nie größer als der Gesamtschweregrad. Unterscheidet sich der Partialschweregrad erheblich vom Gesamtschweregrad, liegt im Wesentlichen ein Einzelproblem vor. Unterscheidet sich der Partialschweregrad nur wenig vom Gesamtschweregrad, liegt ein Mehrfachproblem vor.

Es kann vermutet werden, dass die Anwendung des DUSOI-Konzeptes zu einer Verringerung der Beurteilungsvariabilität zwischen Beurteilern führt, wenn das allgemeine Beurteilungsmerkmal der ICF verwendet wird. Hilfreich dürfte bereits sein, bei der Beurteilung die vier Dimensionen des DUSOI-Konzeptes gedanklich zu verwenden.

2.2.2 Berechnung der DUSOI-Schweregrade

Die Berechnung der DUSOI-Schweregrade (Parkerson, Schuntermann, Sattler, 1998) wird an dem oben angegebenen Beispiel durchgeführt.

Einzelschweregrad

Die Einzelschweregrade beziehen sich auf die einzelnen betrachteten A/P-Kategorien. Sie werden nach folgender Formel berechnet:

Einzelschweregrad = 100 × Summe der Einzelscores / 16.

So ist der Einzelschweregrad für „steigen" gleich 100 × (2+3+2+2) / 16 = 26,25.

Gesamtschweregrad

Der Gesamtschweregrad gibt den Schweregrad der Problematik des untersuchten Profils der Leistungsfähigkeiten an. D.h., er fasst die Einzelschweregrade der untersuchten A/P-Kategorien zu einem Schweregrad zusammen.

Die Formel, um den Gesamtschweregrad zu berechnen, lautet wie folgt:

$$\text{Gesamtschweregrad} = X_1 + [(100 - X_1)/100] \times [1/2\, X_2 + 1/4\, X_3 + \ldots + 1/2^{n-1}\, X_n]$$

Die Berechnung des Gesamtschweregrades erfolgt in mehreren Schritten:

Schritt a)

Zunächst werden die Einzelschweregrade absteigend nach ihrer Größe sortiert. Dabei sollen X_1 der größte Einzelschweregrad, X_2 der zweitgrößte und X_n der kleinste Einzelschweregrad sein. Es kann vorkommen, dass einige Einzelschweregrade gleich groß sind. In diesem Fall können diese Einzelschweregrade beliebig angeordnet werden. Sind z.B. der zweite und der dritte Einzelschweregrad gleich groß, dann ist es gleichgültig, welcher Schweregrad mit X_2 und welcher mit X_3 bezeichnet wird.

Für das Beispiel ist $X_1 = 56{,}25$, $X_2 = 12{,}50$ und $X_3 = 6{,}25$ (im Beispiel ist also n = 3).

Schritt b)

Nunmehr werden die X-Werte in die oben genannte Formel eingesetzt:

$$56{,}25 + [(100 - 56{,}25)/100] \times [1/2 \times 12{,}50 + 1/4 \times X3] =$$
$$56{,}25 + 0{,}4375 \times (6{,}25 + 1{,}5625) = 59{,}67$$

Der Gesamtschweregrad im Beispiel beträgt also 59,67. Da der Gesamtschweregrad so konstruiert ist, dass er zwischen 0 und 100 liegt (Grenzen eingeschlossen), kann er in das allgemeine Beurteilungsmerkmal der ICF transformiert werden, in diesem Fall auf den Wert 3 (erhebliches Problem).

Anzumerken ist, dass der größte Einzelschweregrad mit dem größten Gewicht in den Gesamtschweregrad eingeht. Die übrigen Einzelschweregrade gehen mit abnehmenden Gewichten ein. Diese Gewichte sind in Abhängigkeit vom Rang der Einzelschweregrade Potenzen von 1/2. Für die Praxis bedeutet dies, dass es nicht viel Sinn macht, sehr viele A/P-Kategorien zu verwenden. Werden z.B. 10 A/P-Kategorien dokumentiert, dann hat der kleinste Einzelschweregrad ein Gewicht von $1/2^9 = 1/512$. D.h., er hat praktisch keinen Einfluss mehr auf den Gesamtschweregrad. Es genügen als grobe Regel 5 oder 6 A/P-Kategorien. Diese sollten aber die Entscheidenden sein.

Partialschweregrad

Wie verändert sich der Gesamtschweregrad, wenn die A/P-Kategorie mit dem größten Einzelschweregrad unberücksichtigt bleibt? Diese Frage beantwortet der Partialschweregrad. Der Partialschweregrad gibt den Schweregrad der Problematik des untersuchten Profils der Leistungsfähigkeiten an, unter der Bedingung, dass die A/P-Kategorie mit dem größten Einzelschweregrad unberücksichtigt bleibt. Der Vergleich von Gesamtschweregrad und Partialschweregrad macht auf einen Blick deutlich, ob es sich im vorliegenden Fall um ein Einzelproblem der Leistungsfähigkeit oder um ein Mehrfachproblem handelt.

Der Partialschweregrad wird genauso berechnet wie der Gesamtschweregrad, mit der Ausnahme, dass X1 unberücksichtigt bleibt, X2 zum neuen X1, X3 zum neuen X2 usw. wird. Im Beispiel ist also nunmehr X1 = 12,50 und X2 = 6,25. Damit ist der

$$\text{Partialschweregrad} = 12{,}25 + [(100 - 12{,}25)/100] \times [1/2 \times 6{,}25] =$$
$$12{,}25 + 0{,}8775 \times 3{,}125 = 14{,}99$$

Übersetzt in das allgemeine Beurteilungsmerkmal der ICF bedeutet der Partialschweregrad von 15, dass nur noch ein leichtes Problem in der Leistungsfähigkeit übrig ist, wenn das Hauptproblem unberücksichtigt bleibt.

Literatur

Parkerson GR, Schuntermann MF, Sattler LL: Die DUKE-Checkliste für den Krankheitsschweregrad (DUSOI). Die Rehabilitation 37 (1998), I-XVI

World Health Organization (WHO): ICF-Checklist, Version 2.1a (2003). www.who.int

3. Umgang mit der Klassifikation der Aktivitäten und Teilhabe

Im Folgenden werden die Modelle für den Umgang mit der Klassifikation der Aktivitäten und Teilhabe, die im Anhang 3 der ICF vorgeschlagen werden, analysiert. Hierbei stehen zwei Fragen im Vordergrund:

1. Beziehung zwischen Leistung und Teilhabe,
2. Aufteilung der Klassifikation der Aktivitäten und Teilhabe in Aktivitätsdomänen (a-Domänen) und Teilhabedomänen (p-Domänen).

3.1 Beziehung zwischen Leistung und Teilhabe

Für Kategorien der Klassifikation der Aktivitäten und Teilhabe (A/P-Kategorien) gibt es zwei obligatorische Beurteilungsmerkmale: Beeinträchtigung der Leistung und Beeinträchtigung der Leistungsfähigkeit (ohne Hilfsmittel/Assistenz). In diesem Zusammenhang interessiert nur der Begriff der Leistung. Er ist in der ICF wie folgt definiert:

Eine Leistung ist die tatsächliche Durchführung einer Handlung oder Aufgabe in einem Lebensbereich unter realen Lebensbedingungen, insbesondere unter den gegenwärtigen Alltagsbedingungen der Person mit ihren bestehenden Förderfaktoren und Barrieren.

In der ICF ist der Begriff der Aktivität definiert als Durchführung einer Handlung oder Aufgabe durch eine Person und der Begriff der Teilhabe als Einbezogensein einer Person in einen Lebensbereich. Da der Begriff der Leistung auf die Durchführung einer Handlung oder Aufgabe abstellt, ist Leistung also eine tatsächliche Aktivität einer Person unter ihren gegenwärtigen Alltagsbedingungen. Damit ist klar, dass der Begriff der Leistung (und der der Leistungsfähigkeit) dem Aktivitätskonzept angehört und nicht dem Teilhabekonzept.

Allerdings haben Leistung und Teilhabe ein gemeinsames Element: die gegenwärtigen Alltagsbedingungen. Jede Leistung wird in einem Kontext erbracht und jede Teilhabe vollzieht sich in demselben Kontext. Daher lag es nahe, Leistung und Teilhabe in einen Zusammenhang zu bringen: Erbringt eine Person alle Leistungen in einem Lebensbereich, genau dann hat sie volle Teilhabe an diesem Lebensbereich. Dies ist eine Arbeitshypothese, die insbesondere der empirischen Überprüfung bedarf. Es kann sein, dass Leistung und Teilhabe in dem Sinn zusammenhängen, dass die Arbeitshypothese in den meisten Fällen zutrifft. Es ist dann zu analysieren, in welchen Fällen dies nicht gilt. Auf diese Weise kann die Arbeitshypothese modifiziert werden. In der ICF-Checkliste wird die Arbeitshypothese als gültig vorausgesetzt, denn in ihr werden Leistung und Teilhabe gleichgesetzt.

Kann eine Person, die keinerlei Leistungen erbringt, trotzdem in einem Lebensbereich vollständig teilhaben, z.B. eine Person im Wachkoma? Dies kann der Fall sein, wenn sie ernährt, gepflegt und medizinisch optimal versorgt wird (volle Teilhabe an d5: Selbstversorgung, vollständige Förderfaktoren im Bereich des Gesundheits- und Sozialwesens: e570: Dienste, Systeme und Handlungsgrundsätze der sozialen Sicherheit, e575: Dienste, Systeme und Handlungsgrundsätze der allgemeinen sozialen Unterstützung, e580: Dienste, Systeme und Handlungsgrundsätze des Gesundheitswesens). Dies kann als Voraussetzung für die vollständige Teilhabe an d940: Menschenrechte (Die nationalen und internationalen anerkannten Rechte zu genießen ...) angesehen werden. Entscheidend ist, dass Teilhabe nicht mit Leistung einhergehen muss. Das Beispiel zeigt, wie komplex das Thema ist.

Zusammenfassend ist festzustellen, dass

1. derzeit kein eigenständiges Beurteilungsmerkmal für Beeinträchtigungen der Teilhabe an Lebensbereichen zur Verfügung steht, und
2. Teilhabe nicht mit Leistung einhergehen muss.

3.2 Aufteilung der Klassifikation der Aktivitäten und Teilhabe in Aktivitätsdomänen (a-Domänen) und Teilhabedomänen (p-Domänen)

In der ICF werden vier Modelle für die Aufteilung der Domänen der Klassifikation der Aktivitäten und Teilhabe in Aktivitätsdomänen (a-Domänen) und Teilhabedomänen (p-Domänen) vorgeschlagen:

Modell 1: a-Domänen und p-Domänen schließen sich gegenseitig aus.
Modell 2: Es gibt a-Domänen und p-Domänen, die überlappen.
Modell 3: Detaillierte Kategorien werden als Aktivitäten und allgemeine Kategorien als Teilhabe interpretiert, wobei Überlappungen möglich sind.
Modell 4: Alle Kategorien der Klassifikation der Aktivitäten und Teilhabe werden sowohl als a-Kategorien als auch als p-Kategorien interpretiert.

Modell 1: a-Domänen und p-Domänen schließen sich gegenseitig aus

Dieses Modell könnte z.B. so aussehen:

a-Domänen	p-Domänen
a1 Lernen und Wissensanwendung **a2** Allgemeine Aufgaben und Anforderungen **a3** Kommunikation **a4** Mobilität	**p5** Selbstversorgung **p6** Häusliches Leben **p7** Interpersonelle Interaktionen und Beziehungen **p8** Bedeutende Lebensbereiche **p9** Gemeinschafts-, soziales und staatsbürgerliches Leben

Im ICF Australian User Guide (Version 1.0, 2003) des Australian Institute of Health and Welfare AIHW) wird festgestellt, dass „Work along similar lines was undertaken by the Canadian Institute for Health Information on behalf of the North American Collaborating Centre (NACC). Several options for splitting the domains were suggested, but the NACC has not adopted a particular split of the domains. Option (a)[11] has been impossible to achieve over several years of testing. Although it is possible for individual users, it is not possible across different fields." (S. 36).

Mit anderen Worten, Modell 1 hat sich bisher als ungeeignet erwiesen.

Auf S. 38 wird allerdings Folgendes festgestellt: „The Australian Collaborating Centre is not able at this stage to recommend a split of the domains for general use; that is, it is not able to recommend option (a) as a general solution to delineating Activities and Participation. Option (a) may nevertheless be suitable for specific applications, where users can obtain agreement among stakeholders on a suitable split of the domains, consistent with the ICF definitions."

Für die Beurteilungsmerkmale wird im Anhang 3 der ICF Folgendes festgestellt:

„Wenn das Beurteilungsmerkmal für Leistung verwendet wird, ist die Kategorie, unabhängig davon, ob es sich um ein Aktivitäts- oder Teilhabe-Item handelt, im Sinne des Leistungs-Konstruktes zu interpretieren. Wenn das Beurteilungsmerkmal für Leistungsfähigkeit verwendet wird, ist die Kategorie, wiederum unabhängig davon, ob es sich um ein Aktivitäts- oder Partizipations-Item handelt, im Sinne des Konstruktes der Leistungsfähigkeit zu interpretieren."

Unabhängig davon, ob es sich um Kategorien der a-Domänen oder der p-Domänen handelt, können nur die Beurteilungsmerkmale der Leistung und der Leistungsfähigkeit des Aktivitätskonzeptes verwendet werden. Was diese Beurteilungsmerkmale im Teilhabekonzept bedeuten, ist völlig unklar.

Wenn dieses Modell in Deutschland angewendet würde, hätte dies möglicherweise Konsequenzen für die Rehabilitation. Nach SGB IX können Reha-Leistungen nur dann gewährt werden, wenn die Teilhabe in einem Lebensbereich gefährdet oder gemindert ist. Sind z.B. bei einer Person nach einer Operation wegen Kehlkopfkrebs Kategorien der Kommunikation betroffen, dann hätte diese Person schon deshalb keinen Anspruch auf Rehabilitation, weil „Kommunikation" keine p-Domäne ist (vorausgesetzt, dass keine p-Domäne betroffen ist). Die Aufteilung in a-Domänen und p-Domänen könnte also als Steuerungsinstrument für rehabilitative Leistungen eingesetzt werden.

---

[11] Option (a) ist Modell 1

Modell 2: Es gibt a-Domänen und p-Domänen, die überlappen

Dieses Modell könnte z.B. so aussehen:

a-Domänen		p-Domänen	
a1	Lernen und Wissensanwendung		
a2	Allgemeine Aufgaben und Anforderungen		
a3	Kommunikation	p3	Kommunikation
a4	Mobilität	p4	Mobilität
a5	Selbstversorgung	p5	Selbstversorgung
a6	Häusliches Leben	p6	Häusliches Leben
		p7	Interpersonelle Interaktionen und Beziehungen
		p8	Hauptlebensbereiche
		p9	Gemeinschafts-, soziales und staatsbürgerliches Leben

Zu dieser Option wird im Anhang 3 der ICF Folgendes festgestellt: „Mit dieser Option ist es möglich, einen Satz von Kategorien gleichzeitig als Aktivitäts- und Partizipations-Items zu interpretieren; es wird also angenommen, dass bezüglich der selben Kategorie eine individuelle (d.h. als eine Aufgabe oder Handlung eines Individuums) und eine gesellschaftliche (d.h. als Einbezogensein in Lebenssituationen) Interpretation möglich ist."

Diese unterschiedlichen Interpretationsmöglichkeiten können mit den Kodierungen jedoch nicht genutzt werden; denn es wird Folgendes festgelegt: „Bei dieser Struktur gibt es eine Einschränkung bezüglich der Kodierung der Kategorien. Es kann nicht möglich sein, dass eine Kategorie im Bereich der Überlappung verschiedene Werte für das gleiche Beurteilungsmerkmal hat (entweder als erstes Beurteilungsmerkmal für Leistung oder als zweites Beurteilungsmerkmal für Leistungsfähigkeit)." Und weiter: „Ein Anwender oder eine Anwenderin, die diese Option wählt, geht davon aus, dass die Kodes im Überlappungsbereich etwas anderes bedeuten, wenn sie als Aktivitäten und nicht als Partizipation [Teilhabe] oder umgekehrt kodiert werden. Dennoch kann für das spezifizierte Beurteilungsmerkmal nur ein Kode in die Informationsmatrix eingetragen werden."

Dies bedeutet praktisch:

1. Für alle Kategorien der a-Domänen sind die Beurteilungsmerkmale für Beeinträchtigung der Leistung (erstes Beurteilungsmerkmal) und für Beeinträchtigung der Leistungsfähigkeit (zweites Beurteilungsmerkmal) definiert. Die allgemeine Kodierungform für eine beliebige a-Kategorie axxx ist axxx.yz, wobei y die Ausprägung des ersten Beurteilungsmerkmals und z die Ausprägung des zweiten Beurteilungsmerkmals ist.

2. Die Kodierung der beiden Beurteilungsmerkmale bei einer p-Kategorie im Überlappungsbereich darf nicht von der Kodierung der Beurteilungsmerkmale der

entsprechenden a-Kategorie abweichen. D.h., .yz ist für axxx und pxxx im Überlappungsbereich gleich. Hierbei ist wieder völlig unklar, wie pxxx.yz zu interpretieren ist.

3. Für die Kodierung der beiden Beurteilungsmerkmale bei Kategorien der nicht überlappenden p-Domänen treten die selben Probleme wie bei Modell 1 auf.

Auf Grund der in Australien gemachten Erfahrungen während der Testphase des Entwurfs der ICF kommt das AIHW (ICF User Guide, S. 30) zu dem Schluss, dass das Modell 2 und Modell 4 (s.u.) die nützlichsten Konzepte seien. Es wird allerdings bezüglich der Beurteilungsmerkmale (qualifiers) festgestellt, dass „the 'generic qualifier' must be translated into suitable language for Activities and Participation separately, and/or additional qualifiers must be provided, such as a qualifier for participation, indicating 'involvement in life situations'". Hierzu werden auch vorläufige Vorschläge gemacht.

Modell 3: Detaillierte Kategorien werden als Aktivitäten und allgemeine Kategorien als Teilhabe interpretiert, wobei Überlappungen möglich sind.

Hierzu wird im Anhang 3 der ICF Folgendes ausgeführt: „Ein anderer Zugang zur Verwendung der Definitionen von Aktivitäten und Partizipation [Teilhabe] ist die Beschränkung der Verwendung von Partizipation [Teilhabe] auf die allgemeinen und breiteren Kategorien einer Domäne (z.B. auf der ersten Gliederungsebene der Kategorien wie der Kapitelüberschriften) und weist die detaillierteren Kategorien den Aktivitäten zu (z.B. die dritte und vierte Gliederungsebene). Diese Option trennt Kategorien in einigen oder allen Domänen bezüglich der Unterscheidung in allgemein vs. detailliert. Dabei kann der Anwender oder die Anwenderin einige Domänen auch ganz (d.h. alle Gliederungsebenen) als Aktivitäten oder ganz als Partizipation [Teilhabe] interpretieren.

Zum Beispiel kann d4550 „Krabbeln" als Aktivität interpretiert und d455 „Sich auf andere Weise fortbewegen" als Partizipation [Teilhabe] angesehen werden.

Es gibt zwei Möglichkeiten im Umgang mit dieser Option: (a) es gibt keine Überlappungen; d.h. wenn ein Item eine Aktivität ist, ist es keine Partizipation [Teilhabe]; oder (b) es gibt Überlappungen, da einige Anwender oder Anwenderinnen möglicherweise die gesamte Liste für Aktivitäten oder die allgemeinen Überschriften der Kapitel für Partizipation [Teilhabe] verwenden.

Zu diesem Modell stellt das AIHW (ICF User Guide, S. 31) nur kurz fest: „Option (c) appears to be untried, and at this stage this User Guide contains no advice on its use." Dieses Modell kompliziert die Dinge eher und es gibt keinen Hinweis auf eine Lösung des Problems der Beurteilungsmerkmale.

Modell 4: Alle Kategorien der Klassifikation der Aktivitäten und Teilhabe werden sowohl als a-Kategorien als auch als p-Kategorien interpretiert

Dieses Modell ist ein Spezialfall des Modells 2. Jede Kategorie der Klassifikation der Aktivitäten und Teilhabe kann als a-Kategorie und als p-Kategorie interpretiert werden. Folglich ist:

a-Domänen		p-Domänen	
a1	Lernen und Wissensanwendung	p1	Lernen und Wissensanwendung
a2	Allgemeine Aufgaben und Anforderungen	p2	Allgemeine Aufgaben und Anforderungen
a3	Kommunikation	p3	Kommunikation
a4	Mobilität	p4	Mobilität
a5	Selbstversorgung	p5	Selbstversorgung
a6	Häusliches Leben	p6	Häusliches Leben
a7	Interpersonelle Interaktionen und Beziehungen	p7	Interpersonelle Interaktionen und Beziehungen
a8	Bedeutende Lebensbereiche	p8	Bedeutende Lebensbereiche
a9	Gemeinschafts-, soziales und staatsbürgerliches Leben	p9	Gemeinschafts-, soziales und staatsbürgerliches Leben

Hierzu wird im Anhang 3 der ICF ausgeführt: „Gemäß dieser Option können alle Domänen der Aktivitäten und Partizipation [Teilhabe] sowohl als Aktivitäten als auch als Partizipation [Teilhabe] betrachtet werden. Jede Kategorie kann als individuelle Funktionsfähigkeit (Aktivität) und als gesellschaftliche Funktionsfähigkeit (Partizipation [Teilhabe]) interpretiert werden." Dieses Modell lässt alle Freiheiten und es ist das einzige Modell, bei dem alle Kategorien der Klassifikation der Aktivitäten und Teilhabe mit den Beurteilungsmerkmalen der Leistung und Leistungsfähigkeit versehen werden können, allerdings nur im Sinn des Aktivitätskonzeptes. Wird eine Kategorie als p-Kategorie interpretiert, bleiben die Probleme der Beurteilungsmerkmale bestehen. Modell 4 wird auch in der ICF-Checkliste verwendet.

3.3 Forschungsbedarf

Die genannten Optionen oder Modelle sind vorläufiger Art. Für die Weiterentwicklung führt die WHO aus: „Es wird erwartet, dass mit der Anwendung der ICF und der Generierung empirischer Daten geklärt werden kann, welche der oben genannten Optionen von welchen Anwendern oder Anwenderinnen bevorzugt wird. Empirische Forschung wird auch zu einer genaueren Operationalisierung der Konzepte von Aktivitäten und Partizipation [Teilhabe] führen. In den kommenden Jahren werden Daten und Erfahrungen zur Verwendung dieser Konzepte in den verschiedensten Bereichen, in verschiedenen Ländern und für verschiedene Zwecke gesammelt werden und zur Weiterentwicklung und Überarbeitung dieses Schemas führen."

Das wichtigste Problem, das es zu lösen gilt, besteht in einer Erweiterung der Informationsmatrix auf das Teilhabekonzept. Konkret bedeutet dies, Beurteilungsmerkmale für p-Kategorien zu entwickeln. Ein erster Vorschlag hierzu wird in der ICF gemacht, der sich auf die Lebensqualität der betrachteten Person bezieht. Dies kann als ein Schritt in Richtung der Einbeziehung des Aspektes der subjektiven Erfahrung des Teilhabekonzeptes betrachtet werden. Einen ähnlichen Ansatz erprobt das AIHW (ICF User Guide, S. 75) mit dem Merkmal „Satisfaction with participation" (judged by consumer, with advocate if necessary) in relation to duration, frequency, manner or outcome. Dieses Merkmal hat die Werte:

1. High satisfaction with participation
2. Moderate satisfaction with participation
3. Moderate dissatisfaction with participation
4. Extreme dissatisfaction with participation
5. No participation
6. No participation and none desired

Darüber hinaus ist zu fragen, wie der Aspekt der Menschenrechte des Teilhabekonzepts mit seinen Fragestellungen über ein Beurteilungsmerkmal operationalisiert werden kann. Dieser Aspekt umfasst auch das Sozialrecht. Ein solches Beurteilungsmerkmal ist für Deutschland besonders wichtig, weil z.B. nach SGB IX Leistungen zur Teilhabe nur dann gewährt werden können, wenn die Teilhabe der betroffenen Person an einem Lebensbereich bedroht oder bereits gemindert ist.

Literatur

Australian Institute of Health and Welfare (AIHW): ICF Australian User Guide, version 1.0, Disability Series, AIHW cat. no. DIS 33, Canberra, 2003. download (Stand 30.06.2005): www.aihw.gov.au/publications

ICF-Checkliste

Version 2.1a, medizinisches Formblatt

für die Internationale Klassifikation der Funktionsfähigkeit, Behinderung und Gesundheit

Diese Checkliste beinhaltet die zentralen Kategorien der Internationalen Klassifikation der Funktionsfähigkeit, Behinderung und Gesundheit (ICF) der Weltgesundheitsorganisation. Die ICF-Checkliste ist ein praktisches Instrument, um Informationen über die Funktionsfähigkeit und Behinderung einer Person zu gewinnen und zu dokumentieren. Diese Informationen können für Fallbeschreibungen zusammengefasst werden (z.B. in der medizinischen Praxis oder in der Sozialarbeit). Die Checkliste sollte zusammen mit der ICF Kurz- oder Vollversion verwendet werden.

H 1. Benutzen Sie beim Ausfüllen der Checkliste alle verfügbaren Informationen. Bitte geben Sie an, welche verwendet wurden:

[1] Aufzeichnungen   [2] Info vom Patienten   [3] Info von anderen   [4] direkte Beobachtung

Sind keine medizinischen und diagnostischen Informationen verfügbar, soll der Anhang 1: Kurze Gesundheitsinformation, der vom Patienten ausgefüllt werden kann, ergänzend verwendet werden.

H 2. Datum __ __ / __ __ / __ __   **H 3. Fallnummer ID** __ __ , __ __ __ __ , __ __   **H 4. Interviewernummer** __ __ ,
            Tag Monat Jahr

A. ANGABEN ZUR PERSON

A.1 NAME *(optional)*   Vorname _____   Familienname _____

A.2 GESCHLECHT   (1) [˙] Weiblich   (2) [ ] Männlich

A.3 GEBURTSTAG __ __ / __ __ / __ __   *(Tag/Monat/Jahr)*

A.4 ADRESSE *(optional)*

A.5 JAHRE DER OFFIZIELLEN BILDUNG *(Schule/Ausbildung/Studium)* _ / _

A.6 DERZEITIGER FAMILIENSTAND: *(nur den passendsten ankreuzen)*

(1) ledig   [ ]   (4) geschieden   [ ]
(2) z.Z. verheiratet   [ ]   (5) verwitwet   [ ]
(3) getrennt lebend   [ ]   (6) zusammen lebend   [ ]

A.7 DERZEITIGER BERUF *(nur den wahrscheinlichsten prüfen)*

(1) Bezahlte Arbeit   [ ]   (6) Rentner   [ ]
(2) Selbstständig   [ ]   (7) Erwerbslos (gesundheitlicher Grund) [ ]
(3) Nicht bezahlte Arbeit (z.B. ehrenamtlich) [ ] (8) Erwerbslos (anderer Grund)   [ ]
(4) Student   [ ]   (9) Anderes   [ ]
(5) Hausfrau/Hausmann   [ ]   *(bitte angeben)* _____

A.8 MEDIZINISCHE DIAGNOSEN von bestehenden Gesundheitsproblemen, wenn möglich ICD-Code angeben

1. Gegenwärtig kein Gesundheitsproblem
2. ……………………..   ICD Code: __ . __ . __ . __ . __
3. ……………………..   ICD Code: __ . __ . __ . __ . __
4. ……………………..   ICD Code: __ . __ . __ . __ . __
5. Ein Gesundheitsproblem (Krankheit, Gesundheitsstörung, Verletzung) liegt vor, jedoch sind die Art oder der ICD-Code unbekannt.

ICF-Checkliste

Teil 1a: Schädigungen der Körperfunktionen

- Körperfunktionen sind die physiologischen Funktionen von Körpersystemen (einschließlich psychische Funktionen).

- Schädigungen sind Beeinträchtigungen einer Körperfunktion im Sinn einer wesentlichen Abweichung oder eines Verlustes.

Erstes Beurteilungsmerkmal: *Ausmaß der Schädigung*

0 Keine Schädigung heißt, dass die Person kein Problem hat

1 Leichte Schädigung heißt, dass ein Problem weniger als 25 % der Zeit mit einer Intensität vorliegt, die die Person tolerieren kann und das in den letzten 30 Tagen selten auftrat

2 mäßige Schädigung heißt, dass ein Problem weniger als 50 % der Zeit mit einer Intensität vorliegt, die die Person in ihrer täglichen Lebensführung stört und das in den letzten 30 Tagen gelegentlich auftrat

3 erhebliche Schädigung heißt, dass ein Problem mehr als 50 % der Zeit mit einer Intensität vorliegt, die die tägliche Lebensführung der Person teilweise unterbricht und das in den letzten 30 Tagen häufig auftrat

4 vollständige Schädigung heißt, dass ein Problem mehr als 95 % der Zeit mit einer Intensität vorliegt, die die tägliche Lebensführung der Person vollständig unterbricht und das täglich in den letzten 30 Tagen auftrat

8 Nicht spezifiziert heißt, dass die Informationen unzureichend sind, um einen Schweregrad anzugeben

9 Nicht anwendbar heißt, dass die Angabe eines Kodes unangebracht ist (z.B. b650 Menstruationsfunktionen bei Frauen in der Prämenstruationsphase oder Post-Menopause)

Kurzliste der Körperfunktionen	Erstes Beurteilungsmerkmal (Ausmaß der Schädigung)
b1. MENTALE FUNKTIONEN	
b110 Funktionen des Bewusstseins	
b114 Funktionen der Orientierung *(Zeit, Raum, Person)*	
b117 Funktionen der Intelligenz *(inkl. Retardierung, Demenz)*	
b130 Funktionen der psychischen Energie und des Antriebs	
b134 Funktionen des Schlafes	
b140 Funktionen der Aufmerksamkeit	
b144 Funktionen des Gedächtnisses	
b152 Emotionale Funktionen	
b156 Funktionen der Wahrnehmung	
b164 Höhere kognitive Funktionen	
b167 kognitiv-sprachliche Funktionen	
b2. SINNESFUNKTIONEN UND SCHMERZ	
b210 Funktionen des Sehens (Sehsinn)	
b230 Funktionen des Hörens (Hörsinn)	
b235 Vestibuläre Funktionen *(inkl. Gleichgewichtssinn)*	
b280 Schmerz	
b3. STIMM- UND SPRECHFUNKTIONEN	
b310 Funktionen der Stimme	
b410 Herzfunktionen	
b420 Blutdruckfunktionen (arteriell)	
b430 Funktionen des hämatologischen Systems *(Blut)*	
b435 Funktionen des Immunsystems *(Allergien, Hypersensibilität)*	
b440 Atmungsfunktionen	

Kurzliste der Körperfunktionen	Erstes Beurteilungsmerkmal (Ausmaß der Schädigung)
b5. FUNKTIONEN DES VERDAUUNGS-, DES STOFFWECHSEL- UND DES ENDOKRINEN SYSTEMS	
b515 Verdauungsfunktionen	
b525 Defäkationsfunktionen	
b530 Funktionen der Aufrechterhaltung des Körpergewichts	
b555 Funktionen der endokrinen Drüsen *(hormonelle Veränderungen)*	
b6. UROGENITALE UND REPRODUKTIVE FUNKTIONEN	
b620 Miktionsfunktionen *(Blasenentleerung)*	
b640 Sexuelle Funktionen	
b7. NEUROMUSKULOSKELETALE UND BEWEGUNGSBEZOGENE FUNKTIONEN	
b710 Funktionen der Gelenkbeweglichkeit	
b730 Funktionen der Muskelkraft	
b735 Funktionen der Muskeltonus	
b765 Funktionen der unwillkürlichen Bewegungen	
b8. FUNKTIONEN DER HAUT UND DER HAUTANHANGSGEBILDE	
ANDERE KÖRPERFUNKTIONEN	

Teil 1b: Schädigungen der Körperstrukturen

- Körperstrukturen sind anatomische Teile des Körpers, wie Organe, Gliedmaßen und ihre Bestandteile.
- Schädigungen sind Beeinträchtigungen der Struktur im Sinn einer wesentlichen Abweichung oder eines Verlustes.

Erstes Beurteilungsmerkmal (Ausmaß der Schädigung)	Zweites Beurteilungsmerkmal (Art der Veränderung)
0 **Keine Schädigung** heißt, dass die Person kein Problem hat	0 keine Strukturveränderung
1 **Leichte Schädigung** heißt, dass ein Problem weniger als 25 % der Zeit mit einer Intensität vorliegt, die die Person tolerieren kann und das in den letzten 30 Tagen selten auftrat	1 totale Abwesenheit
	2 teilweise Abwesenheit
	3 zusätzlicher Bereich
	4 abweichende Dimensionen
2 **mäßige Schädigung** heißt, dass ein Problem weniger als 50 % der Zeit mit einer Intensität vorliegt, die die Person in ihrer täglichen Lebensführung stört und das in den letzten 30 Tagen gelegentlich auftrat	5 Diskontinuität
	6 abweichende Position
	7 qualitative Veränderungen in der Struktur, inklusive Ansammlung von Flüssigkeit
3 **erhebliche Schädigung** heißt, dass ein Problem mehr als 50 % der Zeit mit einer Intensität vorliegt, die die tägliche Lebensführung der Person teilweise unterbricht und das in den letzten 30 Tagen häufig auftrat	8 nicht spezifiziert
	9 nicht anwendbar
4 **vollständige Schädigung** heißt, dass ein Problem mehr als 95 % der Zeit mit einer Intensität vorliegt, die die tägliche Lebensführung der Person vollständig unterbricht und das täglich in den letzten 30 Tagen auftrat	
8 **Nicht spezifiziert** heißt, dass die Informationen unzureichend sind, um einen Schweregrad anzugeben	
9 **Nicht anwendbar** heißt, dass die Angabe eines Kodes unangebracht ist (z.B. b650 Menstruationsfunktionen bei Frauen in der Prämenstruationsphase oder Post-Menopause)	

ICF-Checkliste

Kurzliste der Körperstrukturen	Erstes Beurteilungsmerkmal (Ausmaß der Schädigung)	Zweites Beurteilungsmerkmal (Art der Veränderung)
s1. STRUKTUR DES NERVENSYSTEMS		
s110 Struktur des Gehirns		
s120 Struktur des Rückenmarks und mit ihr im Zusammenhang stehende Strukturen		
s2. DAS AUGE, DAS OHR UND MIT DIESEN IM ZUSAMMENHANG STEHENDE STRUKTUREN		
s3. STRUKTUREN, DIE AN DER STIMME UND DEM SPRECHEN BETEILIGT SIND		
s4. STRUKTUREN DES KARDIOVASKULÄREN, DES HÄMATOLOGISCHEN, DES IMMUN- UND DES ATMUNGSYSTEMS		
s410 Struktur des kardiovaskulären Systems		
s430 Struktur des Atmungssystems		
s5. MIT DEM VERDAUUNGS-, STOFFWECHSEL- UND ENDOKRINEN SYSTEM IM ZUSAMMENHANG STEHENDE STRUKTUREN		
s6. STRUKTUREN DES UROGENITALSYSTEMS UND DES REPRODUKTIVEN SYSTEMS		
s610 Struktur der ableitenden Harnwege		
s630 Struktur der Geschlechtsorgane		
s7. MIT DER BEWEGUNG IM ZUSAMMENHANG STEHENDE STRUKTUREN		
s710 Struktur der Kopf- und Halsregion		
s720 Struktur der Schulterregion		
s730 Struktur der oberen Extremitäten (*Arm, Hand*)		
s740 Struktur der Beckenregion		
s750 Struktur der unteren Extremitäten (*Bein, Fuß*)		
s760 Struktur des Rumpfes		
s8. STRUKTUREN DER HAUT UND HAUTANHANGSGEBILDE		
ANDERE KÖRPERSTRUKTUREN		

Teil 2: Beeinträchtigungen der Aktivität und Beeinträchtigung der Teilhabe

Mit dieser Liste werden entweder Beeinträchtigungen in der Aktivität oder Beeinträchtigungen in der Teilhabe aufgezeichnet.

- *Eine <u>Aktivität</u> bezeichnet die Durchführung einer Aufgabe oder Handlung durch eine Person. <u>Teilhabe</u> ist das Einbezogensein einer Person in einen Lebensbereich bzw. einer Lebenssituation.*

- *Eine <u>Beeinträchtigung einer Aktivität</u> ist eine Schwierigkeit, die eine Person haben kann, Aktivitäten auszuführen. <u>Beeinträchtigung der Teilhabe</u> ist ein Problem, das eine Person beim Einbezogensein in einen Lebensbereich bzw. einer Lebenssituation haben kann.*

<u>Das Beurteilungsmerkmal „Leistung"</u> gibt das Ausmaß einer Beeinträchtigung der Teilhabe einer Person an, indem die tatsächliche Leistung der Person bezüglich einer Aufgabe oder Handlung in ihrer gegenwärtigen Umwelt beschrieben wird. Weil die gegenwärtige Umwelt den sozialen Kontext einbringt, kann Leistung auch als „Einbezogensein in einem Lebensbereich bzw. einer Lebenssituation" oder als „erlebte Erfahrung" der Menschen in ihrem aktuellen Kontext verstanden werden, in dem sie leben. Dieser Kontext beinhaltet die Umweltfaktoren – alle Aspekte der materiellen, sozialen und einstellungsbezogenen Welt, die kodiert werden können durch die Verwendung der Umweltfaktoren. Das Beurteilungsmerkmal „Leistung" misst die Schwierigkeit, die die betrachtete Person bei der Ausführung von Dingen erlebt, unter der Annahme, dass die Person diese tun möchte.

<u>Das Beurteilungsmerkmal „Leistungsfähigkeit"</u> gibt das Ausmaß einer Beeinträchtigung einer Aktivität einer Person an, indem die Fähigkeit der Person beschrieben wird, eine Aufgabe oder Handlung durchzuführen. Das Beurteilungsmerkmal „Leistungsfähigkeit" fokussiert auf Beeinträchtigungen, die inhärente oder intrinsische Merkmale einer Person sind. Diese Beeinträchtigungen sollen unmittelbare Manifestationen des Gesundheitszustandes der betrachteten Person sein, ohne Hilfsmittel und/oder Assistenz. Hierunter verstehen wir die Hilfe anderer Personen oder Hilfen, die angepasste oder speziell hergestellte Werkzeuge oder Fahrzeuge oder irgendeine Art der Modifikation eines Raumes, der Wohnung, des Arbeitsplatzes usw. leisten. Das Niveau der Leistungsfähigkeit sollte im Hinblick auf das Niveau der Leistungsfähigkeit, das normalerweise von der Person erwartet wird, beurteilt werden, oder im Hinblick auf die Leistungsfähigkeit der Person, bevor sie das Gesundheitsproblem bekam.

Anmerkung: Benutzen Sie den Anhang 2 der ICF, wenn Sie weitere Informationen zu Aktivitäten und Teilhabe einer Person benötigen.

ICF-Checkliste

Erstes Beurteilungsmerkmal (Leistung)	Zweites Beurteilungsmerkmal (Leistungsfähigkeit ohne Hilfsmittel/Assistenz)
Ausmaß der Beeinträchtigung der Teilhabe	*Ausmaß der Beeinträchtigung der Aktivität*
0 **Keine Beeinträchtigung** heißt, dass die Person kein Problem hat	
1 **Leichte Beeinträchtigung** heißt, dass ein Problem weniger als 25 % der Zeit mit einer Intensität vorliegt, die die Person tolerieren kann und das in den letzten 30 Tagen selten auftrat	
2 **Mäßige Beeinträchtigung** heißt, dass ein Problem weniger als 50 % der Zeit mit einer Intensität vorliegt, die die Person in ihrer täglichen Lebensführung stört und das in den letzten 30 Tagen gelegentlich auftrat	
3 **Erhebliche Beeinträchtigung** heißt, dass ein Problem mehr als 50 % der Zeit mit einer Intensität vorliegt, die die tägliche Lebensführung der Person teilweise unterbricht und das in den letzten 30 Tagen häufig auftrat	
4 **Vollständige Beeinträchtigung** heißt, dass ein Problem mehr als 95 % der Zeit mit einer Intensität vorliegt, die die tägliche Lebensführung der Person vollständig unterbricht und das täglich in den letzten 30 Tagen auftrat	
8 **Nicht spezifiziert** heißt, dass die Informationen unzureichend sind, um einen Schweregrad anzugeben	
9 **Nicht anwendbar** heißt, dass die Angabe eines Kodes unangebracht ist (z.B. b650 Menstruationsfunktionen bei Frauen in der Prämenstruationsphase oder Post-Menopause)	

Kurzliste der A & P Domänen	Erstes Beurteilungsmerkmal (Leistung)	Zweites Beurteilungsmerkmal (Leistungsfähigkeit)
d1. LERNEN UND WISSENSANWENDUNG		
d110 Zuschauen		
d115 Zuhören		
d140 Lesen lernen		
d145 Schreiben lernen		
d150 Rechnen lernen *(Arithmetik)*		
d175 Probleme lösen		
d2. ALLGEMEINE AUFGABEN UND ANFORDERUNGEN		

Kurzliste der A & P Domänen	Erstes Beurteilungs- merkmal (Leistung)	Zweites Beurteilungs- merkmal (Leistungs- fähigkeit)
d210 Eine Einzelaufgabe übernehmen		
d220 Mehrfachaufgaben übernehmen		
d3. KOMMUNIKATION		
d310 Kommunizieren als Empfänger gesprochener Mitteilungen		
d315 Kommunizieren als Empfänger non-verbaler Mitteilungen		
d330 Sprechen		
d335 Non-verbale Mitteilungen produzieren		
d350 Konversation		
d4. MOBILITÄT		
d430 Gegenstände anheben und tragen		
d440 Feinmotorischer Handgebrauch (*aufnehmen, greifen*)		
d450 Gehen		
d465 Sich unter Verwendung von Geräten/Ausrüs- tung fortbewegen (*Rollstuhl, Rollschuh usw.*)		
d470 Transportmittel benutzen (*Auto, Bus, Zug, Flug- zeug usw.*)		
d475 Ein Fahrzeug fahren (*Fahrrad fahren, Motorrad fahren, KFZ fahren, reiten von Tieren, etc.*)		
d5. SELBSTVERSORGUNG		
d510 Sich waschen (*Baden, abtrocknen, Hände waschen usw.*)		
d520 Seine Körperteile pflegen (*Zähne putzen, rasieren usw.*)		

ICF-Checkliste

Kurzliste der A & P Domänen	Erstes Beurteilungsmerkmal (Leistung)	Zweites Beurteilungsmerkmal (Leistungsfähigkeit)
d530 Die Toilette benutzen		
d540 Sich kleiden		
d550 Essen		
d560 Trinken		
d570 Auf seine Gesundheit achten		
d6. HAUSHALT		
d620 Waren und Dienstleistungen des täglichen Bedarfs beschaffen *(einkaufen, etc.)*		
d630 Mahlzeiten vorbereiten *(inkl. Planung, Organisation, Vorbereitung)*		
d640 Hausarbeiten erledigen *(putzen, waschen, bügeln usw.)*		
d660 Anderen helfen		
d7. INTERPERSONLLE INTERAKTIONEN UND BEZIEHUNGEN		
d710 Elementare interpersonelle Aktivitäten		
d720 Komplexe interpersonelle Aktivitäten		
d730 Mit Fremden umgehen		
d740 Formelle Beziehungen		
d750 Informelle soziale Beziehungen		
d760 Familienbeziehungen		
d770 Intime Beziehungen		
d8. BEDEUTENDE LEBENSBEREICHE		
d810 Informelle Bildung/Ausbildung		

Kurzliste der A & P Domänen	Erstes Beurteilungsmerkmal (Leistung)	Zweites Beurteilungsmerkmal (Leistungsfähigkeit)
d820 Schulbildung		
d830 Höhere Bildung und Ausbildung		
d850 Bezahlte Tätigkeit		
d860 Elementare wirtschaftliche Transaktionen		
d870 Wirtschaftliche Eigenständigkeit		
d9. GEMEINSCHAFTS-, SOZIALES- UND STAATSBÜRGERLICHES LEBEN		
d910 Gemeinschaftsleben		
d920 Erholung und Freizeit		
d930 Religion und Spiritualität		
d940 Menschenrechte		
d950 Politisches und Staatsbürgerschaft		
ANDERE AKTIVITÄTEN UND TEILHABE		

ICF-Checkliste

Teil 3: Umweltfaktoren

- _Umweltfaktoren_ beziehen sich auf die physikalische, soziale und einstellungsbezogene Umwelt, in der die Menschen ihr Leben gestalten.

Beurteilungsmerkmal der Umwelt: Barriere oder Förderfaktor

0	keine Barriere	**0**	kein Förderfaktor
1	leichte Barriere	**+1**	leichter Förderfaktor
2	mäßige Barriere	**+2**	mäßiger Förderfaktor
3	erhebliche Barriere	**+3**	erheblicher Förderfaktor
4	vollständiges Barriere	**+4**	vollständiger Förderfaktor

Kurzliste der Umweltfaktoren	Beurteilungsmerkmal Barriere oder Förderfaktor
e1. ERZEUGNISSE UND TECHNOLOGIEN	
e110 Produkte und Substanzen für den persönlichen Verbrauch _(Nahrung, Medizin)_	
e115 Produkte und Technologien zum persönlichen Gebrauch im täglichen Leben	
e120 Produkte und Technologien zur persönlichen Mobilität drinnen und draußen und zum Transport _(Transportmittel)_	
e125 Produkte und Technologien zur Kommunikation	
e150 Entwurf, Konstruktion sowie Bauprodukte und Technologien von öffentlichen Gebäuden	
e155 Entwurf, Konstruktion sowie Bauprodukte und Technologien von privaten Gebäuden	
e2. NATÜRLICHE UND VOM MENSCHEN VERÄNDERTE UMWELT	
e225 Klima _(z.B. Temperatur und Feuchtigkeit)_	
e240 Licht _(z.B. Tageslicht und künstliches Licht)_	
e250 Laute und Geräusche	
e3. UNTERSTÜTZUNG UND BEZIEHUNGEN	
e310 Engster Familienkreis	
e320 Freunde	

Kurzliste der Umweltfaktoren	Beurteilungs-merkmal Barriere oder Förderfaktor
e325 Bekannte, Seinesgleichen (Peers), Kollegen, Nachbarn und andere Gemeindemitglieder	
e330 Autoritätspersonen	
e340 Persönliche Hilfs- und Pflegepersonen	
e355 Fachleute der Gesundheitsberufe	
e360 Andere Fachleute	
e4. EINSTELLUNGEN	
e410 Individuelle Einstellungen der Mitglieder des engsten Familienkreise	
e420 Individuelle Einstellungen von Freunden	
e440 Individuelle Einstellungen von persönlichen Hilfs- und Pflegepersonen	
e450 Individuelle Einstellungen von Fachleuten der Gesundheitsberufe	
e455 Individuelle Einstellungen von anderen Fachleuten	
e460 Gesellschaftliche Einstellungen	
e465 Gesellschaftliche Normen, Konventionen und Weltanschauungen	
e5. DIENSTE, SYSTEME UND HANDLUNGSGRUNDSÄTZE	
e525 Dienste, Systeme und Handlungsgrundsätze des Wohnungswesens	
e535 Dienste, Systeme und Handlungsgrundsätze des Kommunikationswesens	
e540 Dienste, Systeme und Handlungsgrundsätze des Transportwesens	
e550 Dienste, Systeme und Handlungsgrundsätze der Rechtspflege	
e570 Dienste, Systeme und Handlungsgrundsätze der sozialen Sicherheit	

Kurzliste der Umweltfaktoren	Beurteilungs-merkmal Barriere oder Förderfaktor
e575 Dienste, Systeme und Handlungsgrundsätze der allgemeinen sozialen Unterstützung	
e580 Dienste, Systeme und Handlungsgrundsätze des Gesundheitswesens	
e585 Dienste, Systeme und Handlungsgrundsätze des Bildungs- und Ausbildungswesens	
e590 Dienste, Systeme und Handlungsgrundsätze des Arbeits- und Beschäftigungswesens	
ANDERE UMWELTFAKTOREN	

Teil 4: Andere Kontext-informationen

4.1 *Skizzieren Sie kurz Informationen zur Person und andere relevante Informationen.*

4.2 *Nennen Sie alle **personbezogenen Faktoren**, die einen Einfluss auf die Funktionsfähigkeit haben (z.B. Lebensstil, Gewohnheiten, sozialer Hintergrund, Bildung, Lebensereignisse, Rasse/ethnische Zugehörigkeit, sexuelle Orientierung und Vermögen des Individuums).*

Anhang 1

Kurzinformation zur Gesundheit

[ ] **vom Patienten ausgefüllt** [ ] **vom Arzt ausgefüllt**

x.1 Körpergröße: _____ cm

x.2 Körpergewicht: _____ kg

x.3 Gebrauchshand (vor dem Gesundheitsproblem):

Links [ ]   Rechts [ ]   beidhändig [ ]

x.4 Wie schätzen Sie Ihre körperliche Gesundheit im Zeitraum des letzten Monats ein?
Sehr gut [ ]   Gut [ ]   mittelmäßig [ ]   schlecht [ ]   sehr schlecht [ ]

x.5 Wie schätzen Sie Ihre geistig-seelische Gesundheit im Zeitraum des letzten Monats ein?
Sehr gut [ ]   Gut [ ]   mittelmäßig [ ]   schlecht [ ]   sehr schlecht [ ]

x.6 Haben Sie zur Zeit irgendwelche Krankheiten oder Gesundheitsstörungen?
Nein [ ]   Ja [ ]
Wenn Ja, bitte angeben: _____

x.7 Hatten Sie je eine erhebliche Verletzung, die einen Einfluss auf das Niveau Ihrer Funktionsfähigkeit hatte?
Nein [ ]   Ja [ ]
Wenn Ja, bitte angeben: _____

x.8 Waren Sie im Zeitraum der letzten 12 Monate in stationärer Behandlung?
Nein [ ]   Ja [ ]
Wenn Ja, bitte Gründe und Dauer angeben:

1._____; Dauer: _____ Tage

2._____; Dauer: _____ Tage

3._____; Dauer: _____ Tage

x.8 Nehmen Sie Medikamente ein?
Nein [ ]   Ja [ ]
Wenn Ja, bitte die wichtigsten angeben: 1._____

2._____

3._____

x.10 Rauchen Sie?

Nein [ ]   Ja [ ]

x.11 Trinken Sie Alkohol oder nehmen Sie Drogen?

Nein [ ]   Ja [ ]

Wenn Ja, bitte die durchschnittliche Tagesmenge angeben angeben:
Tabak: _____

Alkohol: _____

Drogen: _____

x.12 Benutzen Sie Hilfsmittel wie eine Brille, ein Hörgerät oder einen Rollstuhl?

Nein [ ]   Ja [ ]

Wenn Ja, bitte angeben _____

x.13 Helfen Ihnen Personen bei der Selbstversorgung, beim Einkaufen oder bei anderen täglichen Verrichtungen?

Nein [ ]   Ja [ ]

Wenn Ja, bitte Person und Art der Hilfe angeben _____

x.12 Sind Sie in Behandlung wegen Ihrer Gesundheit?

Nein [ ]   Ja [ ]

Wenn Ja, bitte angeben _____

x.13 Zusätzliche wichtige Informationen über Ihre Gesundheit in der Vergangenheit und Gegenwart:

_____

_____

x.14: Haben Sie im Zeitraum des letzten Monats Ihre üblichen Aktivitäten oder Arbeit wegen Ihres Gesundheitsproblems (Krankheit, Verletzung, emotionale Gründe, Alkohol- oder Drogenkonsum) eingeschränkt

Nein [ ]   Ja [ ]

Wenn Ja, für wie viel Tage? _____

x.15: Waren Sie im Zeitraum des letzten Monats völlig unfähig, Ihre üblichen Aktivitäten oder Ihre Arbeit wegen Ihres Gesundheitsproblems (Krankheit, Verletzung, emotionale Gründe, Alkohol- oder Drogenkonsum) auszuführen?

Nein [ ]   Ja [ ]

Wenn Ja, für wie viel Tage? _____

Anhang 2

Allgemeine Fragen zu Teilhabe und Aktivitäten

Die folgenden (fiktiven) Untersuchungen werden als Richtschnur vorgeschlagen, um dem Untersucher zu helfen, wenn er den Patienten über Probleme seiner Funktionsfähigkeit und bei seinen täglichen Aktivitäten befragt. Hierbei liegt der Schwerpunkt auf der Unterscheidung zwischen Leistungsfähigkeit und Leistung. Berücksichtigen Sie alle vorliegenden Informationen zur Person, und stellen Sie zusätzliche Nachforschungen an, soweit erforderlich. Fragen bei Nachforschungen sollen, wenn nötig, offen sein, um bessere Informationen zu erhalten.

Bei jeder Domäne gibt es zwei Arten von Untersuchungen:

Die erste Untersuchung soll den Patienten dazu bringen, auf seine Leistungsfähigkeit zu fokussieren, Aufgaben und Handlungen durchzuführen, und insbesondere auf Beeinträchtigungen der Leistungsfähigkeit, die inhärente oder intrinsische Merkmale des Patienten sind, abstellen. Diese Beeinträchtigungen sollten unmittelbare Manifestationen des Gesundheitszustandes des Patienten sein, und zwar ohne Hilfsmittel und/oder Assistenz. Hierunter verstehen wir die Hilfe anderer Personen oder Hilfen, die angepasste oder speziell hergestellte Werkzeuge oder Fahrzeuge oder irgendeine Art der Modifikation eines Raumes, der Wohnung, des Arbeitsplatzes usw. leisten. Das Niveau der Leistungsfähigkeit sollte im Hinblick auf das Niveau der Leistungsfähigkeit, das normalerweise von der Person erwartet wird, beurteilt werden, oder im Hinblick auf die Leistungsfähigkeit der Person, bevor sie das Gesundheitsproblem bekam.

Die zweite Untersuchung fokussiert auf die tatsächliche Leistung des Patienten bei der Durchführung eine Aufgabe oder Handlung in seiner tatsächlichen Situation oder Umgebung und soll Informationen über die Einflüsse von Barrieren und Förderfaktoren der Umwelt liefern. Es ist wichtig herauszustellen, dass Ihr Interesse nur dem Ausmaß an Schwierigkeiten gilt, die der Patient hat, Dinge zu tun, unter der Annahme, dass er sie auch tun will. Etwas nicht zu tun ist dann irrelevant, wenn der Patient aus freien Stücken darauf verzichtet.

I. Mobilität

(Leistungsfähigkeit)

1. Wie viel Schwierigkeiten haben Sie bei Ihrem gegenwärtigen Gesundheitszustand, eine längere Strecke ohne Hilfsmittel/Assistenz zu gehen (wie z.B. einen Kilometer oder mehr)?

2. Wie ist das im Vergleich mit jemandem wie Sie selbst, aber ohne Ihr Gesundheitsproblem?

   (Oder: Wie ist das im Vergleich damit, bevor Sie das Gesundheitsproblem bekamen oder den Unfall hatten?)

(Leistung)

1. Wie viel Schwierigkeiten haben Sie in Ihrer gegenwärtigen Umgebung, tatsächlich eine längere Strecke zu gehen (wie z.B. einen Kilometer oder mehr)?
2. Wird Ihr Gehproblem durch Ihre gegenwärtige Umgebung verschärft oder gemildert?
3. Ist Ihre Fähigkeit, längere Strecken ohne Hilfsmittel/Assistenz zu gehen, größer oder kleiner als das, was Sie tatsächlich in Ihrer gegenwärtigen Umgebung tun?

II. Selbstversorgung

(Leistungsfähigkeit)

1. Wie viel Schwierigkeiten haben Sie bei Ihrem gegenwärtigen Gesundheitszustand, sich selbst ohne Hilfsmittel/Assistenz zu waschen?
2. Wie ist das im Vergleich mit jemandem wie Sie selbst, aber ohne Ihr Gesundheitsproblem?

(Oder: Wie ist das im Vergleich damit, bevor Sie das Gesundheitsproblem bekamen oder den Unfall hatten?)

(Leistung)

1. Wie viel Schwierigkeiten haben Sie zu Hause, sich tatsächlich zu waschen?
2. Wird Ihr Problem dadurch, wie Ihre Wohnung ausgestattet ist oder dass Sie die speziell angepasste Ausrüstung verwenden, verschärft oder gemildert?
3. Ist Ihre Fähigkeit, sich selbst ohne Hilfsmittel/Assistenz zu waschen, größer oder kleiner als das, was Sie tatsächlich in Ihrer gegenwärtigen Umgebung tun?

III. Häusliches Leben

(Leistungsfähigkeit)

1. Wie viel Schwierigkeiten haben Sie bei Ihrem gegenwärtigen Gesundheitszustand, den Fußboden Ihrer Wohnung ohne Hilfsmittel/Assistenz zu reinigen?
2. Wie ist das im Vergleich mit jemandem wie Sie selbst, aber ohne Ihr Gesundheitsproblem?

(Oder: Wie ist das im Vergleich damit, bevor Sie das Gesundheitsproblem bekamen oder den Unfall hatten?)

(Leistung)

1. Wie viel Schwierigkeiten haben Sie zu Hause, tatsächlich den Fußboden zu reinigen?

2. Wird Ihr Problem dadurch, wie Ihre Wohnung ausgestattet ist oder dass Sie die speziell angepasste Ausrüstung verwenden, verschärft oder gemildert?

3. Ist Ihre Fähigkeit, den Fußboden ohne Hilfsmittel/Assistenz zu reinigen, größer oder kleiner als das, was Sie tatsächlich in Ihrer gegenwärtigen Umgebung tun?

IV. Interpersonelle Interaktionen und Beziehungen

(Leistungsfähigkeit)

1. Wie viel Schwierigkeiten haben Sie bei Ihrem gegenwärtigen Gesundheitszustand, neue Freundschaften ohne Hilfsmittel/Assistenz zu schließen?

2. Wie ist das im Vergleich mit jemandem wie Sie selbst, aber ohne Ihr Gesundheitsproblem?

(Oder: Wie ist das im Vergleich damit, bevor Sie das Gesundheitsproblem bekamen oder den Unfall hatten?)

(Leistung)

1. Wie viel Schwierigkeiten haben Sie in Ihrer gegenwärtigen Umgebung, tatsächlich neue Freundschaften zu schließen?

2. Wird Ihr Problem durch Ihre gegenwärtige Umgebung verschärft oder gemildert?

3. Ist Ihre Fähigkeit, neue Freundschaften ohne Hilfsmittel/Assistenz zu schließen, größer oder kleiner als das, was Sie tatsächlich in Ihrer gegenwärtigen Umgebung tun?

V. Bedeutende Lebensbereiche

(Leistungsfähigkeit)

1. Wie viel Schwierigkeiten haben Sie bei Ihrem gegenwärtigen Gesundheitszustand, all das ohne Hilfsmittel/Assistenz zu tun, was Sie auf Ihren Arbeitsplatz zu tun haben?

2. Wie ist das im Vergleich mit jemandem wie Sie selbst, aber ohne Ihr Gesundheitsproblem?

(Oder: Wie ist das im Vergleich damit, bevor Sie das Gesundheitsproblem bekamen oder den Unfall hatten?)

(Leistung)

1. Wie viel Schwierigkeiten haben Sie in Ihrer gegenwärtigen Umgebung, tatsächlich all das zu tun, was Sie auf Ihren Arbeitsplatz zu tun haben?

2. Wird Ihr Problem, den Anforderungen Ihres Arbeitsplatzes zu erfüllen, durch die Art, wie Ihre Arbeitsumwelt eingerichtet ist, oder durch die speziell angepasste Ausrüstung verschärft oder gemildert?

3. Ist Ihre Fähigkeit, Ihre Arbeit ohne Hilfsmittel/Assistenz zu tun, größer oder kleiner als das, was Sie tatsächlich in Ihrer gegenwärtigen Umgebung tun?

VI. Gemeinschafts-, soziales und staatsbürgerliches Leben

(Leistungsfähigkeit)

1. Wie viel Schwierigkeiten haben Sie bei Ihrem gegenwärtigen Gesundheitszustand, an Versammlungen, Festen oder anderen lokalen Ereignissen ohne Hilfsmittel/Assistenz teilzunehmen?

2. Wie ist das im Vergleich mit jemandem wie Sie selbst, aber ohne Ihr Gesundheitsproblem?

(Oder: Wie ist das im Vergleich damit, bevor Sie das Gesundheitsproblem bekamen oder den Unfall hatten?)

(Leistung)

1. Wie viel Schwierigkeiten haben Sie in Ihrer Gemeinde, tatsächlich an Versammlungen, Festen oder anderen lokalen Ereignissen teilzunehmen?

2. Wird Ihr Problem, an Versammlungen, Festen oder anderen lokalen Ereignissen teilzunehmen, durch die Art, wie Ihre Gemeinde ausgestattet ist, oder durch die speziell angepasste Ausstattungen, Fahrzeuge oder was Sie auch immer benutzen verschärft oder gemildert?

3. Ist Ihre Fähigkeit, an Versammlungen, Festen oder anderen lokalen Ereignissen ohne Hilfsmittel/Assistenz teilzunehmen, größer oder kleiner als das, was Sie tatsächlich in Ihrer gegenwärtigen Umgebung tun?

Anhang 3

Richtlinien für den Gebrauch der ICF-Checkliste Version 2.1A

1. Dies ist eine Checkliste wichtiger Kategorien der Internationalen Klassifikation der Funktionsfähigkeit, Behinderung und Gesundheit (ICF) der Weltgesundheitsorganisation. Die ICF-Checkliste ist ein praktisches Instrument, um Informationen hinsichtlich der Funktionsfähigkeit und Behinderung einer Person zu gewinnen und zu dokumentieren. Diese Informationen können für Fallbeschreibungen zusammengefasst werden (z.B. in der medizinischen Praxis oder in der Sozialarbeit). Die Checkliste sollte zusammen mit der ICF-Kurz- oder -Vollversion verwendet werden.

2. Die Version 2.1a ist für den Gebrauch durch Ärzte sowie durch Fachleute im Gesundheits- und Sozialwesen bestimmt.

3. Die Checkliste sollte zusammen mit der ICF-Kurz- oder -Vollversion verwendet werden. Die Gutachter sollten mit Der ICF vertraut sein, indem Sie ein kurzes Trainingsprogramm durchlaufen oder die Kenntnisse durch ein Curriculum für das Selbststudium erworben haben.

4. Alle Informationen aus schriftlichen Aufzeichnungen, vom Patienten, von anderen Personen und direkten Bobachtungen können verwendet werden, um die Checkliste auszufüllen. Bitte geben Sie alle Informationsquellen, die verwendet wurden, auf der ersten Seite an.

5. Die Teile 1 und 3 sollten mit den Kodes des Beurteilungsmerkmals für jede Kategorie (Funktionen, Strukturen, Aktivitäten und Teilhabe), bei der ein Problem beim Probanden festgestellt wird. Geeignete Kodes sind auf den entsprechenden Seiten angegeben.

6. Bemerkungen können bezüglich jeder Information, die als zusätzliche Beurteilung dienen kann oder von der angenommen werden kann, dass sie für den Fall wichtig ist, angegeben werden.

7. Teil 4 (Umwelt): Das Beurteilungsmerkmal hat negative (Barriere) oder positive (Förderfaktor) Kodes. Für alle positiven Kodes benutzen Sie bitte das Pluszeichen (+) vor dem Kode.

8. Die Kategorien, die in der Checkliste angegeben sind, sind aus der ICF ausgewählt und nicht erschöpfend. Wenn Sie eine Kategorie benötigen, die nicht aufgelistet ist, verwenden Sie den Platz am Ende jeder Dimension zur Dokumentation dieser.

Exkurs: Reha-Richtlinien: Wie mit dem Formular 61 umgehen?

Nach den Richtlinien des Gemeinsamen Bundesausschusses über Leistungen zur medizinischen Rehabilitation „Verordnung von medizinischer Rehabilitation" verordnet der Vertragsarzt der Krankenversicherung mit Zustimmung des Versicherten die Leistungen zur medizinischen Rehabilitation auf dem so genannten Formular 61. Die Beratung über und die Verordnung von Leistungen zur medizinischen Rehabilitation erfordern unter anderem spezielle Kenntnisse in der Anwendung der ICF. Aus diesem Grunde sind nur solche Vertragsärzte verordnungsberechtigt, die über eine entsprechende rehabilitationsmedizinische Qualifikation verfügen und eine entsprechende Genehmigung besitzen. Die Kassenärztliche Vereinigung prüft die Qualifikation des Vertragsarztes zur Verordnung von Leistungen zur medizinischen Rehabilitation.

An dieser Stelle soll nur auf die ICF-relevanten Aspekte des Formulars 61 eingegangen werden. Bei Ausbildungen hat sich gezeigt, dass es zielführender und weniger zeitaufwändig ist, beim Ausfüllen des Formulars 61 mit den Zielen zu beginnen. Es ist hierbei hilfreich, sich die Tabelle 5 (Umsetzung der Konzepte der ICF in der Praxis der medizinischen Rehabilitation) des Teils 1 dieses Buches zu vergegenwärtigen. Im Folgenden wird ein idealtypischer Vorschlag gemacht, wie vorgegangen werden kann.

Ziele:

VII. Rehabilitationsziele

A. Ziele aus Sicht des Arztes im Hinblick auf
a) Schädigungen
Welche Funktionsstörungen/Strukturschäden sollen angegangen werden?

_____
_____

b) Beeinträchtigung der Aktivitäten und der Teilhabe
Welche Leistungsfähigkeiten sollen verbessert oder wieder hergestellt werden?

_____
_____

c) negative Kontextfaktoren/Risikofaktoren
Welche Barrieren sollen abgebaut werden? Welche Förderfaktoren sollen geschaffen werden?

_____
_____

B. Ziele aus Sicht des Patienten/Angehörigen
Was möchte der Patient wieder können? An welchen Lebensbereichen möchte der Patient wieder voll teilhaben?

_____
_____

Exkurs: Reha-Richtlinien: Wie mit dem Formular 61 umgehen?

Ausgangspunkt sind die Ziele aus der Sicht des Patienten/Angehörigen. Diese Ziele sollten dem SMART-Prinzip folgen, also möglichst **s**pezifisch, **a**bgestimmt, **m**essbar und **t**erminiert, also im Rahmen einer medizinischen Rehabilitation erreichbar sein. Hierdurch soll sichergestellt werden, dass die Maßnahme von Anbeginn auf den Patienten zugeschnitten und zielführend ist.

Ausgehend von den Zielen aus der Sicht des Patienten/Angehörigen transformiert der Arzt diese Ziele aus seiner professionellen Sicht in Ziele auf der Ebene der Schädigungen (Funktionsstörungen/Strukturschäden), der Ebene der Beeinträchtigung von Aktivitäten (eingeschränkte Leistungsfähigkeiten, ggf. eingeschränkte Leistung) und auf der Ebene des Kontextes (Umweltfaktoren, personbezogene Faktoren) im Hinblick auf den Abbau von Barrieren und die Schaffung von Förderfaktoren.

Der Vorteil dieser Vorgehensweise ist zu erkennen, welche funktionalen Symptome und Befunde vor dem Hintergrund des Krankheitsbildes des Patienten in die übrigen Abschnitte des Formulars 61 eingetragen werden sollten.

Schädigungen:

A. Rehabilitationsrelevante Schädigungen (ggf. Befundbögen als Anlage)

Funktionsstörungen

Strukturschäden

_____

_____

Hier sind in Abhängigkeit von den Zielen die relevanten Funktionsstörungen und Strukturschäden einzutragen. Mögliche Schädigungen, die in keinem Zusammenhang mit den Zielen stehen, sollten nicht dokumentiert werden.

Beeinträchtigung von Aktivitäten:

B. Nicht nur vorübergehende alltagsrelevante Beeinträchtigungen der Aktivitäten und/oder Teilhaber

	keine Beeinträchtigungen	Schwierigkeiten (verlangsamt mit Hilfsmitteln)	personelle Hilfe nötig	nicht durchführbar
Kommunikation (z. B. Sprechen, Sehen, Hören, Schreiben)	☐	☐	☐	☐
Mobilität (z. B. Wechsel der Körperhaltung, Tragen, Hand- und Armgebrauch, Gehen, Treppensteigen, Laufen, Bücken)	☐	☐	☐	☐
Selbstversorgung (z. B. Hygiene, An-/Auskleiden, Nahrungszubereitung/-aufnahme)	☐	☐	☐	☐
Häusliches Leben (z. B. Haushaltsführung)	☐	☐	☐	☐
Interpersonelle Aktivitäten (z. B. Verhalten, Aufrechterhalten der sozialen Integration)	☐	☐	☐	☐
Bedeutende Lebensbereiche (z. B. Arbeit und Beschäftigung)	☐	☐	☐	☐

Sonstige _____

_____

Aktuelle Assessment-Ergebnisse soweit vorhanden (z. B. Barthel-Index) _____

Exkurs: Reha-Richtlinien: Wie mit dem Formular 61 umgehen?

Wiederum vor dem Hintergrund der Ziele werden in diesem Teil in grober Form die Domänen angegeben, in denen der Patient Leistungsfähigkeits- oder Leistungsprobleme oder Teilhabeprobleme hat. Sehr spezifisch muss man hier nicht sein, weil dies schon unter den Zielen geschehen ist. Allerdings fehlen in der Aufzählung der Domänen einige, z.B. „Lernen und Wissensanwendung" und „Allgemeine Aufgaben und Anforderungen". Sollten Ziele aus diesen Domänen genannt worden sein, dann sind diese Domänen unter „sonstige" zu nennen und zu skalieren (hat Schwierigkeiten, benötigt Assistenz, kann nicht durchführen).

Kontext:

C. **Rehabilitationsrelevante positiv/negativ wirkende Kontextfaktoren, soweit noch nicht ausgeführt**

Persönliches und familiäres Umfeld (z. B. familiäre Unterstützung, Wohnsituation, Beziehungskonflikte, Pflege eines Angehörigen, Tod eines nahestehenden Angehörigen)

Barrieren, Förderfaktoren

_____
_____
_____

Berufliches/schulisches Umfeld (z. B. drohender Arbeitsplatzverlust, Überforderungssituation)

Barrieren, Förderfaktoren

_____
_____
_____

Soziales Umfeld (z. B. Unterstützung durch soziale Dienste, sprachliche Verständigungsschwierigkeiten)

Barrieren, Förderfaktoren

_____
_____
_____

Hintergrund für diesen Teil ist, dass nicht nur durch eine Verbesserung der (von den Zielen vorgegebenen) Leistungsfähigkeiten die Voraussetzungen geschaffen werden, die gewünschten Leistungen zu erbringen, sondern auch durch den Abbau von Barrieren und/oder die Schaffung von Förderfaktoren trotz eingeschränkter Leistungsfähigkeiten. Daher sind hier bestehende Barrieren (hierzu zählen in diesem Teil auch fehlende Förderfaktoren) und bestehende Förderfaktoren einzutragen. Es sollte beachtet werden, dass hier nur die Barrieren und/oder Förderfaktoren einzutragen sind, die in einem Zusammenhang zu den Zielen stehen.

Teil 3:

Übungen zur ICF

1. Fragenkatalog

Fett gedruckte Fragen: Die Antworten müssen Sie geben können.

Normal gedruckte Fragen: Die Antworten sollten Sie geben können.

Kursiv gedruckte Fragen: Dies sind die interessantesten. Versuchen Sie eine Antwort.

1. **Wann gilt eine Person als funktional gesund?**
2. **Nennen Sie die vier Konzepte der ICF, auf denen der Begriff der funktionalen Gesundheit basiert.**
3. **Was sind Kontextfaktoren? In welche zwei Gruppen sind Kontextfaktoren gegliedert? Geben Sie je drei Beispiele.**
4. **Welche Gruppe der Kontextfaktoren ist in der ICF klassifiziert?**
5. **Wie werden Umweltfaktoren, die die funktionale Gesundheit beeinträchtigen, genannt?**
6. **Wie werden Umweltfaktoren, die die funktionale Gesundheit begünstigen, genannt?**
7. Erläutern Sie die folgenden Begriffe und nennen Sie je ein Beispiel:
   - **Körperfunktionen**
   - **Körperstrukturen**
   - **Schädigung**
   - **Aktivität**
   - **Einschränkung der Aktivität**
   - **Leistung**
   - **Einschränkung der Leistung**
   - **Leistungsfähigkeit**
   - **Einschränkung der Leistungsfähigkeit**
   - **Teilhabe**
   - **Beeinträchtigung der Teilhabe**
   - **Barriere**
   - **Förderfaktor**
   - **Behinderung**

8. Was kann im Hinblick auf die funktionale Gesundheit mit der ICF beschrieben werden?
9. Nennen Sie die Ziele der ICF.
10. Worin liegt die Bedeutung der ICF?
11. Nennen Sie die Grenzen der ICF.
12. Nennen Sie die Teilklassifikationen der ICF.
13. Was ist in der Klassifikation der Aktivitäten/Teilhabe klassifiziert? Nennen Sie die beiden Möglichkeiten, wie diese Bereiche interpretiert werden können.
14. Was sind Beurteilungsmerkmale? Wozu dienen sie?
15. Was besagt das allgemeine Beurteilungsmerkmal? Wie werden die einzelnen Werte sprachlich benannt?
16. Welches sind die obligatorischen Beurteilungsmerkmale für Aktivitäten? Was sagen sie aus?
17. Wie werden Umweltfaktoren als Barrieren bzw. als Förderfaktoren kodiert?
18. Auslöser für eine Beeinträchtigung der funktionalen Gesundheit, insbesondere der Teilhabe sind Gesundheitsprobleme (ICD). Es gibt jedoch auch andere Auslöser wie Geschlecht, ethnische Herkunft, Alter, Religion usw. Ist die ICF auch für diese Auslöser vorgesehen? Begründung?
19. Welches sind die wesentlichen Unterschiede zwischen den Behinderungsbegriffen der ICF und dem des SGB IX?
20. In welchem Zusammenhang wird im deutschen Sozialrecht der Begriff der Teilhabe verwendet? Was wird im Grundsatz bei einem Antrag auf Leistungen zur Rehabilitation vom Rehabilitationsträger geprüft?
21. In welchen Zusammenhängen wird der Begriff der Leistung (ICF) verwendet? Welche Theorie sollte hierbei berücksichtigt werden? Erläutern Sie kurz die Grundzüge dieser Theorie.

22. Wie können Umweltfaktoren die funktionale Gesundheit beeinträchtigen bzw. begünstigen? Skizzieren Sie je ein Beispiel.
23. Nennen Sie drei Gesundheitsprobleme, die eine funktionale Problematik auslösen können.
24. Was sind die Fragestellungen im Rahmen des Konzepts der Aktivitäten? In welchem Zusammenhang wird das Konzept der Aktivitäten verwendet?
25. Was sind die Fragestellungen im Rahmen des Konzepts der Teilhabe?

26. Wie ist das Wort „Funktionen" bei Items der Klassifikation der Körperfunktionen zu interpretieren?
27. Für welche Teilklassifikationen ist das allgemeine Beurteilungsmerkmal entwickelt worden?
28. Welche zusätzlichen Beurteilungsmerkmale gibt es für Items der Klassifikation der Körperstrukturen?
29. Wie kann die Bedeutung des Kontextes bei einer funktionalen Problematik abgeschätzt werden? Erläutern Sie das Verfahren und geben Sie ein Beispiel.
30. Kann im Allgemeinen von „Leistungsfähigkeit" auf „Leistung" geschlossen werden (und umgekehrt)? Ist „Leistungsfähigkeit" die Obergrenze für „Leistung"?

31. *Geben Sie je ein Beispiel dafür, wann das Normalitätskonzept, auf dem das Modell der funktionalen Gesundheit basiert, angemessen ist bzw. unangemessen ist.*
32. *Selbst wenn eine Krankheit vollständig ausgeheilt ist, kann die durch sie ausgelöste funktionale Problematik weiter bestehen. Geben Sie ein Beispiel aus Ihrer Praxis.*
33. *Skizzieren Sie das bio-psycho-soziale Modell der ICF. Bilden Sie drei Beispiele aus Ihrer Praxis, wobei unterschiedliche „Eingänge" (z.B. Teilhabe) gewählt werden sollen.*
34. *In der ICF wird die Frage, ob eine Person behindert ist oder behindert wird, dialektisch gelöst. Beschreiben Sie formal den (theoretischen) Fall, dass eine Person behindert ist. Können Sie hierfür ein Beispiel geben?*
35. *Nehmen Sie ein Beispiel-Item der Klassifikation der Aktivitäten/Teilhabe und interpretieren Sie dieses im Sinn von Leistungsfähigkeit, Leistung und Teilhabe an einem Beispiel aus Ihrer Praxis.*
36. *Eine Krankheit braucht nicht manifest zu sein, um eine Beeinträchtigung der Teilhabe mit auszulösen. Geben Sie Beispiele. Denken Sie dabei auch an genetische Prädispositionen.*

2. Übungen

2.1 Übung 1: Umsetzung von ICF-Kodierungen in Sprache

a) Übersetzen Sie die folgenden ICF-Kodes in die Sprache, in der Sie sich mit Ihren Kollegen z.B. im Reha-Team unterhalten. Die Beispiele sind Ausschnitte aus konkreten Fallbeispielen.

1) b280.3, s760.3

2) b167.3, b144.3, b172.2

3) b410.2, b455.2, b152.3, d770.3_, d850._3

4) s110.3, b770.2, b167.2, d172._3, d430._2, d450._3, d470._3, e310+3, e360+2, e580+3, e355+2, e420+2, e210.2, e150.2

5) b152.2, d175.2_, d179.2_, d240.2_, d220.2_, d720.2_, d710.2_, d740.2_, d750.2_, d770.2_, d825.1_, d840.3_, d845.3_, d870.2_, e110+2, e165.2, e310+2, e310.2, e320+2, e320.2, e355+3, e460.3, e570+3, e580+3, e585+3, e590+3

b) Bilden Sie für jeden der fünf Fälle ein kurzes Fallbeispiel.

2.2 Übung 2: Umsetzung von Begriffen in ICF-Items

IMBA – Integration von Menschen mit Behinderungen in die Arbeitswelt – ist ein Verfahren zur Beurteilung von funktionalen Ressourcen und Defiziten von Personen mit gesundheitlichen Problemen. Ressourcen und Defizite werden in einem Fähigkeitsprofil beschrieben. Dieses kann mit einem entsprechenden Arbeitsplatzprofil (Anforderungsprofil) verglichen werden, um festzustellen, ob die betrachtete Person für diesen Arbeitsplatz geeignet ist. Aus diesem Vergleich lässt sich ggf. ein gezielter Bedarf an Rehabilitation ableiten. Zur weiteren Information siehe www.imba.de.

Bitte ordnen Sie den Items des IMBA[12]-Dokumentationsbogen ICF-Kategorien zu. Fragen Sie sich zunächst, welcher ICF-Domäne (Körperfunktionen, Körperstrukturen, Aktivitäten und Teilhabe, Umweltfaktoren) das betrachtete IMBA-Item zuzuordnen ist. Hierzu ist es zweckmäßig, sich die Frage zu stellen, aus welchem Grund das betreffende IMBA-Item erhoben wird, worüber also eine Aussage gemacht werden soll.

Welche Items sind Umweltfaktoren und personbezogene Faktoren? Wo gibt es Probleme bei der Umsetzung? Wie könnten diese gelöst werden?

---

[12] Mit freundlicher Genehmigung von IQPR, Köln

IMBA	ICF
Körperhaltung	
Knien/Hocken:	
Knien	
Hocken	
Geneigt/Gebückt:	
Sitzen - geneigte Haltung (bis 30°)	
Sitzen - gebückte Haltung (über 30°)	
Stehen - geneigte Haltung (bis 30°)	
Stehen - gebückte Haltung (über 30°)	
Arme in Zwangshaltung:	
Sitzen/Stehen - Arme in Vorhaltung	
Sitzen/Stehen - Arme über Kopf	
Rückenlage - Arme über Kopf	
Seitlage - Arme in Vorhaltung	

IMBA	ICF
Körperfortbewegung	
Gehen/Steigen:	
Gehen auf der Ebene	
Gehen auf schiefer Ebene	
Gehen auf losem/unebenen Untergrund	
Steigen	
Kriechen/Rutschen:	
Kriechen	
Rutschen	

Übungen

IMBA	ICF
Körperteilbewegung	
Kopf-/Halsbewegungen:	
Rotationsbewegungen	
Beugen und (Über-)Strecken	
Seitneigen	
Rumpfbewegungen:	
Rotationsbewegungen im Sitzen	
Rotationsbewegungen im Stehen	
Bücken/Aufrichten	
Armbewegungen:	
Reichen über Kopf/Schulter - beidseitig	
Reichen über Kopf/Schulter - einseitig	
Reichen nach vorne - beidseitig	
Reichen nach vorne - einseitig	
Reichen zur Seite - beidseitig	
Reichen zur Seite - einseitig	
Reichen nach hinten - beidseitig	
Reichen nach hinten - einseitig	
Drehen des Unterarms - beidseitig	
Drehen des Unterarms - einseitig	
Hand- und Fingerbewegungen:	
Hand, Greifen (Faustgriff) - beidseitig	
Hand, Greifen (Faustgriff) - einseitig	
Hand, Pressen/Drücken - beidseitig	
Hand, Pressen/Drücken - einseitig	
Hand, Drehen - beidseitig	
Hand, Drehen - einseitig	

IMBA	ICF
Finger, Pinzettengriff - beidseitig	
Finger, Pinzettengriff - einseitig	
Finger, Pressen/Drücken - beidseitig	
Finger, Pressen/Drücken - einseitig	
Bein- und Fußbewegungen:	
Kniebeugen	
Pedalbetätigungen - beidseitig	
Pedalbetätigungen - einseitig	

IMBA	ICF
Information	
Sehen:	
Sehschärfe/Nahbereich	
Sehschärfe/Fernbereich	
Räumliches Sehen	
Gesichtsfeld	
Farbensehen	
Dämmerungssehen	
Hören:	
Geräusch-/Sprachmustererkennung	
Frequenz	
Lautstärke	
Richtung	
Tasten/Fühlen:	
Oberflächenbeschaffenheit	
Form/Gestalt	

Übungen

IMBA	ICF
thermische Reize	
Schmerzempfindung	
Vibration	
Bewegungs- und Stellungsempfinden:	
obere Extremitäten	
untere Extremitäten	
Gestik/Mimik:	
Gestik	
Mimik	
Riechen/Schmecken:	
Riechen	
Schmecken	

IMBA	ICF
Komplexe physische Merkmale	
Heben:	
horizontal	
Boden-Taillenhöhe	
Taillenhöhe-Augenhöhe	
Taillen-Überkopfhöhe	
Tragen:	
seitlich des Körpers	
vor dem Körper	
auf dem Rücken	
Schieben/Ziehen:	
Schieben	

IMBA	ICF
Ziehen	
Feinmotorik:	
Handgeschicklichkeit - beidseitig	
Handgeschicklichkeit - einseitig	
Fingergeschicklichkeit - beidseitig	
Fingergeschicklichkeit - einseitig	
Fußgeschicklichkeit - beidseitig	
Fußgeschicklichkeit - einseitig	

IMBA	ICF
Schlüsselqualifikationen	
Antrieb	
Arbeitsplanung	
Auffassung	
Aufmerksamkeit	
Ausdauer	
Durchsetzung	
Führungsfähigkeit	
Kontaktfähigkeit	
Konzentration	
Kritikfähigkeit	
Kritische Kontrolle	
Kritisierbarkeit	
Lernen/Merken	
Misserfolgstoleranz	
Ordnungsbereitschaft	

Übungen

IMBA	ICF
Problemlösen	
Pünktlichkeit	
Reaktionsgeschwindigkeit	
Selbständigkeit	
Sorgfalt	
Teamarbeit	
Umstellung	
Verantwortung	
Vorstellung	

IMBA	ICF
Umgebungseinflüsse	
Klima:	
Hitzearbeitsplatz	
Kältearbeitsplatz	
wechselnde Bedingungen	
Luftdruck: Überdruck	
Luftdruck: Unterdruck	
Schall/Lärm:	
Schalldruckpegel	
Vibration/Erschütterung:	
Ganzkörperschwingungen	
Teilkörperschwingungen	
Licht:	
Intensität	
Effekte	

Übungen

IMBA	ICF
Nässe/Schmutz:	
Bezeichnung:	
Gase/Dämpfe/Stäube:	
Bezeichnung:	
Flüssigkeiten/Feststoffe:	
Bezeichnung:	

IMBA	ICF
Arbeitssicherheit	
Unfallgefährdung:	
Unfallgefahr durch:	
Tragen von Arbeitsschutzmitteln:	
Kopfschutz	
Augen- und Gesichtsschutz	
Gehörschutz - Stöpsel	
Gehörschutz - Kapsel/Helm	
Atemschutz - einfach	
Atemschutz - Geräteklasse 1	
Atemschutz - Geräteklasse 2	
Atemschutz - Geräteklasse 3	
Handschutz - flüssigkeitsdurchlässig	
Handschutz - flüssigkeitsdicht	
Schutzanzug	
Schuhwerk	
Absturzsicherung	

3. Übung 3: Umsetzung von Fallbeispielen in ICF-Kodes

Dokumentieren Sie die folgenden Fallbeispiele der WHO mit Hilfe der ICF.

Die Fallbeispiele 1–6 stammen aus einer Sammlung von Fallbeispielen, die die WHO im Rahmen der Erarbeitung der ICF für Feldversuche in den Mitgliedsländern entwickelt hat. Sie wurden von Frau Archinal Steyer, Verband Deutscher Rentenversicherungsträger, Frankfurt am Main, übersetzt. Das Fallbeispiel 7 wurde freundlicherweise von Herrn Alfred Jakoby, Landeswohlfahrtsverband Hessen, zur Verfügung gestellt.

Benutzen Sie zur Dokumentation die Übungs-ICF dieses Buches. Verwenden Sie nur das allgemeine Beurteilungsmerkmal (Schweregrad eines Problems). Bei Aktivitäten sollten Sie sich fragen, ob Leistungsfähigkeiten (mit oder ohne Hilfsmittel/Assistenz) oder Leistungen angesprochen werden. Verwenden Sie hierbei die geeigneten Beurteilungsmerkmale. Skalieren Sie die Beurteilungsmerkmale entsprechend Ihrer fachlichen Einschätzung. Umweltfaktoren sind nur im Sinn von Förderfaktoren oder Barrieren zu bewerten. Es ist Ihnen freigestellt, auch personbezogene Faktoren einzubeziehen. Bedenken Sie, dass mit der ICF nur der gegenwärtige funktionale Zustand beschrieben werden kann.

Fallbeispiel 1

Patrick ist 64 Jahre alt und lebt mit seiner Frau in einem Vorort von Paris. Sie wohnen in einem großen Haus und Garten. Mehrmals in der Woche besuchen sie ihre beiden Kinder und fünf Enkel, die nicht weit entfernt wohnen. Patrick arbeitet seit 27 Jahren in der Buchhaltung einer großen Firma. Beruflich ist er sehr erfolgreich und wurde mehrfach befördert. Er ist bei seinen Kollegen sehr beliebt und verbringt auch einen Großteil seiner Freizeit mit ihnen. Sie treffen sich regelmäßig freitags zum Abendessen und spielen danach Karten.

In den letzten beiden Jahren kam es öfter vor, dass Patrick kleine Einzelheiten bei der Erledigung seiner Arbeit vergisst. Das ist ihm früher nie passiert. Diese Gedächtnisausfälle beunruhigen ihn, aber er kann sie nicht verhindern. Seit über 25 Jahren erledigt er die gleichen Aufgaben, und jetzt hat er sie manchmal ganz vergessen. Auch Besprechungstermine verpasst er. Bisweilen vergisst er Personen, mit denen er früher zu tun hatte. Patrick weiß, dass sein Vorgesetzter über seine Probleme hinwegsieht. Dieser hat Patrick nun vorgeschlagen, früher als vorgesehen seinen Ruhestand anzutreten. Patrick stimmt zu.

Einige Tage zuvor sollte Patrick direkt nach der Arbeit eines seiner Kinder besuchen, um dort auf seine Enkel aufzupassen, aber er konnte den Weg nicht mehr finden. Er kennt diesen Weg seit Jahren und hat sich niemals verirrt. Seit diesem Vorfall ist er nicht mehr in der Lage, seine Enkel zu beaufsichtigen.

Nach dem letzten gemeinsamen Abendessen mit Freunden wusste er nicht mehr, wie man Karten spielt, und seine Frau begleitete ihn nach Hause. Das morgendliche Baden und Ankleiden bereitet ihm Probleme. Er ist auf die Hilfe seiner Frau angewiesen. Er kann sich nicht mehr um die wirtschaftliche Führung des Haushalts kümmern; das hat inzwischen auch seine Frau übernommen. Das Interesse an Gartenarbeit hat er jedoch nicht verloren, aber er kann die Arbeit nicht mehr so gut wie früher bewältigen.

Fallbeispiel 2

Elisabeth ist eine 15-jährige Schülerin und lebt mit ihrer Familie in Kalifornien, USA. Sie wohnt zusammen mit ihren beiden 7 und 10 Jahre alten Schwestern und ihrem Hund Rufus bei ihren Eltern. Ihre Eltern sind ganztags berufstätig. Elisabeth besucht eine große High School, die von zu Hause aus in 30 Minuten mit dem Bus erreichbar ist.

Elisabeths Hobbys sind singen und tanzen. Sie besucht Kurse, um ihre Fähigkeiten zu vervollkommnen. Außerdem liest sie gerne Bücher.

Elisabeth wurde mit einem großen dunklen Muttermal auf der Hälfte der Stirn geboren. Sie hat keine körperlichen Probleme oder Krankheiten. Ihren Eltern wurde mitgeteilt, dass man hinsichtlich des Muttermals nichts unternehmen könne und Elisabeth damit leben müsse. Elisabeths Erziehung verlief normal. Ihre Eltern bemühten sich, ihr Selbstbewusstsein zu stärken, sie immer zu unterstützen und vermittelten ihr, dass sie ein Mensch wie alle anderen ist. Trotzdem war sich Elisabeth ihres Muttermals ständig bewusst. Es gab keine Probleme, bis sie ein Teenager wurde.

Im Alter von 12 oder 13 Jahren änderte sich alles für sie. Ihre wenigen Freundinnen interessierten sich nun für das andere Geschlecht und wollten sie nicht mehr dabeihaben. Sie waren der Meinung, Elisabeth würde die Jungen verschrecken und gingen ohne sie aus. Da sie an den Treffen nicht mehr teilnehmen konnte, war sie von den nachfolgenden Gesprächen und Späßen in der Schule ausgeschlossen. Ihre Freundinnen begeisterten sich auch sehr für Make-ups und verbrachten Stunden vor dem Spiegel. Elisabeth mit ihrem Muttermal fühlte sich sehr einsam.

An ihren Sing- und Tanzkursen nahm sie weiterhin teil. Zusätzlich sang Elisabeth noch in einem Chor, der manchmal öffentlich auftrat. Dies gefiel ihr sehr. Leider hörte sie kürzlich zufällig mit, wie andere Chormitglieder sich darüber unterhielten, dass sie zu hässlich sei, um öffentlich aufzutreten, und das Publikum nicht zuhören, sondern nur Elisabeth anschauen würde. Danach wurde sie sehr traurig und nahm nicht mehr so oft wie vorher teil.

Ihre Eltern bemerkten natürlich, dass Elisabeth nun häufiger zuhause und sehr traurig war. Sie versuchten, mit ihr zu sprechen. Aber Elisabeth hat das Gefühl, dass kein Mensch sie wirklich versteht und möchte auch keine Gespräche mehr. Sie hat ihren Hund, dem sie alles erzählen kann. Das hilft ihr. Ihre schulischen Leistungen wurden sehr gut benotet. In letzter Zeit bemerken jedoch auch die Lehrer, dass ihre Leistungen und Noten schlechter werden.

Fallbeispiel 3

Thomas Smith ist 43 Jahre alt und lebt in London. Er wohnt weit außerhalb des Stadtkerns in einem Apartment zusammen mit seiner Frau und seinen beiden Kindern, die 15 und 18 Jahre alt sind. Von Beruf ist er Zimmermann und bei einer relativ kleinen Baufirma beschäftigt. Seine Frau Eve war jahrelang Hausfrau. Mittlerweile arbeitet sie in der Küche eines Krankenhauses in London. Thomas und seine Familie treffen sich gerne mit Freunden oder sind in ihrem Sommerhaus, das er selbst gebaut hat. Da seine Arbeit auch seine liebste Freizeitbeschäftigung ist, verbringt er seine freie Zeit mit dem Hausbau für andere Leute und verschafft sich auf diese Weise ein Zusatzeinkommen. Die Familie fährt jedes Jahr in ihr Sommerhaus, wo sie oft von Freunden besucht wird.

Thomas hat bereits als Jugendlicher begonnen, in einem Pub Alkohol zu trinken. Nach einiger Zeit fiel ihm auf, dass er immer mehr Alkohol brauchte. Jahrelang bemerkte niemand, dass er trank. Seine Arbeit ging ihm problemlos von der Hand. Aber in letzter Zeit ist es ihm nicht mehr möglich, sein tägliches Quantum zu kontrollieren. Er trinkt immer mehr. Wenn er nüchtern ist, kann er sich nicht daran erinnern, was er am Vortag gemacht hat, und sein Körper beginnt zu zittern. Weil seine Finger so stark zittern, ist er nicht länger imstande, seine Arbeit exakt und sauber auszuführen, und er hat Probleme, sich auf seine Aufgaben zu konzentrieren. Da er bei einer kleinen Firma beschäftigt ist, die sich keinen leistungsschwachen Mitarbeiter leisten kann, sieht sich sein Arbeitgeber gezwungen, ihm zu kündigen. Seine finanzielle Lage wird zunehmend schlechter.

Eve und die Kinder versuchen immer wieder, Thomas vom Trinken abzuhalten, aber ohne Erfolg. Sein Alkoholproblem wirkt sich auf das gesamte Familienleben aus: es finden keine fröhlichen Feiern mit den Freunden und es findet auch keine eheliche Zweisamkeit mehr statt. Nach Thomas' Entlassung erträgt Eve die Situation nicht länger. Sie reicht die Scheidung ein. Nun ist Thomas ganz allein.

Eines Tages fuhr Thomas betrunken mit dem Auto zum Sommerhaus. Er fuhr so auffällig, dass die Polizei ihn anhielt und seinen Führerschein einzog. Für lange Zeit darf er nun nicht mehr Auto fahren. Seine Betroffenheit steigerte jedoch nur seinen Alkoholkonsum. Er ist jetzt kaum mehr fähig, für sich selbst zu sorgen. Er vernachlässigt seine Körperpflege und isst unregelmäßig. Sobald er Geld in den Händen hat, vertrinkt er es.

Fallbeispiel 4

Christine ist Mitte vierzig und lebt in einem kleinen Dorf in Irland. Sie ist ledig, hat keine Kinder und wohnt alleine in einem Haus mit Garten. Christine hält sich gern in ihrem Garten auf und trifft die Nachbarn. Ihre Eltern, die in London leben, sieht sie nicht sehr oft. Sie ist Krankenschwester und hat diesen Beruf jahrelang ausgeübt.

Vor einigen Jahren hatte Christine einen schlimmen Unfall mit einer HWS-Verletzung, die eine Paraplegie zur Folge hatte. Da sie ihre Beine nicht bewegen kann, ist sie auf einen Rollstuhl angewiesen, um mobil zu sein. Darüber hinaus hatte der Unfall keine weiteren Folgen für sie.

Christine kann selbstständig vom Bett aufstehen und sich in den Rollstuhl setzen, ankleiden und ihr Essen zubereiten. Helfer des Sozialdiensts unterstützen sie einmal wöchentlich bei der Reinigung des Hauses und bei den Einkäufen.

Das größte Problem stellt sich für sie, wenn sie ausgehen möchte. Sie kann nicht ohne Hilfe Auto fahren, aber wenn sie ein adaptiertes bzw. modifiziertes Fahrzeug zur Verfügung hätte, könnte sie allein zurechtkommen. Leider ist dies gesetzlich verboten, und sie ist gezwungen, auf andere Weise für ihre Mobilität sorgen. Die öffentlichen Transportmittel sind für ihre Behinderung nicht geeignet. Christine ist daher völlig auf das Transportmittelsystem des Sozialdiensts angewiesen. Aber diese Möglichkeit ist unbefriedigend, weil sie auf dem Land lebt und lange Fahrtwege zu bewältigen sind. Es ist auch teuer.

Christine ging gern mehrmals in der Woche zur Kirche, wo sie einige Freunde traf. Durch ihre fehlende Mobilität gelingt das nun nicht mehr. Als Rollstuhlfahrerin findet sie nur schwer neue Freunde. Sie verlässt selten das Haus, weil sich dies mit dem Rollstuhl schwierig gestaltet.

Infolge des Unfalls konnte sie ihren Beruf als Krankenschwester nicht länger ausüben und wurde arbeitslos. Trotz ihrer Bemühungen findet sie als Rollstuhlfahrerin keine Arbeit. Weil sie arbeitslos ist, hat sie finanzielle Probleme und ist vom Sozialamt abhängig. Sie kann weder an sportlichen Ereignissen teilnehmen noch Reisen unternehmen.

Fallbeispiel 5

Sarah, 29 Jahre alt, lebt in Bangkok und arbeitet als Banker. Sie hat viel zu tun und arbeitet manchmal bis zu 80 Stunden in der Woche. Ihr Beruf ist stressig, aber sie liebt ihre Arbeit und ihre Freunde arbeiten ebenfalls in der Bank. Sie hat viele Freunde und geht viel aus. Besonders gerne besucht sie Konzerte, Kunstausstellungen und Sportveranstaltungen. Sie führt ein aktives Leben und hat wenig Zeit, um zu relaxen. Sie lebt alleine. Ihren Freund trifft sie, so oft es möglich ist. Ihre Mutter und ihre Schwester leben ebenso in Bangkok. Ihr Vater starb vor sechs Monaten.

Seit dem Tod ihres Vaters hat Sarah Depressionen. Ihre Arbeit ist sehr anstrengend; es gelingt ihr nur schwer, sich zu konzentrieren. Einerseits ist sie ständig müde, andererseits hat sie Schwierigkeiten, nachts zu schlafen. Ihre Hobbys interessieren sie nicht mehr, und sie ist sogar zu müde, um sich zu unterhalten. Sie fühlt sich sehr niedergeschlagen. Sarah bewältigt ihre Arbeit in der Bank nicht mehr. Ihr Vorgesetzter ist sich der Konsequenzen bewusst. Sie kann entlassen werden, wenn sie ihre Aufgaben nicht erfüllt. Ihre Kollegen sind der Meinung, dass sie sich seltsam verhält und beginnen sie zu meiden. Einige Freundinnen und Freunde weichen ihr bereits aus.

Sarah vernachlässigt ihre persönliche Pflege. Sie hat weder Appetit noch Interesse am Essen. Sie verliert Gewicht. Sie kümmert sich nicht um Haushalts- und um andere Pflichten. Sie fühlt sich wertlos und ist ohne Hoffnung. Ihr Selbstbewusstsein ist gering. Sarahs Freund und ihre Familie bemühen sich um sie und wissen, dass sie Hilfe benötigt.

Fallbeispiel 6

Maria ist 35 Jahre alt und lebt in einem Apartment in Toronto, Kanada. Sie ist geschieden und erzieht ihre beiden 6 und 7 und Jahre alten Kinder allein. Maria arbeitet ganztags als Vorschullehrerin. Sie liebt ihre Arbeit. Zum Ausgleich spielt sie dreimal wöchentlich Tennis, ein Sport, den viele ihrer Freundinnen und Freunde ebenfalls ausüben. Nach den Tennisstunden trifft man sich. Maria geht ebenso gerne tanzen. Ihre Eltern, die sie nur einmal im Jahr sieht, leben in den Vereinigten Staaten.

Vor einiger Zeit stürzte sie beim Tennis und zog sich eine schwere Knieverletzung zu. Auch nach mehreren Operationen hat sich ihr Zustand nicht gebessert und wurde chronisch. Maria fällt das Gehen schwer, so dass sie auf eine Krücke angewiesen ist. Sie läuft sehr langsam und kann keine Treppenstufen bewältigen. Da ihr Apartment im 3. Stock eines Wohnhauses ohne Aufzug liegt, kann sie nicht ausgehen. Ihre Freunde kümmern sich um die Einkäufe und bringen die Kinder zur Schule. Maria und ihre Familie müssten in eine Wohnung im Erdgeschoss umziehen.

Sie hat Schwierigkeiten bei der Erledigung der Hausarbeit. Mitarbeiter der Sozialdienste helfen ihr bei der Reinigung der Wohnung. Sie kann nicht mehr Auto fahren und ist auf öffentliche Verkehrsmittel angewiesen, die sie aber nur mit persönlicher Unterstützung benutzen kann.

Maria kann nicht mehr Tennis spielen und sieht daher ihre Freunde nicht mehr so oft wie früher. Sie kann weder tanzen gehen noch an anderen gesellschaftlichen Aktivitäten teilnehmen. Sie kann ihre Kinder nicht zu deren Aktivitäten begleiten und ist von anderen Personen abhängig.

Ein weiteres Problem ist ihre finanzielle Situation. Sie hat nicht genug Geld und muss bei ihren Freunden Schulden machen.

Fallbeispiel 7

Peter Müller ist als Frühgeburt in der 31. Schwangerschaftswoche mit einer Gehirnschädigung geboren (perventikuläre Leukomalarie mit Ventrikelererweiterung). Zusätzlich bestehen ein Krampfleiden und eine spastische Tetraparese. Nach langem Krankenhausaufenthalt wird Peter in der Familie versorgt. Zwei Jahre später wird die gesunde Schwester von Peter geboren.

Der Vater verlässt die Familie als Peter vier Jahre alt ist und sich die Mutter gegen eine Heimunterbringung oder eine andere Entlastung der Familie ausspricht. Peter wird danach allein von der Mutter versorgt. Weitere Verwandte gibt es nicht.

Peter kann nicht sprechen (nur lallen), nicht stehen und gehen, er hört und sieht schlecht. Peter benötigt umfangreiche Unterstützung bei allen Verrichtungen des täglichen Lebens (Essen, Trinken, Ausscheidung etc.) und sitzt in einem Spezialstuhl und Spezial-Kinderstuhl. Es besteht Pflegestufe 3. Er benötigt am Tag viel Zuwendung und will stetig beschäftigt werden. Bei Missfallen wird er laut, aggressiv und gestikuliert wild um sich.

Peter hat einen gestörten Schlaf-Wach-Rhythmus. Er schläft nachts meistens nur 1-2 Stunden, am Tag mehrere Stunden, längstens 5 Stunden am Stück.

Die Beziehung zu der Schwester ist schwierig. In der Schule für praktisch Bildbare wechseln oft die Bezugspersonen. Die Schule ist 32 km entfernt, Fahrzeit 60 Minuten. Zwei Nachmittage pro Woche verbringt Peter in der Lebenshilfe e.V. im Rahmen des familienentlastenden Dienstes.

Therapiert wird Peter ambulant mit Krankengymnastik, Ergotherapie, ansonsten symptomatisch nach Bedarf. Eine gezielte Sprachanbahnung und intensivere Fördermaßnahmen blieben bisher aus.

EEG-Kontrollen ca. 1/4-jährlich, regelmäßige Anfallprophylaxe. Medikamentierung: Tegretal, Lamictal 2515, Frisium, Diazepam.

Die Mutter ist offensichtlich extrem überlastet und nervös, sie ist mit der Versorgung von Peter zu Hause (nach der Schule) überfordert. Sie sei oft gereizt und am Ende ihrer Kräfte.

Fallbeispiel 8

Vorgeschichte

Die 27-jährige Susanne Schäfer leidet unter einer schizo-affektiver Psychose, die erstmals im Laufe der ersten beruflichen Tätigkeit auftrat. (Verfolgungsängste, akustische Halluzinationen, Antriebsarmut). Erste stationäre Behandlung Januar bis April 1999. Zustand nach Suizidversuch 2000 durch Sprung von einer Brücke mit Kantenabbrüchen BWK 8 und BWK 9, Schenkehalsfraktur links und Lungenkontusion. Sie sei dem Stress im Zusammenhang mit einer beruflichen Neuorientierung, mit der ein Umzug nach Berlin verbunden gewesen sei, nicht gewachsen gewesen. Dadurch sei es zu dem Suizidversuch gekommen.

Susanne hat Abitur und eine Fachhochschulausbildung in Sozialwesen abgeschlossen.

Anamnese

Susanne ist seit August 1999 arbeitsunfähig. Sie leidet gegwärtig unter einer depressiven Episode: Sie klagt über Lust- und Kraftlosigkeit, Unentschlossenheit, weine grundlos, das linke Bein schmerze ständig, sie könne keine weiten Strecken gehen, nicht knien, hocken oder klettern.

Susanne ist ledig. Sie lebt bei den Eltern, hat keine Geschwister und nur einen kleinen Freundeskreis. Eltern geben leichte soziale Unterstützung. Zwei- bis dreimal pro Woche ist sie in einer Kirchengemeinde ehrenamtlich tätig mit je zwei bis drei Stunden. Sie ist schwerbehindert mit einem GdB von 50.

Gegenwärtiger Status

Susanne wiegt 67 kg und ist 163 cm groß, ihr Allgemein- und Ernährungszustand ist gut. Sie weist eine deutliche Beinverkürzung links nach Schenkelhalsfraktur und das Trendelenburg Phänomen links (Absinken der Hüfte im Einbeinstand) auf. Ihr Herz- und Lungenbefund ist unauffällig. Sie zeigt kaum Mimik und Gestik, ihre Sprache leise und monoton, ihr Antrieb deutlich vermindert, ihr Denken ist verlangsamt und sie ist affektiv vermindert schwingungsfähig. Aktuell ist keine psychotische Symptomatik erkennbar.

Medikamentöse Therapie

Die medikamentösen Möglichkeiten sind laut fachärztlicher Einschätzung derzeit ausgeschöpft. Sinnvoll wäre eine aktivierende ambulante Psychotherapie.

Aktuelle Beschwerden

- Häufiges Grübeln, Vergesslichkeit, Konzentrationsschwäche,
- Zukunftsängste und Furcht vor Veränderungen und großen Belastungen,
- Kraftlosigkeit, Traurigkeit,
- Schmerzen linker Oberschenkel.

Berufliche Planung

Susanne wünscht eine berufliche Wiedereingliederung, befürchtet aber eine neue Krankheitsphase durch die erneute Belastung. Sie fühle sich einer zeitlich verkürzten Tätigkeit ohne höhere Anforderungen an das Konzentrationsvermögen und an die soziale Kompetenz gewachsen.

Vom Arbeitsamt werde sie inzwischen als nicht vermittelbar geführt.

4. ICF-Quiz: Der funktionale Zustand welcher Figur aus den Grimmschen Märchen wird hier beschrieben?

b850.4, b860.4, s310.2, s530+4, d175+4, d330+4, d460+4

b850 Funktionen des Haars

Funktionen, die das Haar betreffen, wie Schutz, Farbe und Aussehen

Inkl.: Funktionen des Wachstums und der Pigmentierung des Haars, Lokalisation; Funktionsstörungen wie Haarverlust oder Alopezie

b860 Funktionen der Nägel, Funktionen, die die Nägel betreffen, wie Schutz, Kratzen und Aussehen

Inkl.: Wachstum und Pigmentierung der Nägel, Qualität der Nägel

s310 Struktur der Nase

s530 Struktur des Magens

d175 Probleme lösen

Lösungen für eine Frage oder Situation zu finden, indem das Problem identifiziert und analysiert wird, Lösungsmöglichkeiten entwickelt und die möglichen Auswirkungen der Lösungen abgeschätzt werden und die gewählte Lösung umgesetzt wird, wie die Auseinandersetzung zweier Personen schlichten

Inkl.: Einfache oder komplexe Probleme lösen

Exkl.: Denken (d163); Entscheidungen treffen (d178)

d330 Sprechen

Wörter, Wendungen oder längere Passagen in mündlichen Mitteilungen mit wörtlicher und übertragener Bedeutung zu äußern, wie in gesprochener Sprache eine Tatsache ausdrücken oder eine Geschichte erzählen

d460 Sich in verschiedenen Umgebungen fortbewegen

In verschiedenen Orten und Situationen zu gehen und sich fortzubewegen, wie in einem Haus oder Gebäude von einem Raum in einen anderen gehen oder auf einer Straße einer Stadt gehen

Inkl.: Sich in seiner Wohnung umherbewegen, in der Wohnung krabbeln oder (Treppen) steigen, in anderen Gebäuden als zu Hause bzw. außerhalb seiner Wohnung oder anderen Gebäuden gehen oder sich fortbewegen

Übungen

Allgemeines Beurteilungsmerkmal:

ICF-konform	nicht ICF-konform (nur für Quiz)
.0 kein Problem	
.1 leichtes Problem	+1 leicht besser als normal
.2 mäßiges Problem	+2 mäßig besser als normal
.3 erhebliches Problem	+3 erheblich besser als normal
.4 voll ausgeprägtes Problem	+4 herausragend besser als normal

Das Quiz stammt von einem Teilnehmer der ICF-Arbeitstagung vom 31.10. bis 2.11.2005 in Bensheim/Schloss Schönberg. Zu Lösungsvorschlägen schwieg er.

Teil 4:

ICF – Internationale Klassifikation der Funktionsfähigkeit, Behinderung und Gesundheit der WHO

Kurzversion zu Ausbildungszwecken mit Definitionen, Sachindex und Anhängen 2, 3, 6 und 9 der Vollversion des ICF

Inhalt Teil 4

Vorwort zur deutschsprachigen Fassung der ICF — 161
Körperfunktionen — 165
    Kapitel 1: Mentale Funktionen — 165
        Globale mentale Funktionen (b110-b139) — 165
        Spezifische mentale Funktionen (b140-b189) — 167
    Kapitel 2: Sinnesfunktionen und Schmerz — 171
        Seh- und verwandte Funktionen (b210-b229) — 171
        Hör- und Vestibularfunktionen (b230-b249) — 172
        Weitere Sinnesfunktionen (b250-b279) — 173
        Schmerz (b280-b289) — 174
    Kapitel 3: Stimm- und Sprechfunktionen — 175
    Kapitel 4: Funktionen des kardiovaskulären, hämatologischen, Immun- und Atmungssystems — 176
        Funktionen des kardiovaskulären Systems (b410-b429) — 176
        Funktionen des hämatologischen und des Immunsystems (b430-b439) — 177
        Funktionen des Atmungssystems (b440-b449) — 177
        Weitere Funktionen und Empfindungen, die das kardiovaskuläre und Atmungssystem betreffen (b450-b469) — 178
    Kapitel 5: Funktionen des Verdauungs-, des Stoffwechsel- und des endokrinen Systems — 179
        Funktionen im Zusammenhang mit dem Verdauungssystem (b510-b539) — 179
        Funktionen im Zusammenhang mit dem Stoffwechsel- und dem endokrinen System (b540-b559) — 181
    Kapitel 6: Funktionen des Urogenital- und reproduktiven Systems — 182
        Funktionen der Harnbildung und Harnausscheidung (b610-b639) — 182
        Genital- und reproduktive Funktionen (b640-b679) — 183
    Kapitel 7: Neuromuskuloskeletale und bewegungsbezogene Funktionen — 185
        Funktionen der Gelenke und Knochen (b710-b729) — 185
        Funktionen der Muskeln (b730-b749) — 186
        Funktionen der Bewegung (b750-b789) — 187
    Kapitel 8: Funktionen der Haut und der Hautanhangsgebilde — 188
        Funktionen der Haut (b810-b849) — 188
        Funktionen des Haars und der Nägel (b850-b869) — 189
Körperstrukturen — 176
    Kapitel 1: Strukturen des Nervensystems — 190
    Kapitel 2: Das Auge, das Ohr und mit diesen in Zusammenhang stehende Strukturen — 190
    Kapitel 3: Strukturen, die an der Stimme und dem Sprechen beteiligt sind — 190
    Kapitel 4: Strukturen des kardiovaskulären, des Immun- und des Atmungssystems — 191
    Kapitel 5: Mit dem Verdauungs-, Stoffwechsel und endokrinen System in Zusammenhang stehende Strukturen — 191
    Kapitel 6: Mit dem Urogenital- und dem Reproduktionssystem im Zusammenhang stehende Strukturen — 192
    Kapitel 7: Mit der Bewegung in Zusammenhang stehende Strukturen — 192
    Kapitel 8: Strukturen der Haut und Hautanhangsgebilde — 192

Inhalt Teil 4

Aktivitäten/Teilhabe	179
Kapitel 1: Lernen und Wissensanwendung	193
Bewusste sinnliche Wahrnehmungen (d110-d129)	193
Elementares Lernen (d130-d159)	193
Wissensanwendung (d160-d179)	194
Kapitel 2: Allgemeine Aufgaben und Anforderungen	196
Kapitel 3: Kommunikation	197
Kommunizieren als Empfänger (d310-d329)	197
Kommunizieren als Sender (d330-d349)	198
Konversation und Gebrauch von Kommunikationsgeräten und -techniken (d350-d369)	198
Kapitel 4: Mobilität	199
Die Körperposition ändern und aufrecht erhalten (d410-d429)	199
Gegenstände tragen, bewegen und handhaben (d430-d449)	200
Gehen und sich fortbewegen (d450-d469)	201
Sich mit Transportmitteln fortbewegen (d470-d489)	202
Kapitel 5: Selbstversorgung	203
Kapitel 6: Häusliches Leben	205
Beschaffung von Lebensnotwendigkeiten (d610-d629)	205
Haushaltsaufgaben (d630-d649)	205
Haushaltsgegenstände pflegen und anderen helfen (d650-d669)	206
Kapitel 7: Interpersonelle Interaktionen und Beziehungen	193
Allgemeine interpersonelle Interaktionen (d710-d729)	207
Besondere interpersonelle Beziehungen (d730-d779)	208
Kapitel 8: Bedeutende Lebensbereiche	195
Erziehung/Bildung (d810-d839)	209
Arbeit und Beschäftigung (d840-d859)	210
Wirtschaftliches Leben (d860-d879)	211
Kapitel 9: Gemeinschafts-, soziales und staatsbürgerliches Leben	212
Umweltfaktoren	215
Kapitel 1: Produkte und Technologien	215
Kapitel 2: Natürliche und vom Menschen veränderte Umwelt	218
Kapitel 3: Unterstützung und Beziehungen	220
Kapitel 4: Einstellungen	223
Kapitel 5: Dienste, Systeme und Handlungsgrundsätze	225
Sachindex	230
Anhang 2: Kodierungsleitlinien für die ICF	223
Anhang 3: Mögliche Verwendungen der Liste der Aktivitäten und Partizipation [Teilhabe]	254
Anhang 6: Ethische Leitlinien zur Verwendung der ICF	259
Anhang 9: Vorschlag für einen ICF-Datensatz für optimale und minimale Gesundheits-Informationssysteme oder -erhebungen	261

Vorwort zur deutschsprachigen Fassung der ICF

Die „International Classification of Functioning, Disability and Health (ICF)" ist die Nachfolgerin der „International Classification of Impairments, Disabilities and Handicaps (ICIDH)" von 1980. Sie wurde nach einem mehrjährigen Entwicklungsprozess von der 54. Vollversammlung der WHO, an der auch Vertreter der deutschen und schweizerischen Bundesregierung teilgenommen haben, im Mai 2001 verabschiedet. Das bio-psycho-soziale Modell, das in Ansätzen der ICIDH unterlag, wurde mit der ICF erheblich erweitert und damit der Lebenswirklichkeit Betroffener besser angepasst. Insbesondere wird nun der gesamte Lebenshintergrund der Betroffenen berücksichtigt. In Deutschland wurden mit dem Neunten Buch des Sozialgesetzbuches (SGB IX) – Rehabilitation und Teilhabe behinderter Menschen – wesentliche Aspekte der ICF unter Berücksichtigung der historisch gewachsenen und anerkannten Besonderheiten aufgenommen. Bis etwa 2004 will die Schweiz in der praktischen Anwendung, der Entwicklung von Instrumenten und durch konzeptuelle Vergleiche mit bisherigen Systemen Erfahrungen sammeln. Diese Erfahrungen sollen dann die Entscheidung ermöglichen, ob die ICF in den Bereichen Sozialversicherungen, Sozialplanung und Statistik der Behinderungen als obligatorisch zu erklären ist.

Die deutschsprachige Fassung der ICF lautet „Internationale Klassifikation der Funktionsfähigkeit, Behinderung und Gesundheit". Sie wurde von Fachleuten aus Deutschland, Österreich und der Schweiz erarbeitet. Zu einer öffentlichen Korrektur wurde der Übersetzungsentwurf ins Internet gestellt. Alle Änderungsvorschläge gingen in die abschließende Erörterung des Entwurfs auf der Konsensus-Konferenz am 27. Februar 2002 in Frankfurt am Main ein. An ihr nahmen neben Mitgliedern der Übersetzergruppe auch Vertreter des deutschen Bundesministeriums für Arbeit und Sozialordnung, der Sozialversicherung, der Bundesarbeitsgemeinschaft für Rehabilitation, der Deutschen Vereinigung für die Rehabilitation Behinderter und des DIMDI teil.

Anmerkungen zur Übersetzung: Für den englischen Begriff „functioning" gibt es im Deutschen keine Entsprechung. In Abstimmung mit Österreich und der Schweiz wird er mit „Funktionsfähigkeit" übersetzt. Dieser Begriff sollte nur als klassifikationstechnischer Begriff verwendet werden. Die Übersetzung des englischen Begriffs „participation" ist „Teilhabe". Da „Teilhabe" in der Schweiz jedoch eine engere Bedeutung hat als in Deutschland, dieser Begriff in Deutschland jedoch im Sozialrecht eine zentrale Bedeutung hat, ist der englische Originalbegriff mit „Partizipation [Teilhabe]" wiedergegeben. Der englische Begriff „health condition" ist mit dem etwas engeren Begriff „Gesundheitsproblem" übersetzt.

Der Begriff der Funktionsfähigkeit eines Menschen umfasst alle Aspekte der funktionalen Gesundheit. Eine Person ist funktional gesund, wenn – vor dem Hintergrund ihrer Kontextfaktoren –

1. ihre körperlichen Funktionen (einschließlich des mentalen Bereichs) und Körperstrukturen denen eines gesunden Menschen entsprechen (Konzepte der Körperfunktionen und -strukturen),
2. sie all das tut oder tun kann, was von einem Menschen ohne Gesundheitsproblem (ICD) erwartet wird (Konzept der Aktivitäten),
3. sie ihr Dasein in allen Lebensbereichen, die ihr wichtig sind, in der Weise und dem Umfang entfalten kann, wie es von einem Menschen ohne gesundheitsbedingte Beeinträchtigung der Körperfunktionen oder -strukturen oder der Aktivitäten erwartet wird (Konzept der Partizipation [Teilhabe] an Lebensbereichen).

Der Behinderungsbegriff der ICF ist der Oberbegriff zu jeder Beeinträchtigung der Funktionsfähigkeit eines Menschen. Er ist damit umfassender als der Behinderungsbegriff des SGB IX. Um Missverständnisse zu vermeiden, sollte im Sozialbereich in Deutschland nur der Behinderungsbegriff des SGB IX verwendet werden.

Viele der hier gemachten Aussagen konnten nur auf der Grundlage der Begrifflichkeit und des Modells der ICF formuliert werden und wären auf der Basis der ICIDH von 1980 nicht möglich gewesen. Die Unterschiede zwischen der ICIDH und der ICF können tabellarisch wie folgt zusammengefasst werden:

	ICIDH	ICF
Konzept:	Kein übergreifendes Konzept	Konzept der funktionalen Gesundheit (Funktionsfähigkeit)
Grundmodell:	Krankheitsfolgenmodell	Bio-psycho-soziales Modell der Komponenten von Gesundheit.
Orientierung:	Defizitorientiert: Es werden Behinderungen klassifiziert.	Ressourcen- und defizitorientiert: Es werden Bereiche klassifiziert, in denen Behinderungen auftreten können. Es können unmittelbar positive und negative Bilder der Funktionsfähigkeit erstellt werden.
Behinderung:	Formaler Oberbegriff zu Schädigungen, Fähigkeitsstörungen und (sozialen) Beeinträchtigungen. Keine explizite Bezugnahme auf Kontextfaktoren.	Formaler Oberbegriff zu Beeinträchtigungen der Funktionsfähigkeit unter expliziter Bezugnahme auf Kontextfaktoren.
Grundlegende Aspekte:	• Schädigung • Fähigkeitsstörung • (soziale) Beeinträchtigung	• Körperfunktionen und -strukturen Störungsbegriff: Schädigung (Funktionsstörung, Strukturschaden) • Aktivitäten. Störungsbegriff: Beeinträchtigung der Aktivität • Partizipation [Teilhabe]. Störungsbegriff: Beeinträchtigung der Partizipation [Teilhabe]

	ICIDH	ICF
Soziale Beeinträchtigung:	Attribut einer Person	Partizipation [Teilhabe] und deren Beeinträchtigung definiert als Wechselwirkung zwischen dem gesundheitlichen Problem (ICD) einer Person und ihren Umweltfaktoren.
Umweltfaktoren:	Bleiben unberücksichtigt	Umweltfaktoren sind integraler Bestandteil des Konzept und werden klassifiziert
Personbezogene (persönliche) Faktoren:	Werden höchstens implizit berücksichtigt.	Werden explizit erwähnt, aber nicht klassifiziert.
Anwendungsbereich:	Nur im gesundheitlichen Kontext	

Bei der Übersetzung sind die Beteiligten übereingekommen, aus Gründen der Einfachheit und Lesbarkeit nur die männliche Form zu verwenden. Selbstverständlich ist hierbei die weibliche Form immer mit gemeint.

Die Übersetzung der ICF und ihrer Fassungen im Entwicklungsprozess erfolgte ehrenamtlich und mit großem Engagement. Hierfür sei allen Übersetzerinnen und Übersetzern herzlich gedankt. An der Übersetzung haben mitgewirkt:

Liselotte **Archinal-Steyer**, Verband Deutscher Rentenversicherungsträger, Frankfurt am Main; Dr. med. Ingrid-Ursula **Aster-Schenck**, Bundesversicherungsanstalt für Angestellte, Berlin; Dr. med. Holger **Aulepp**, Klinik Borkum Riff der Bundesversicherungsanstalt für Angestellte, Borkum; Prof. Dr. Ulla **Beushausen**, Fachhochschule Hildesheim, Hildesheim; Prof. Samia **Bishun**, Webster University, Wien; Sylvia **Braun-Frommelt**, Schaufling; Dr. med. Otto Anton **Brusis**, Albert-Schweitzer-Klinik, Königsfeld; Prof. Dr. Christian **Bühler**, Evangelische Stiftung Volmarstein, Forschungsinstitut Technologie – Behindertenhilfe, Wetter/Ruhr; Dr. med. Wolfgang **Cibis**, Verband Deutscher Rentenversicherungsträger, Frankfurt am Main; Prof. Dr. med. Eberhard **Conradi**, Charité, Berlin; Dipl-soz. Dipl. psych. Susanne **Döll**, Verband Deutscher Rentenversicherungsträger, Frankfurt am Main; Dr. med. Rüdiger **Doßmann**, Reha-Klinik Taubertal der BfA, Bad Mergentheim; Dr. med. Peter **Frommelt**, Asklepios Klinik, Schaufling; Dr. med. Christa **Häser**, Schwabinger Krankenhaus, München; Prof. Dr. **Hess**, Universitätsklinikum Eppendorf, Abteilung für Hör-, Stimm- und Sprachheilkunde, Hamburg; Dr. phil. Judith **Hollenweger**, Pädagogische Hochschule Zürich; Dr. med. Holger **Hoppe**, Reha-Zentrum Marzahn GmbH, Berlin; Dr. med. Elisabeth **Hüller**, Verband Deutscher Rentenversicherungsträger, Frankfurt am Main; Dr. med. Hanno **Irle**, Bundesversicherungsanstalt für Angestellte, Berlin; Prof. Dr. med. Wilfried H. **Jäckel**, Hochrheininstitut für Rehabilitationsforschung, Bad Säckingen; Prof. Dr. med. Kurt-Alfons **Jochheim**, Deutsche Vereinigung für die Rehabilitation Behinderter, Heidelberg; Dr. phil. Christiane **Meyer-Bornsen**,

Neurologisches Krankenhaus Rosenhügel, Wien; Dr. med Friedhart **Raschke**, Institut für Rehabilitationsforschung, Norderney; cand. med. Laura L. **Sattler**, Humboldt-Universität, Berlin; Dorothea **Schuntermann**, M.A., Technische Universität, Berlin; Dr. med. Wilfried **Schupp**, Fachklinik Herzogenaurach, Herzogenaurach; Priv.-Doz. Dr. med. Michael **Seidel**, v. Bodelschwinghsche Anstalten Bethel, Bielefeld; Dr. med. Eberhard **Zillessen**, Klinik Niederrhein der LVA Rheinprovinz, Bad Neuenahr-Ahrweiler.

Unser Dank gilt auch Ms. Angela **Harth**, MSc, BG Unfallklinik, Ludwigshafen, für die Prüfung der Übersetzung und Rückübersetzung schwieriger Passagen der ICF.

Zu danken ist darüber hinaus allen Experten aus Österreich, der Schweiz und Deutschland, die sich an der öffentlichen Korrektur des deutschen Entwurfs der ICF über das Internet beteiligt haben.

Der Verband Deutscher Rentenversicherungsträger hat die Arbeiten während des gesamten Entwicklungsprozesses der ICF dankenswerterweise finanziell, personell und ideell unterstützt. Ohne diese Hilfe hätte die Übersetzung nicht so schnell erfolgen können. Die Deutsche Vereinigung für die Rehabilitation Behinderter (DVfR), Heidelberg, und die die Bundesarbeitsgemeinschaft für Rehabilitation (BAR), Frankfurt am Main, haben sich intensiv an der Erarbeitung der deutschen Fassung der ICF beteiligt und in ihren Publikationsorganen auf die ICF hingewiesen.

Zu danken ist schließlich dem Bundesministerium für Gesundheit, Berlin und Bonn, für die Zuwendung zu ungedeckten Kosten für die Koordination und Revision der ICIDH in deutscher Sprache und dem Bundesministerium für Arbeit und Sozialordnung für die aktive Mitwirkung am Revisionsverfahren und bei der Erarbeitung der deutschen Fassung der ICF.

Im Juli 2002

Dr. rer. pol. Michael F. Schuntermann

Koordinator für die deutschsprachige Fassung der ICF

Verband Deutscher Rentenversicherungsträger,
Rehabilitationswissenschaftliche Abteilung

Eysseneckstr. 55, D-60322 Frankfurt am Main

Tel.: +49 (0) 69 15 22 317, Fax: +49 (0) 69 15 22 259,
E-Mail: Michael.Schuntermann@VDR.de

Körperfunktionen

Kapitel 1: Mentale Funktionen

Dieses Kapitel befasst sich mit den Funktionen des Gehirns: den globalen mentalen Funktionen wie Funktionen des Bewusstseins sowie den Funktionen der psychischen Energie und des Antriebs und den spezifischen mentalen Funktionen wie Funktionen des Gedächtnisses, kognitiv-sprachlichen Funktionen und Funktionen des Rechenvermögens.

Globale mentale Funktionen (b110-b139)	
b110	**Funktionen des Bewusstseins**
	Allgemeine mentale Funktionen, die die bewusste Wahrnehmung und Wachheit einschließlich Klarheit und Kontinuität des Wachheitszustandes betreffen
	Inkl.: Funktionen, die Zustand, Kontinuität und Qualität des Bewusstseins betreffen; Bewusstseinsverlust, Koma, vegetativer Status (Apallisches Syndrom), Dämmerzustand (Fuge), Trance, Besessenheit, drogeninduzierte Bewusstseinsveränderungen, Delir, Stupor
	Exkl.: Funktionen der Orientierung (b114); Funktionen der psychischen Energie und des Antriebs (b130); Funktionen des Schlafes (b134)
b114	**Funktionen der Orientierung**
	Allgemeine mentale Funktionen, die Selbstwahrnehmung, Ich-Bewusstsein und realistische Wahrnehmung anderer Personen sowie der Zeit und der Umgebung betreffen
	Inkl.: Funktionen der Orientierung zu Zeit, Ort und Person sowie der Orientierung zur eigenen Person und zu anderen Personen; Desorientierung zu Zeit, Ort und Person
	Exkl.: Funktionen des Bewusstseins (b110); Funktionen der Aufmerksamkeit (b140); Funktionen des Gedächtnisses (b144)

b117	**Funktionen der Intelligenz**
	Allgemeine mentale Funktionen, die erforderlich sind, die verschiedenen mentalen Funktionen einschließlich aller kognitiven Funktionen zu verstehen und konstruktiv zu integrieren sowie diese über die gesamte Lebensdauer hinweg fortzuentwickeln
	Inkl.: Die Intelligenzentwicklung betreffende Funktionen; intellektuelle und mentale Retardierung, Demenz
	Exkl.: Funktionen des Gedächtnisses (b144); Funktionen des Denkens (b160); Höhere kognitive Funktionen (b164)
b122	**Globale psychosoziale Funktionen**
	Sich über das gesamte Leben entwickelnde allgemeine mentale Funktionen, die für das Verständnis und die konstruktive Integration jener mentalen Funktionen erforderlich sind, die zur Bildung interpersoneller Fähigkeiten führen, welche für den Aufbau reziproker sozialer Interaktionen, die sinnvoll und zweckmäßig sind, benötigt werden
	Inkl.: Störungen wie bei Autismus
b126	**Funktionen von Temperament und Persönlichkeit**
	Allgemeine mentale Funktionen, die das anlagebedingte Naturell einer Person betreffen, individuell auf Situationen zu reagieren, einschließlich der psychischen Charakteristika, die eine Person von einer anderen unterscheiden
	Inkl.: Funktionen, die Extraversion, Introversion, Umgänglichkeit, Gewissenhaftigkeit, psychische und emotionale Stabilität, Offenheit gegenüber Erfahrungen, Optimismus, Neugier, Vertrauen und Zuverlässigkeit betreffen
	Exkl.: Funktionen der Intelligenz (b117); Funktionen der psychischen Energie und des Antriebs (b130); Psychomotorische Funktionen (b147); Emotionale Funktionen (b152)

Körperfunktionen

b130	**Funktionen der psychischen Energie und des Antriebs**
	Allgemeine mentale Funktionen, die physiologische und psychologische Vorgänge betreffen, welche bei einer Person ein nachhaltiges Streben nach Befriedigung bestimmter Bedürfnisse und die Verfolgung allgemeiner Ziele verursachen
	Inkl.: Funktionen, die psychische Energie, Motivation, Appetit, Sucht (einschließlich Sucht nach Substanzen, die zu einer Abhängigkeit führen) und Impulskontrolle betreffen
	Exkl.: Funktionen des Bewusstseins (b110); Funktionen des Temperaments und der Persönlichkeit (b126); Funktionen des Schlafes (b134); Psychomotorische Funktionen (b147); Emotionale Funktionen (b152)
b134	**Funktionen des Schlafes**
	Allgemeine mentale Funktionen, die sich in einer periodischen, reversiblen und selektiven physischen und mentalen Loslösung von der unmittelbaren Umgebung äußern, und die von charakteristischen physiologischen Veränderungen begleitet sind
	Inkl.: Funktionen, die Schlafdauer, Schlafbeginn, Aufrechterhaltung des Schlafs, Schlafqualität, Schlafzyklus betreffen, wie bei Insomnie, Hypersomnie, Narkolepsie
	Exkl.: Funktionen des Bewusstseins (b110); Funktionen der psychischen Energie und des Antriebs (b130); Funktionen der Aufmerksamkeit (b140); Psychomotorische Funktionen (b147)
b139	**Globale mentale Funktionen, anders oder nicht näher bezeichnet**
Spezifische mentale Funktionen (b140–b189)	
b140	**Funktionen der Aufmerksamkeit**
	Spezifische mentale Funktionen, die die Fokussierung auf einen externen Reiz oder auf innere Vorgänge für eine geforderte Zeitspanne betreffen
	Inkl.: Funktionen, die Daueraufmerksamkeit, Wechsel der Aufmerksamkeit, geteilte Aufmerksamkeit, mit anderen geteilte Aufmerksamkeit, Konzentration und Ablenkbarkeit betreffen
	Exkl.: Funktionen des Bewusstseins (b110); Funktionen der psychischen Energie und des Antriebs (b130); Funktionen des Schlafes (b134); Funktionen des Gedächtnisses (b144); Psychomotorische Funktionen (b147); Funktionen der Wahrnehmung (b156)

Körperfunktionen

b144	**Funktionen des Gedächtnisses**
	Spezifische mentale Funktionen, die die adäquate Registrierung, die Speicherung und den Abruf von Informationen betreffen
	Inkl.: Funktionen, die Kurzzeitgedächtnis und Langzeitgedächtnis, Sofort-, Frisch- und Altgedächtnis, Gedächtnisspanne und Abrufen betreffen; Funktionen, die beim Wiedererkennen und Lernen benutzt werden, wie bei nominaler, selektiver und dissoziativer Amnesie
	Exkl.: Funktionen des Bewusstseins (b110); Funktionen der Orientierung (b114); Funktionen der Intelligenz (b117); Funktionen der Aufmerksamkeit (b140); Funktionen der Wahrnehmung (b156); Funktionen des Denkens (b160); Höhere kognitive Funktionen (b164); Kognitiv-sprachliche Funktionen (b167); Das Rechnen betreffende Funktionen (b172)
b147	**Psychomotorische Funktionen**
	Spezifische mentale Funktionen, die die Kontrolle über motorische und psychologische Vorgänge auf körperlicher Ebene betreffen
	Inkl.: Funktionen, die die psychomotorische Kontrolle betreffen, wie bei psychomotorischer Retardierung, Erregung und Agitiertheit, Katatonie, Negativismus, Ambitendenz, Echopraxie und Echolalie; Qualität der psychomotorischen Funktionen
	Exkl.: Funktionen des Bewusstseins (b110); Funktionen der Orientierung (b114); Funktionen der Intelligenz (b117); Funktionen der psychischen Energie und des Antriebs (b130); Funktionen der Aufmerksamkeit (b140); Kognitiv-sprachliche Funktionen (b167); Mentale Funktion, die die Durchführung komplexer Bewegungshandlungen betreffen (b176)
b152	**Emotionale Funktionen**
	Spezifische mentale Funktionen, die im Zusammenhang mit Gefühlen und den affektiven Komponenten von Bewusstseinsprozessen stehen
	Inkl.: Funktionen, die (Situations)Angemessenheit der Emotion, affektive Kontrolle und Schwingungsfähigkeit betreffen; Affekt; Trauer, Glück; Liebe, Furcht, Ärger, Hass, Anspannung, Angst, Freude, Sorgen; emotionale Labilität; Affektverflachung
	Exkl.: Funktionen von Temperament und Persönlichkeit (b126); Funktionen der psychischen Energie und des Antriebs (b130)

b156	**Funktionen der Wahrnehmung**
	Spezifische mentale Funktionen, die die Erkennung und Interpretation sensorischer Reize betreffen
	Inkl.: Funktionen, die visuelle, auditive, olfaktorische, gustatorische, taktile und räumlich-visuelle Wahrnehmung betreffen, wie bei Halluzination oder Illusion
	Exkl.: Funktionen des Bewusstseins (b110); Funktionen der Orientierung (b114); Funktionen der Aufmerksamkeit (b140); Funktionen des Gedächtnisses (b144); Kognitiv-sprachliche Funktionen (b167); Seh- und verwandte Funktionen (b210 bis b229), Hör- und Vestibularfunktionen (b230 bis b249); weitere Sinnesfunktionen (b250 bis b279)
b160	**Funktionen des Denkens**
	Spezifische mentale Funktionen, die im Zusammenhang mit dem formalen und inhaltlichen Ablauf des Denkens stehen
	Inkl.: Funktionen, die Tempo, Form, Kontrolle und Inhalt des Denkens betreffen; Funktionen, die zielgerichtetes und nicht zielgerichtetes Denken betreffen; Funktionen, die logisches Denken betreffen, wie bei Gedankendruck, Ideenflüchtigkeit, Denkhemmung, inkohärentes Denken, Vorbeidenken/Vorbeireden, umständliches Denken, Wahn, Zwangsgedanken, Zwangshandlungen
	Exkl.: Funktionen der Intelligenz (b117); Funktionen des Gedächtnisses (b144); Psychomotorische Funktionen (b147); Funktionen der Wahrnehmung (b156); Höhere kognitive Funktionen (b164); Kognitiv-sprachliche Funktionen (b167); Das Rechnen betreffende Funktionen (b172)
b164	**Höhere kognitive Funktionen**
	Spezifische mentale Funktionen, die insbesondere von den Frontallappen des Gehirns abhängen, einschließlich komplexe zielgerichtete Verhaltensweisen wie Entscheidungen treffen, abstrakt denken sowie einen Plan aufstellen und durchführen, mentale Flexibilität, sowie entscheiden, welche Verhaltensweisen unter welchen Umständen angemessen sind (häufig „exekutive Funktionen" genannt)
	Inkl.: Funktionen, die Abstraktionsvermögen und Ordnen von Ideen betreffen; Zeitmanagement, Einsichts- und Urteilsvermögen; Konzeptbildung, Kategorisierung und kognitive Flexibilität
	Exkl.: Funktionen des Gedächtnisses (b144); Funktionen des Denkens (b160); Kognitiv-sprachliche Funktionen (b167); Das Rechnen betreffende Funktionen (b172)

b167	**Kognitiv-sprachliche Funktionen**
	Spezifische mentale Funktionen, die das Erkennen und Verwenden von Zeichen, Symbolen und anderen Teilbereichen einer Sprache betreffen
	Inkl.: Funktionen, die Verständnis und Entschlüsselung von gesprochener, geschriebener oder anderer Formen von Sprache wie Gebärdensprache betreffen; Funktionen, die das Ausdrucksvermögen in gesprochener, geschriebener oder anderer Form von Sprache betreffen; integratives Sprachvermögen in Sprache und Schrift, wie sie an der sensorischen (rezeptiven), motorischen (expressiven), Broca-, Wernicke- und Leitungsaphasie beteiligt sind
	Exkl.: Funktionen der Aufmerksamkeit (b140); Funktionen des Gedächtnisses (b144); Funktionen der Wahrnehmung (b156); Funktionen des Denkens (b160); Höhere kognitive Funktionen (b164); Das Rechnen betreffende Funktionen (b172); Mentale Funktion, die die Durchführung komplexer Bewegungshandlungen betreffen (b176); Kapitel 2: Sinnesfunktionen und Schmerz, Kapitel 3: Stimm- und Sprechfunktionen
b172	**Das Rechnen betreffende Funktionen**
	Spezifische mentale Funktionen, die Bestimmung, Abschätzung von und Umgang mit mathematischen Symbolen und Verfahren betreffen
	Inkl.: Funktionen, die Addition, Subtraktion und andere einfache mathematische Rechenarten betreffen; Funktionen, die komplexe mathematische Operationen betreffen
	Exkl.: Funktionen der Aufmerksamkeit (b140); Funktionen des Gedächtnisses (b144); Funktionen des Denkens (b160); Höhere kognitive Funktionen (b164); Kognitiv-sprachliche Funktionen (b167)
b176	**Mentale Funktion, die die Durchführung komplexer Bewegungshandlungen betreffen**
	Spezifische mentale Funktionen, die die Aufeinanderfolge und Koordination komplexer, zweckgerichtete Bewegungen betreffen
	Inkl.: Funktionsstörungen wie ideatorische, ideomotorische, Ankleide-, okulomotorische, Sprech-Apraxie
	Exkl.: Psychomotorische Funktionen (b147); Höhere kognitive Funktionen (b164); Kapitel 7: Neuromuskuloskeletale und die Bewegung betreffende Funktionen

b180	**Die Selbstwahrnehmung und die Zeitwahrnehmung betreffende Funktionen**
	Spezifische mentale Funktionen, die im Zusammenhang mit der bewussten Wahrnehmung der eigenen Identität, des eigenen Körpers, der eigenen Position in der eigenen realen Umwelt sowie der Zeit stehen
	Inkl.: Funktionen, die Selbsterfahrung, Körperschema und Zeitwahrnehmung betreffen
b189	**Spezielle mentale Funktionen, anders oder nicht näher bezeichnet**
b198	**Mentale Funktionen, anders bezeichnet**
b199	**Mentale Funktionen, nicht näher bezeichnet**

Kapitel 2: Sinnesfunktionen und Schmerz

Dieses Kapitel befasst sich mit den Funktionen der Sinne wie Sehen, Hören, Schmecken usw. sowie mit Schmerzempfindung.

Seh- und verwandte Funktionen (b210-b229)	
b210	**Funktionen des Sehens (Sehsinn)**
	Sinnesfunktionen bezüglich der Wahrnehmung von Licht sowie von Form, Größe, Gestalt und Farbe des visuellen Reizes
	Inkl.: Die Sehschärfe betreffende Funktionen; das Gesichtsfeld betreffende Funktionen; Qualität des Sehvermögens; Licht- und Farbwahrnehmung, Sehschärfe bei Weit- und Nahsicht, einäugiges (monoculares) und beidäugiges (binoculares) Sehen; Bildqualität; Funktionsstörungen wie Kurzsichtigkeit (Myopie), Weitsichtigkeit (Hypermetropie), Hornhautverkrümmung (Astigmatismus), Halbseitenblindheit (Hemianopsie), Farbenblindheit, Tunnelsehen, zentrale oder periphere Gesichtsfeldausfälle (Skotome), Doppelbilder (Diplopie), Nachtblindheit, Hell- Dunkeladaptation
	Exkl.: Funktionen der Wahrnehmung (b156)

Körperfunktionen

b215	**Funktionen von Strukturen, die in Verbindung mit dem Auge stehen**
	Funktion der Strukturen im Auge und um das Auge herum, die das Sehen ermöglichen
	Inkl.: Funktion der inneren Augenmuskeln, des Augenlids, der äußeren Augenmuskeln einschließlich der willkürlichen Bewegungen des Auges, der Augenfolgebewegungen und der Fähigkeit zur Fixierung des Auges, Tränendrüsen, Fähigkeit des Auges zur Scharfeinstellung (Akkomodation), Pupillenreaktion; Funktionsstörungen wie unwillkürliche ruckartige Augenbewegungen (Nystagmus), Augentrockenheit (Xerophthalmie), Herabhängen des Augenlids (Ptosis)
	Exkl.: Funktionen des Sehens (Sehsinn) (b210); Kapitel 7: Neuromuskuloskeletale Funktionen und die Bewegung betreffende Funktionen
b220	**Mit dem Auge und angrenzenden Strukturen verbundene Empfindungen**
	Empfindungen von Augenermüdung, von trockenen, juckenden Augen oder ähnliche Gefühle
	Inkl.: Empfindungen von Druck hinter dem Auge, Fremdkörpergefühl, Überanstrengung der Augen, Augenbrennen oder Augenreizung
	Exkl.: Schmerz (b280)
b229	**Seh- und verwandte Funktionen, anders oder nicht näher bezeichnet**
Hör- und Vestibularfunktionen (b230-b249)	
b230	**Funktionen des Hörens (Hörsinn)**
	Sinnesfunktionen bezüglich der Wahrnehmung von Tönen oder Geräuschen und der Unterscheidung von deren Herkunftsort, Tonhöhe, Lautstärke und Qualität
	Inkl.: Funktionen des Hörens, akustische Differenzierung, Ortung der Geräuschquelle, Richtungshören, Spracherkennung; Funktionsstörungen wie Taubheit, Schwerhörigkeit, Einschränkung des Hörvermögens, Hörverlust
	Exkl.: Funktionen der Wahrnehmung (b156); kognitiv-sprachliche Funktionen (b167)

b235	**Vestibuläre Funktionen**
	Sinnesfunktionen des Innenohrs, die Lage, Gleichgewicht und Bewegung betreffen
	Inkl.: Funktionen, die die Position und den Lagesinn sowie das Körpergleichgewicht und die Bewegung betreffen
	Exkl.: Mit den Hör- und vestibulären Funktionen verbundene Empfindungen (b240)
b240	**Mit den Hör- und vestibulären Funktionen verbundene Empfindungen**
	Schwindelgefühl, Gefühl des Fallens, Ohrgeräusche (Tinnitus) und Schwindel (Vertigo)
	Inkl.: Ohrenklingeln, Reizgefühl im Ohr, Druck im Ohr, Übelkeit in Verbindung mit Schwindelgefühl oder Schwindel
	Exkl.: Vestibuläre Funktionen (b235); Schmerz (b280)
b249	**Hör- und Vestibularfunktionen, anders oder nicht näher bezeichnet**

Weitere Sinnesfunktionen (b250-b279)

b250	**Funktionen des Schmeckens (Geschmackssinn)**
	Sinnesfunktionen, die die Wahrnehmung der Geschmacksqualitäten bitter, süß, sauer und salzig betreffen
	Inkl.: Funktionen des Schmeckens, des Geschmackssinns; Funktionsstörungen wie Verlust des Geschmacksvermögens (Ageusie) und Verminderung des Geschmacksvermögens (Hypogeusie)
b255	**Funktionen des Riechens (Geruchssinn)**
	Sinnesfunktionen, die die Wahrnehmung von Gerüchen und Düften betreffen
	Inkl.: Funktionen des Riechens; Funktionsstörungen wie fehlendes Geruchsvermögens (Anosmie) oder vermindertes Geruchsvermögen (Hyposmie)

b260	**Die Proprioception betreffende Funktionen**
	Sinnesfunktionen, die die Wahrnehmung der Position der einzelnen Körperteile in Relation zum Körper betreffen
	Inkl.: Funktionen der Wahrnehmung der Körperposition (Statästhesie) und einer Körperbewegung (Kinästhesie)
	Exkl.: Vestibuläre Funktionen (b235); Mit den Funktionen der Muskeln und der Bewegung im Zusammenhang stehende Empfindungen (b780)
b265	**Funktionen des Tastens (Tastsinn)**
	Sinnesfunktionen, die das Erkennen von Oberflächen sowie deren Beschaffenheit oder Qualität betreffen
	Inkl.: Funktionen des Tastens; Funktionsstörungen wie Taubheitsgefühle, Berührungsunempfindlichkeit (Anästhesie), Kribbelparästhesien, Missempfindungen (Parästhesien), Überempfindlichkeiten (Hyperästhesien)
	Exkl.: Sinnesfunktionen bezüglich Temperatur und anderer Reize (b270)
b270	**Sinnesfunktionen bezüglich Temperatur und anderer Reize**
	Sinnesfunktionen, die die Wahrnehmung von Temperatur, Vibration, Druck und schädigenden Reizen betreffen
	Inkl.: Funktionen, die das Empfinden von Temperatur, Vibration, Erschütterung oder Schwingungen, oberflächlichem Druck, tiefem Druck, Brennen oder schädlichen Reizen betreffen
	Exkl.: Funktionen des Tastens (Tastsinn) (b265)
b279	**Weitere Sinnesfunktionen, anders oder nicht näher bezeichnet**
Schmerz (b280-b289)	
b280	**Schmerz**
	Empfinden eines unangenehmen Gefühls, das mögliche oder tatsächliche Schäden einer Körperstruktur anzeigt
	Inkl.: Allgemeiner oder umschriebener Schmerz in einem oder mehreren Körperteilen, Schmerz in einem Dermatom, stechender, brennender, dumpfer, quälender Schmerz; Muskelschmerz (Myalgie), aufgehobene Schmerzempfindung (Analgesie), gesteigerte Schmerzempfindung (Hyperalgesie)
b289	**Schmerz, anders oder nicht näher bezeichnet**
b298	**Sinnesfunktionen und Schmerz, anders bezeichnet**
b299	**Sinnesfunktionen und Schmerz, nicht näher bezeichnet**

Kapitel 3: Stimm- und Sprechfunktionen

Dieses Kapitel befasst sich mit Funktionen, die die Lauterzeugung und das Sprechen betreffen

b310	**Funktionen der Stimme**
	Funktionen, die die Bildung verschiedener Laute während der Luftpassage durch den Kehlkopf betreffen
	Inkl.: Funktionen der Stimmerzeugung und -qualität; Funktionen der Phonation, der Tonhöhe, der Lautstärke und anderer Stimmqualitäten; Funktionsstörungen wie bei Aphonie, Dysphonie, Heiserkeit, Hypernasalität, Hyponasalität
	Exkl.: Kognitiv-sprachliche Funktionen (b167); Artikulationsfunktionen (b320)
b320	**Artikulationsfunktionen**
	Funktionen, die die Bildung der Sprechlaute betreffen
	Inkl.: Funktionen, die Aussprache und Lautartikulation betreffen; Funktionsstörungen wie spastische, ataktische, schlaffe Dysarthrie; Anarthrie
	Exkl.: Kognitiv-sprachliche Funktionen (b167); Funktionen der Stimme (b310)
b330	**Funktionen des Redeflusses und Sprechrhythmus**
	Funktionen, die die Ausprägung des Sprechflusses und -tempos betreffen
	Inkl.: Funktionen des Flusses, des Rhythmus, der Geschwindigkeit und Melodie des Sprechens; Prosodie und Intonation; Funktionsstörungen wie Stottern, Stammeln, Poltern, Bradylalie und Tachylalie
	Exkl.: Kognitiv-sprachliche Funktionen (b167); Funktionen der Stimme (b310); Artikulationsfunktionen (b320)
b340	**Alternative stimmliche Äußerungen**
	Funktionen, die die Erzeugung anderer Arten stimmlicher Äußerungen betreffen
	Inkl.: Funktionen, die die Erzeugung von Tönen und die Variation lautlicher Äußerungen betreffen, wie beim Singen, Sprechgesang, Plappern, Summen; lautes Weinen und Schreien
	Exkl.: Kognitiv-sprachliche Funktionen (b167); Funktionen der Stimme (b310); Artikulationsfunktionen (b320); Funktionen des Redeflusses und des Sprechrhythmus (b330)
b398	**Stimm- und Sprechfunktionen, anders bezeichnet**
b399	**Stimm- und Sprechfunktionen, nicht näher bezeichnet**

Kapitel 4: Funktionen des kardiovaskulären, hämatologischen, Immun- und Atmungssystems

Dieses Kapitel befasst sich mit Funktionen, die am kardiovaskulären System (Funktionen des Herzens und der Blutgefäße), am hämatologischen und Immunsystem (Funktionen der Blutbildung und der Immunität) und am Atmungssystem (Funktionen des Atmens und Funktionen der kardiorespiratorischen Belastbarkeit) beteiligt sind.

Funktionen des kardiovaskulären Systems (b410-b429)	
b410	**Herzfunktionen**
	Pumpfunktionen des Herzens zur Sicherstellung der Blutzufuhr zum Körper mit adäquatem oder erforderlichem Volumen und Druck
	Inkl.: Funktionen von Herzfrequenz, Herzrhythmus und Herzminutenvolumen, Kontraktionskraft der Ventrikel, Herzklappenfunktion, Lungenkreislauf, Füllungsdynamik; Funktionsstörungen wie bei Herzinsuffizienz, Kardiomyopathie, Myokarditis, Koronarinsuffizienz, Tachykardie, Bradykardie, Herzrhythmusstörungen
	Exkl.: Blutgefäßfunktionen (b415); Blutdruckfunktionen (b420); Funktionen der kardiorespiratorischen Belastbarkeit (b455)
b415	**Blutgefäßfunktionen**
	Funktionen, die den Bluttransport durch den Körper betreffen
	Inkl.: Funktionen der Arterien, Kapillaren und Venen; Vasomotorik; Funktionen der pulmonalen Arterien, Kapillaren und Venen; Funktionen der Venenklappen; Funktionsstörungen wie Verschluss oder Stenose von Arterien; Atherosklerose; Arteriosklerose; Thromboembolie; Varizen
	Exkl.: Herzfunktionen (b410); Blutdruckfunktionen (b420); Funktionen des hämatologischen Systems (b430); Funktionen der kardiorespiratorischen Belastbarkeit (b455)
b420	**Blutdruckfunktionen**
	Funktionen, die die Aufrechterhaltung des arteriellen Blutdrucks betreffen
	Inkl.: Blutdruckstabilität; erhöhter und erniedrigter Blutdruck; Funktionsstörungen wie bei Hypotonie, Hypertonie, orthostatischer Blutdruckabfall
	Exkl.: Herzfunktionen (b410); Blutgefäßfunktionen (b415); Funktionen der kardiorespiratorischen Belastbarkeit (b455)

b429	**Funktionen des kardiovaskulären Systems, anders oder nicht näher bezeichnet**

Funktionen des hämatologischen und des Immunsystems (b430-b439)

b430	**Funktionen des hämatologischen Systems** Funktionen, die die Blutbildung, den Sauerstoff- und Metaboliten-Transport sowie die Blutgerinnung betreffen *Inkl.: Funktionen der Blutbildung und des Knochenmarks; Sauerstofftransportfunktion des Blutes; Blutzellen-bezogene Milzfunktionen; Metaboliten-Transportfunktion des Blutes; Blutgerinnung; Funktionsstörungen wie Anämie, Hämophilie und andere Gerinnungsstörungen* *Exkl.: Funktionen des kardiovaskulären Systems (b410-b429); Funktionen des Immunsystems (b435); Funktionen der kardiorespiratorischen Belastbarkeit (b455)*
b435	**Funktionen des Immunsystems** Schutzfunktionen des Körpers mittels spezifischer oder unspezifischer Immunantwort gegen Fremdsubstanzen, einschließlich Infektionen *Inkl.: Immunantwort (spezifisch und unspezifisch); Hypersensitivität; Funktionen der Lymphknoten und -gefäße; Funktionen der zellulären und nicht-zellulären Immunität; Reaktion auf Immunisierung; Funktionsstörungen wie Autoimmunität; allergische Reaktionen; Lymphadenitis; Lymphödem* *Exkl.: Funktionen des hämatologischen Systems (b430)*
b439	**Funktionen des hämatologischen und Immunsystems, anders oder nicht näher bezeichnet**

Funktionen des Atmungssystems (b440-b449)

b440	**Atmungsfunktionen** Funktionen, die Inspiration, Gasaustausch zwischen Luft und Blut sowie Exspiration betreffen *Inkl.: Funktionen der Atemfrequenz, des Atemrhythmus und der Atemtiefe; Funktionsstörungen wie Apnoe; Hyperventilation; unregelmäßige Atmung; paradoxe Atmung; pulmonales Emphysem; Bronchospasmus* *Exkl.: Funktionen der Atemmuskulatur (b445); Weitere Atmungsfunktionen (b450); Funktionen der kardiorespiratorischen Belastbarkeit (b455)*

b445	**Funktionen der Atemmuskulatur**
	Funktionen, die die an der Atmung beteiligten Muskeln betreffen
	Inkl.: Funktionen der thoraktalen Atemmuskeln; Funktionen des Zwerchfells und Funktionen der Atemhilfsmuskulatur
	Exkl.: Atmungsfunktionen (b440); Weitere Atmungsfunktionen (b450); Funktionen der kardiorespiratorischen Belastbarkeit (b455)
b449	**Funktionen des Atmungssystems, anders oder nicht näher bezeichnet**

Weitere Funktionen und Empfindungen, die das kardiovaskuläre und Atmungssystem betreffen (b450-b469)

b450	**Weitere Atmungsfunktionen**
	Weitere Funktionen, die die Atmung betreffen, wie Husten, Niesen und Gähnen
	Inkl.: Funktionen, die Keuchen, Giemen und Mundatmung betreffen
b455	**Funktionen der kardiorespiratorischen Belastbarkeit**
	Funktionen, die die Kapazität des respiratorischen und kardiovaskulären Systems zur Erbringung von Ausdauerleistungen betreffen
	Inkl.: Funktionen der Ausdauerleistung, der aeroben Kapazität, Belastbarkeit und Ermüdbarkeit
	Exkl.: Funktionen des kardiovaskulären Systems (b410-b429); Funktionen des hämatologischen Systems (b430); Atmungsfunktionen (b440); Funktionen der Atemmuskulatur (b445); weitere Atmungsfunktionen (b450)
b460	**Mit dem kardiovaskulären und Atmungssystem verbundene Empfindungen**
	Empfindungen wie bei Aussetzen des Herzschlages, Herzklopfen, Kurzatmigkeit
	Inkl.: Empfindung von Brustenge, Gefühl von unregelmäßigem Herzschlag, Dyspnoe, Luftnot; Erstickungsgefühle, Würgegefühl, Keuchen
	Exkl.: Schmerz (b280)
b469	**Weitere Funktionen und Empfindungen des kardiovaskulären und Atmungssystems, anders oder nicht näher bezeichnet**
b498	**Funktionen des kardiovaskulären, hämatologischen, Immun- und Atmungssystems, anders bezeichnet**

| b499 | Funktionen des kardiovaskulären, hämatologischen, Immun- und Atmungssystems, nicht näher bezeichnet |

Kapitel 5: Funktionen des Verdauungs-, des Stoffwechsel- und des endokrinen Systems

Dieses Kapitel befasst sich mit Funktionen, die Nahrungsaufnahme, Verdauung und Ausscheidung betreffen sowie mit Funktionen, die am Stoffwechsel beteiligt sind, und mit Funktionen der endokrinen Drüsen.

Funktionen im Zusammenhang mit dem Verdauungssystem (b510-b539)	
b510	**Funktionen der Nahrungsaufnahme**
	Funktionen, die im Zusammenhang mit der Aufnahme und der Bearbeitung fester oder flüssiger Stoffe in den Körper durch den Mund stehen
	Inkl.: Funktionen des Saugens, Kauens und Beißens, der Handhabung der Speisen im Mund, des Einspeichelns, Schluckens, Aufstoßens, Regurgitierens, Spuckens und Erbrechens; Funktionsstörungen wie Dysphagie, Nahrungsmittelaspiration, Luftschlucken, Speichelüber- oder -unterproduktion, Sabbern und Mundtrockenheit
	Exkl.: Mit dem Verdauungssystem verbundene Empfindungen (b535)
b515	**Verdauungsfunktionen**
	Funktionen, die den Transport von Speisen durch den Verdauungskanal, die Aufschlüsselung und Absorption von Nährstoffen betreffen
	Inkl.: Funktionen, die den Transport von Nahrung durch den Magen betreffen, Peristaltik; Aufschlüsselung von Nahrung, Enzymproduktion und Bewegungen in Magen und Darm; Absorption von Nährstoffen und Nahrungsmittelverträglichkeit; Funktionsstörungen wie Hyperazidität des Magens, Malabsorption, Nahrungsmittelunverträglichkeit, Hypermotilität, Darmlähmung, Darmobstruktion, eingeschränkte Galleproduktion
	Exkl.: Funktionen der Nahrungsaufnahme (b510); Funktionen der Nahrungsmittelassimilation (b520); Defäkationsfunktionen (b525); Mit dem Verdauungssystem verbundene Empfindungen (b535)

b520	**Funktionen der Nahrungsmittelassimilation**
	Funktionen, bei denen Nährstoffe in Komponenten des Stoffwechsels umgewandelt werden
	Inkl.: Funktionen der Nährstoffspeicherung im Körper
	Exkl.: Verdauungsfunktionen (b515); Defäkationsfunktionen (b525); Funktionen der Aufrechterhaltung des Körpergewichts (b530); Allgemeine Stoffwechselfunktionen (b540)
b525	**Defäkationsfunktionen**
	Funktionen, die die Ausscheidung von Schlacken und unverdauten Speisen als Stuhl betreffen sowie entsprechende Funktionen
	Inkl.: Funktionen, die Stuhlentleerung, Stuhlkonsistenz, Stuhlfrequenz, Stuhlkontinenz, Flatulenz betreffen; Funktionsstörungen wie Verstopfung, Durchfall, wässeriger Stuhl und Analsphinkterinsuffizienz
	Exkl.: Verdauungsfunktionen (b515); Funktionen der Nahrungsmittelassimilation (b520); Mit dem Verdauungssystem verbundene Empfindungen (b535)
b530	**Funktionen der Aufrechterhaltung des Körpergewichts**
	Funktionen, die das Aufrechterhalten eines angemessenen Körpergewichts einschließlich Gewichtszunahme während der Körperentwicklung betreffen
	Inkl.: Funktionen des Aufrechterhaltens eines angemessenen Body Mass Index (BMI); Funktionsstörungen wie Untergewicht, Kachexie, Substanzverlust, Übergewicht, Abzehrung, primäre und sekundäre Adipositas
	Exkl.: Funktionen der Nahrungsmittelassimilation (b520); Allgemeine Stoffwechselfunktionen (b540); Funktionen der endokrinen Drüsen (b555)
b535	**Mit dem Verdauungssystem verbundene Empfindungen**
	Empfindungen, die durch Essen, Trinken und entsprechende Verdauungsfunktionen entstehen
	Inkl.: Übelkeit und Brechreiz, Blähungsgefühl, Bauchkrämpfe; Völlegefühl, Globusgefühl, Magenkrämpfe, Blähbauch, Sodbrennen
	Exkl.: Schmerz (b280), Funktionen der Nahrungsaufnahme (b510), Verdauungsfunktionen (b515); Defäkationsfunktionen (b525)
b539	**Funktionen im Zusammenhang mit dem Verdauungssystem, anders oder nicht näher bezeichnet**

Funktionen im Zusammenhang mit dem Stoffwechsel- und dem endokrinen System (b540-b559)	
b540	**Allgemeine Stoffwechselfunktionen**
	Funktionen, die die Regulierung der notwendigen Nahrungsbausteine wie Kohlenhydrate, Eiweiße und Fette sowie deren Umwandlung in Energie betreffen
	Inkl.: Funktionen des Stoffwechsels, Grundumsatz, Stoffwechsel von Kohlenhydraten, Eiweiß und Fett, Katabolismus, Anabolismus, Energieproduktion; Steigerung oder Absenkung des Grundumsatzes
	Exkl.: Funktionen der Nahrungsmittelassimilation (b520); Funktionen der Aufrechterhaltung des Körpergewichts (b530); Funktionen des Wasser-, Mineral- und Elektrolythaushaltes (b545), Funktionen der Wärmeregulation (b550); Funktionen der endokrinen Drüsen (b555)
b545	**Funktionen des Wasser-, Mineral- und Elektrolythaushaltes**
	Funktionen, die die Regulation von Wasser, Mineralien und Elektrolyten im Körper betreffen
	Inkl.: Funktionen des Wasserhaushaltes, Haushalt der Mineralien wie Kalzium, Zink, Eisen, und Haushalt der Elektrolyte wie Natrium und Kalium; Funktionsstörungen wie Wasserretention, Dehydratation, Hyperkalzämie, Hypokalzämie, Eisenmangel, Hypernatriämie, Hyponatriämie, Hyperkaliämie und Hypokaliämie
	Exkl.: Funktionen des hämatologischen Systems (b430); Allgemeine Stoffwechselfunktionen (b540); Funktionen der endokrinen Drüsen (b555)
b550	**Funktionen der Wärmeregulation**
	Funktionen, die die Regulation der Körpertemperatur betreffen
	Inkl.: Funktionen der Aufrechterhaltung der Körpertemperatur; Funktionsstörungen wie bei Hypothermie, Hyperthermie
	Exkl.: Allgemeine Stoffwechselfunktionen (b540); Funktionen der endokrinen Drüsen (b555)

b555	**Funktionen der endokrinen Drüsen**
	Funktionen, die die Produktion und Regulation der Hormonspiegel im Körper einschließlich zyklischer Veränderungen betreffen
	Inkl.: Funktionen der Hormonbalance; Unter- und Überfunktion der Hypophyse, der Schilddrüse, der Nebenniere, der Nebenschilddrüse und der Gonaden
	Exkl.: Allgemeine Stoffwechselfunktionen (b540); Funktionen des Wasser-, Mineral- und Elektrolythaushaltes (b545); Funktionen der Wärmeregulation (b550); Sexuelle Funktionen (b640); Menstruationsfunktionen (b650)
b559	**Funktionen im Zusammenhang mit dem Stoffwechsel- und dem endokrinen System, anders oder nicht näher bezeichnet**
b598	**Funktionen des Verdauungs-, Stoffwechsel- und des endokrinen Systems, anders bezeichnet**
b599	**Funktionen des Verdauungs-, Stoffwechsel- und des endokrinen Systems, nicht näher bezeichnet**

Kapitel 6: Funktionen des Urogenital- und reproduktiven Systems

Dieses Kapitel befasst sich mit Funktionen, die die Harnausscheidung und die Reproduktion betreffen, einschließlich der Sexual- und Fortpflanzungsfunktionen.

Funktionen der Harnbildung und Harnausscheidung (b610-b639)	
b610	**Harnbildungsfunktionen**
	Funktionen, die die Filtration und Sammlung des Harns betreffen
	Inkl.: Funktionen der Filtration und Sammlung des Harns; Funktionsstörungen wie bei Niereninsuffizienz, Anurie, Oligourie, Hydronephrose, hypotone Harnblase, Verschluss eines Ureters
	Exkl.: Miktionsfunktionen (b620)

b620	**Miktionsfunktionen**
	Funktionen, die die Beförderung des Urins aus der Harnblase nach außen betreffen
	Inkl.: Funktionen des Harnlassens, der Häufigkeit der Blasenentleerung, der Harnkontinenz; Funktionsstörungen wie Stressinkontinenz, Dranginkontinenz, Reflexinkontinenz, Überlaufinkontinenz, ständige Inkontinenz, Harntröpfeln, Blasenautonomie („Rückenmarksblase"), Polyurie, Harnverhalt, Harndrang
	Exkl.: Harnbildungsfunktionen (b610); Mit der Harnbildung und -ausscheidung verbundene Empfindungen (b630)
b630	**Mit der Harnbildung und -ausscheidung verbundene Empfindungen**
	Empfindungen, die durch die Entleerung und durch entsprechende Funktionen hervorgerufen werden
	Inkl.: Gefühl der unvollständigen Blasenentleerung, Gefühl der Blasenfüllung
	Exkl.: Schmerz (b280); Miktionsfunktionen (b620)
b639	**Funktionen der Harnbildung und Harnausscheidung, anders oder nicht näher bezeichnet**
Genital- und reproduktive Funktionen (b640-b679)	
b640	**Sexuelle Funktionen**
	Mentale und physische Funktionen, die mit dem Geschlechtsakt einschließlich der Stadien der Erregung, des Vorspiels, des Orgasmus und der Entspannung im Zusammenhang stehen
	Inkl.: Funktionen, die die Phasen der sexuellen Erregung, des Vorspiels, des Orgasmus und der Entspannung betreffen; Funktionen im Zusammenhang mit sexuellem Interesse und seiner Umsetzung, mit Erektion von Penis und Klitoris, der Lubrikation, Ejakulation und Orgasmus; Funktionsstörungen wie Impotenz, Frigidität, Vaginismus, Ejaculatio praecox, verzögerte Ejakulation und bleibende Erektion (Priapismus)
	Exkl.: Fortpflanzungsfunktionen (b660); Mit den Genital- und reproduktiven Funktionen verbundene Empfindungen (b670)

b650	**Menstruationsfunktionen** Funktionen, die mit dem Menstruationszyklus einschließlich der Regulation der Menstruation und der Ausscheidung der Menstruationssekrete verbunden sind *Inkl.: Funktionen der Regelmäßigkeit des Zyklus und des Menstruationsintervalls, der Stärke der Menstruationsblutung, Menarche, Menopause; Funktionsstörungen wie prämenstruelles Syndrom, primäre und sekundäre Amenorrhoe, Menorrhagie, Polymenorrhoe, retrograde Menstruation* *Exkl.: Sexuelle Funktionen (b640); Fortpflanzungsfunktionen (b660); Mit den Genital- und reproduktiven Funktionen verbundenen Empfindungen (b670); Schmerz (b280)*
b660	**Fortpflanzungsfunktionen** Funktionen, die mit der Fertilität, Schwangerschaft, Geburt und Laktation verbunden sind *Inkl.: Funktionen der männlichen und weiblichen Fertilität, Schwangerschaft, Geburt und Laktation; Funktionsstörungen wie Subfertilität, Sterilität, Azoospermie, Oligozoospermie, Spontanabort, ektopische Schwangerschaft, Fehlgeburt, zu kleiner Fetus, Hydramnion und Frühgeburt, verzögerte Geburt, Galaktorrhoe, Agalaktorrhoe, Agalaktie* *Exkl.: Sexuelle Funktionen (b640); Menstruationsfunktionen (b650)*
b670	**Mit den Genital- und reproduktiven Funktionen verbundenen Empfindungen** Empfindungen wie Unbehagen während des Geschlechtsverkehrs oder während des Menstruationszyklus *Inkl.: Dyspareunie, Dysmenorrhoe, Hitzewallungen und nächtliche Schweißausbrüche während der Menopause* *Exkl.: Schmerz (b280); mit der Harnbildung und -ausscheidung verbundene Empfindungen (b630); sexuelle Funktionen (b640); Menstruationsfunktionen (b650); Fortpflanzungsfunktionen (b660)*
b679	**Genital- und reproduktive Funktionen, anders oder nicht näher bezeichnet**
b698	**Funktionen des Urogenitalsystems und der Reproduktion, anders bezeichnet**
b699	**Funktionen des Urogenitalsystems und der Reproduktion, nicht näher bezeichnet**

Kapitel 7: Neuromuskuloskeletale und bewegungsbezogene Funktionen

Dieses Kapitel befasst sich mit Funktionen, die Bewegung und Mobilität betreffen, einschließlich der Funktionen der Gelenke, Knochen, Reflexe und Muskeln.

Funktionen der Gelenke und Knochen (b710-b729)	
b710	**Funktionen der Gelenkbeweglichkeit**
	Funktionen, die den Bewegungsumfang und die Leichtigkeit des Bewegungsablaufes betreffen
	Inkl.: Funktionen der Beweglichkeit eines einzelnen oder mehrerer Gelenke, der Wirbelsäule, Schulter, des Ellenbogens, Handgelenks, der Hüfte, des Knies, Sprunggelenks, der kleinen Gelenke der Hände und Füße; allgemeine Gelenkbeweglichkeit; Funktionsstörungen wie bei Hypermobilität der Gelenke, Gelenksteife, Schultersteife, Gelenkentzündung
	Exkl.: Funktionen der Gelenkstabilität (b715); Funktionen der Kontrolle von Willkürbewegungen (b760)
b715	**Funktionen der Gelenkstabilität**
	Funktionen, die die Aufrechterhaltung der strukturellen Integrität der Gelenke betreffen
	Inkl.: Funktionen der Stabilität eines einzelnen Gelenks, mehrerer Gelenke und aller Gelenke; Funktionsstörungen wie Schulterinstabilität, Gelenkdislokation, Dislokation der Schulter und Hüfte
	Exkl.: Funktionen der Gelenkbeweglichkeit (b710)
b720	**Funktionen der Beweglichkeit der Knochen**
	Funktionen, die den Bewegungsumfang und die Leichtigkeit der Bewegung des Schulterblatts, Beckens sowie der Handwurzel- und Fußwurzelknochen betreffen
	Inkl.: Funktionsstörungen wie Einschränkungen der Beweglichkeit des Schulterblattes, Beckensteife
	Exkl.: Funktionen der Gelenkbeweglichkeit (b710)
b729	**Funktionen der Gelenke und Knochen, anders oder nicht näher bezeichnet**

Funktionen der Muskeln (b730-b749)	
b730	**Funktionen der Muskelkraft**
	Funktionen, die im Zusammenhang mit der Kontraktionskraft eines Muskels oder von Muskelgruppen stehen
	Inkl.: Funktionen, die mit der Muskelkraft bestimmter Muskeln oder Muskelgruppen, Muskeln einer Extremität, einer Körperhälfte, der unteren Körperhälfte, aller Extremitäten, des Rumpfes und aller Muskeln des Körpers verbunden sind; Funktionsstörungen wie Schwäche der kleinen Muskeln der Hände und Füße, Muskelparese, Muskelparalyse, Monoplegie, Hemiplegie, Paraplegie, Tetraplegie und akinetischer Mutismus
	Exkl.: Funktionen des Muskeltonus (b735), Funktionen der Muskelausdauer (b740), Funktionen von Strukturen, die in Verbindung mit dem Auge stehen (b215)
b735	**Funktionen des Muskeltonus**
	Funktionen, die im Zusammenhang mit dem Ruhetonus der Muskeln und dem Widerstand bei passiver Bewegung stehen
	Inkl.: Funktionen, die mit dem Tonus einzelner Muskeln und Muskelgruppen, Muskeln einer einzelnen Extremität, einer Körperhälfte, der unteren Körperhälfte, aller Extremitäten, des Rumpfes und aller Muskeln des Körpers verbunden sind. Funktionsstörungen wie verminderter Muskeltonus, erhöhter Muskeltonus, Spastik
	Exkl.: Funktionen der Muskelkraft (b730), Funktionen der Muskelausdauer (b740)
b740	**Funktionen der Muskelausdauer**
	Funktionen, die im Zusammenhang mit der Aufrechterhaltung der Muskelkontraktion über einen geforderten Zeitraum stehen
	Inkl.: Funktionen, die mit der Aufrechterhaltung der Kontraktion einzelner Muskeln, von Muskelgruppen und aller Muskeln des Körpers verbunden sind; Funktionsstörungen wie Myasthenia gravis
	Exkl.: Funktionen der kardiorespiratorischen Belastbarkeit (b455); Funktionen der Muskelkraft (b730); Funktionen des Muskeltonus (b735)
b749	**Funktionen der Muskeln, anders oder nicht näher bezeichnet**

Funktionen der Bewegung (b750-b789)	
b750	**Funktionen der motorischen Reflexe**
	Funktionen, die die unwillkürliche Muskelkontraktionen, ausgelöst durch spezifische Stimuli, betreffen
	Inkl.: Funktionen der Streckreflexe, der automatischen lokalen Reflexe, der Reflexe durch schädigende Stimuli und andere exterozeptive Stimuli; Schutzreflexe, Bicepssehnenreflex, Radius-Periost-Reflex, Quadricepsreflex, Patellarsehnenreflex, Achillessehnenreflex
b755	**Funktionen der unwillkürlichen Bewegungsreaktionen**
	Funktionen, die die unwillkürlichen Kontraktionen großer Muskeln oder des ganzen Körpers, ausgelöst durch Körperhaltung, Gleichgewichts- und Schreckreaktionen, betreffen
	Inkl.: Funktionen der Reaktionen auf Lagewechsel, Aufrichtung, Körper-Anpassung sowie der Gleichgewichtsreaktionen, Stützreaktionen, Abwehrreaktionen
	Exkl.: Funktionen der motorischen Reflexe (b750)
b760	**Funktionen der Kontrolle von Willkürbewegungen**
	Funktionen, die mit der Kontrolle und Koordination von willkürlichen Bewegungen verbunden sind
	Inkl.: Funktionen der Kontrolle einfacher und komplexer Willkürbewegungen, der Koordination von Willkürbewegungen, Stützfunktionen der Arme oder Beine, motorische Rechts-Links-Koordination, Auge-Hand-Koordination, Auge-Fuß-Koordination; Funktionsstörungen wie Kontroll- und Koordinationsprobleme, z.B. Dysdiadochokinese
	Exkl.: Funktionen der Muskelkraft (b730); Funktionen der unwillkürlichen Bewegungen (b765), Funktionen der Bewegungsmuster beim Gehen (b770)
b765	**Funktionen der unwillkürlichen Bewegungen**
	Funktionen, die die unbeabsichtigten, nicht- oder halbzweckgerichteten unwillkürlichen Kontraktionen von Muskeln oder Muskelgruppen betreffen
	Inkl.: Unwillkürliche Muskelkontraktionen; Funktionsstörungen wie Tremor, Tics, Manierismen, Stereotypien, Perserverationen, Chorea, Athetose, Stimmtics, Dystonische Bewegungen, Dyskinesie
	Exkl.: Funktionen der Kontrolle von Willkürbewegungen (b760), Funktionen der Bewegungsmuster beim Gehen (b770)

Körperfunktionen

b770	**Funktionen der Bewegungsmuster beim Gehen** Funktionen, die die Bewegungsmuster beim Gehen, Rennen oder anderen Bewegungsabläufen des gesamten Körpers betreffen *Inkl.: Bewegungsmuster beim Gehen und Rennen; Funktionsstörungen wie spastisches, hemiplegisches, paraplegisches, asymmetrisches Gangbild, Hinken und steifes Gangbild* *Exkl.: Funktionen der Muskelkraft (b730); Funktionen des Muskeltonus (b735); Funktionen der Kontrolle von Willkürbewegungen (b760); Funktionen der unwillkürlichen Bewegungen (b765)*
b780	**Mit den Funktionen der Muskeln und der Bewegung im Zusammenhang stehende Empfindungen** Empfindungen, die mit den Muskeln oder Muskelgruppen des Körpers und ihren Bewegungen verbunden sind *Inkl.: Empfindungen von Muskelsteifigkeit und Muskelverspannung, von Muskelkrämpfen oder von Muskelanspannung und Schweregefühl der Muskeln* *Exkl.: Schmerz (b280)*
b789	**Funktionen der Bewegung, anders oder nicht näher bezeichnet**
b798	**Neuromuskuloskeletale und bewegungsbezogene Funktionen, anders bezeichnet**
b799	**Neuromuskuloskeletale und bewegungsbezogene Funktionen, nicht näher bezeichnet**

Kapitel 8: Funktionen der Haut und der Hautanhangsgebilde

Dieses Kapitel befasst sich mit den Funktionen, die die Haut, die Nägel und das Haar betreffen.

Funktionen der Haut (b810-b849)	
b810	**Schutzfunktionen der Haut** Funktionen der Haut zum Schutz des Körpers vor schädlichen physikalischen, chemischen und biologischen Einflüssen *Inkl.: Schutz gegen Sonnenstrahlung und andere Strahlen, Lichtempfindlichkeit, Pigmentierung, Hauttyp; Fähigkeit der Wärmeregulierung, Narbenbildung, Induration; Funktionsstörungen wie Rissbildung, Geschwüre, Dekubitus, Atrophie* *Exkl.: Heilfunktion der Haut (b820); Andere Funktionen der Haut (b830)*

b820	**Heilfunktion der Haut**
	Funktionen, die die Heilung von Wunden und anderen Schäden der Haut betreffen
	Inkl.: Funktionen der Krustenbildung, Heilung, Narbenbildung, Quetschung, Keloidbildung
	Exkl.: Schutzfunktionen der Haut (b810); Andere Funktionen der Haut (b830)
b830	**Andere Funktionen der Haut**
	Funktionen der Haut außer Schutz und Wiederherstellung, wie Kühlen und Schweißabsonderung
	Inkl.: Funktionen des Schwitzens, Funktionen der Hautdrüsen und sich daraus ergebender Körpergeruch
	Exkl.: Schutzfunktionen der Haut (b810); Heilfunktion der Haut (b820)
b840	**Auf die Haut bezogene Empfindungen**
	Empfindungen im Zusammenhang mit der Haut, wie Juckreiz, brennende und stechende Empfindungen
	Inkl.: Funktionsstörungen wie Kribbelgefühl und „Ameisenkriechen"
	Exkl.: Schmerz (b280)
b849	**Funktionen der Haut, anders oder nicht näher bezeichnet**

Funktionen des Haars und der Nägel (b850-b869)	
b850	**Funktionen des Haars**
	Funktionen, die das Haar betreffen, wie Schutz, Farbe und Aussehen
	Inkl.: Funktionen des Wachstums und der Pigmentierung des Haars, Lokalisation; Funktionsstörungen wie Haarverlust oder Alopezie
b860	**Funktionen der Nägel**
	Funktionen, die die Nägel betreffen, wie Schutz, Kratzen und Aussehen
	Inkl.: Wachstum und Pigmentierung der Nägel, Qualität der Nägel
b869	**Funktionen des Haars und der Nägel, anders oder nicht näher bezeichnet**
b898	**Funktionen der Haut und verwandter Strukturen, anders bezeichnet**
b899	**Funktionen der Haut und verwandter Strukturen, nicht näher bezeichnet**

Körperstrukturen

Kapitel 1: Strukturen des Nervensystems	
s110	Strukur des Gehirns
s120	Struktur des Rückenmarks und mit ihr im Zusammenhang stehende Strukturen
s130	Struktur der Hirnhaut
s140	Struktur des sympathischen Nervensystems
s150	Struktur des parasympathischen Nervensystems
s198	Struktur des Nervensystems, anders bezeichnet
s199	Struktur des Nervensystems, nicht näher bezeichnet
Kapitel 2: Das Auge, das Ohr und mit diesen in Zusammenhang stehende Strukturen	
s210	Struktur der Augenhöhle (Orbita)
s220	Struktur des Augapfels (Bulbus)
s230	Strukturen um das Auge herum
s240	Struktur des äußeren Ohres
s250	Struktur des Mittelohres
s260	Strukturen des Innenohres
s298	Strukturen des Auges, des Ohres und mit ihnen im Zusammenhang stehende Strukturen, anders bezeichnet
s299	Strukturen des Auges, des Ohres und mit ihnen im Zusammenhang stehende Strukturen, nicht näher bezeichnet
Kapitel 3: Strukturen, die an der Stimme und dem Sprechen beteiligt sind	
s310	Struktur der Nase
s320	Struktur des Mundes
s330	Struktur des Pharynx

s340	Struktur des Kehlkopfes
s398	Strukturen, die an der Stimme und Sprechen beteiligt sind, anders bezeichnet
s399	Strukturen, die an der Stimme und Sprechen beteiligt sind, nicht näher bezeichnet
Kapitel 4:	**Strukturen des kardiovaskulären, des Immun- und des Atmungssystems**
s410	Struktur des kardiovaskulären Systems
s420	Struktur des Immunsystems
s430	Struktur des Atmungssystems
s498	Strukturen des kardiovaskulären, des Immun- und des Atmungssystems, anders bezeichnet
s499	Strukturen des kardiovaskulären, des Immun- und des Atmungssystems, nicht näher bezeichnet
Kapitel 5:	**Mit dem Verdauungs-, Stoffwechsel und endokrinen System in Zusammenhang stehende Strukturen**
s510	Struktur der Speicheldrüsen
s520	Struktur der Speiseröhre
s530	Struktur des Magens
s540	Struktur des Darms
s550	Struktur der Bauchspeicheldrüse
s560	Struktur der Leber
s570	Struktur der Gallenwege
s580	Struktur der endokrinen Drüsen
s598	Mit dem Verdauungs-, Stoffwechsel- und endokrinen System im Zusammenhang stehende Strukturen, anders bezeichnet
s599	Mit dem Verdauungs-, Stoffwechsel- und endokrinen System im Zusammenhang stehende Strukturen, nicht näher bezeichnet

Körperstrukturen

	Kapitel 6: Mit dem Urogenital- und dem Reproduktionssystem im Zusammenhang stehende Strukturen
s610	Struktur der ableitenden Harnwege
s620	Struktur des Beckenbodens
s630	Struktur der Geschlechtsorgane
s698	Strukturen im Zusammenhang mit dem Urogenitalsystem, anders bezeichnet
s699	Strukturen im Zusammenhang mit dem Urogenitalsystem, nicht näher bezeichnet
	Kapitel 7: Mit der Bewegung in Zusammenhang stehende Strukturen
s710	Struktur der Kopf- und Halsregion
s720	Struktur der Schulterregion
s730	Struktur der oberen Extremitäten
s740	Struktur der Beckenregion
s750	Struktur der unteren Extremitäten
s760	Struktur des Rumpfes
s770	Weitere mit der Bewegung im Zusammenhang stehende muskuloskeletale Struktur
s798	Strukturen im Zusammenhang mit der Bewegung, anders bezeichnet
s799	Strukturen im Zusammenhang mit der Bewegung, nicht näher bezeichnet
	Kapitel 8: Strukturen der Haut und Hautanhangsgebilde
s810	Struktur der Hautregionen
s820	Struktur der Hautanhangsgebilde
s830	Struktur der Nägel
s840	Struktur der Haare
s898	Strukturen im Zusammenhang mit der Haut, anders bezeichnet
s899	Strukturen im Zusammenhang mit der Haut, nicht näher bezeichnet

Aktivitäten / Teilhabe

Kapitel 1: Lernen und Wissensanwendung

Dieses Kapitel befasst sich mit Lernen, Anwendung des Erlernten, Denken, Probleme lösen und Entscheidungen treffen.

Bewusste sinnliche Wahrnehmungen (d110-d129)	
d110	**Zuschauen**
	Absichtsvoll den Sehsinn zu benutzen, um visuelle Reize wahrzunehmen, wie einer Sportveranstaltung oder dem Spiel von Kindern zuschauen
d115	**Zuhören**
	Absichtsvoll den Hörsinn zu benutzen, um akustische Reize wahrzunehmen, wie Radio, Musik oder einen Vortrag hören
d120	**Andere bewusste sinnliche Wahrnehmungen**
	Absichtsvoll andere elementare Sinne zu benutzen, um Reize wahrzunehmen, wie die materielle Struktur tasten und fühlen, Süßes schmecken oder Blumen riechen
d129	**Bewusste sinnliche Wahrnehmungen, anders oder nicht näher bezeichnet**
Elementares Lernen (d130-d159)	
d130	**Nachmachen, nachahmen**
	Imitieren oder Nachahmen als elementare Bestandteile des Lernens, wie eine Geste, einen Laut oder einen Buchstaben des Alphabets nachmachen
d135	**Üben**
	Wiederholen einer Folge von Dingen oder Zeichen als elementarer Bestandteil des Lernens, wie in Zehnerfolgen zählen oder das Vortragen eines Gedichtes einüben
d140	**Lesen lernen**
	Die Fähigkeit zu entwickeln, Geschriebenes (einschließlich Braille) flüssig und richtig zu lesen, wie Zeichen und Buchstaben erkennen, Wörter in richtiger Betonung äußern sowie Wörter und Wendungen verstehen

Aktivitäten / Teilhabe

d145	**Schreiben lernen**
	Die Fähigkeit zu entwickeln, Symbole zu produzieren, die der Darstellung von Lauten, Wörtern oder Wendungen dienen, um Bedeutungen zu vermitteln (einschließlich schreiben in Braille), wie richtig buchstabieren und die Grammatik korrekt verwenden
d150	**Rechnen lernen**
	Die Fähigkeit zu entwickeln, mit Zahlen umzugehen sowie einfache und komplexe mathematische Operationen auszuführen, wie mathematische Zeichen für Addition und Subtraktion benutzen sowie die richtige mathematische Operation auf ein Problem anwenden
d155	**Sich Fertigkeiten aneignen**
	Elementare und komplexe Fähigkeiten für integrierte Mengen von Handlungen und Aufgaben zu entwickeln, um die Aneignung einer Fertigkeit anzugehen und zu Ende zu bringen, wie Werkzeuge handhaben oder Spiele wie Schach spielen
	Inkl.: Sich elementare und komplexe Fähigkeiten aneignen
d159	**Elementares Lernen, anders oder nicht näher bezeichnet**

Wissensanwendung (d160-d179)

d160	**Aufmerksamkeit fokussieren**
	Sich absichtsvoll auf einen bestimmten Reiz zu konzentrieren, wie ablenkende Geräusche filtern
d163	**Denken**
	Ideen, Konzepte und Vorstellungen – seien sie zielgerichtet oder nicht – zu formulieren und zu handhaben, allein oder mit anderen, wie eine Fiktion entwickeln, ein Theorem beweisen, mit Ideen spielen, Brainstorming betreiben, meditieren, Vor- und Nachteile abwägen, Vermutungen anstellen, überlegen
	Exkl.: Probleme lösen (d175), Entscheidungen treffen (d177)
d166	**Lesen**
	Aktivitäten im Zusammenhang mit der Erfassung und Interpretation von Texten (z.B. Bücher, Anweisungen oder Zeitungen [auch in Braille] durchzuführen, um allgemeines Wissen oder besondere Informationen zu erlangen
	Exkl.: Lesen lernen (d140)

d170	**Schreiben**
	Symbole oder Sprache zu verwenden oder zu produzieren, um Informationen zu vermitteln, wie schriftliche Aufzeichnungen von Ereignissen oder Ideen produzieren oder einen Brief entwerfen
	Exkl.: Schreiben lernen (d145)
d172	**Rechnen**
	Berechnungen unter Anwendung mathematischer Prinzipien durchzuführen, um in Worten beschriebene Probleme zu lösen und die Ergebnisse zu produzieren oder darzustellen, wie die Summe aus drei Zahlen berechnen oder das Ergebnis der Division einer Zahl durch eine andere finden
	Exkl.: Rechnen lernen (d150)
d175	**Probleme lösen**
	Lösungen für eine Frage oder Situation zu finden, indem das Problem identifiziert und analysiert wird, Lösungsmöglichkeiten entwickelt und die möglichen Auswirkungen der Lösungen abgeschätzt werden und die gewählte Lösung umgesetzt wird, wie die Auseinandersetzung zweier Personen schlichten
	Inkl.: Einfache oder komplexe Probleme lösen
	Exkl.: Denken (d163); Entscheidungen treffen (d178)
d177	**Entscheidungen treffen**
	Eine Wahl zwischen Optionen zu treffen, diese umzusetzen und ihre Auswirkungen abzuschätzen, wie einen besonderen Gegenstand auswählen und kaufen, oder sich entscheiden, eine Aufgabe unter vielen, die erledigt werden müssen, übernehmen und diese ausführen
	Exkl.: Denken (s163); Probleme lösen (d175)
d179	**Wissen anwenden, anders oder nicht näher bezeichnet**
d198	**Lernen und Wissen anwenden, anders bezeichnet**
d199	**Lernen und Wissen anwenden, nicht näher bezeichnet**

Aktivitäten / Teilhabe

Kapitel 2: Allgemeine Aufgaben und Anforderungen

Dieses Kapitel befasst sich mit allgemeinen Aspekten der Ausführung von Einzel- und Mehrfachaufgaben, der Organisation von Routinen und dem Umgang mit Stress. Diese können in Verbindung mit spezifischeren Aufgaben und Handlungen verwendet werden, um die zugrunde liegenden Merkmale der Ausführung von Aufgaben unter verschiedenen Bedingungen zu ermitteln.

d210	**Eine Einzelaufgabe übernehmen**
	Einfache oder komplexe und koordinierte Handlungen bezüglich der mentalen und physischen Bestandteile einer einzelnen Aufgabe auszuführen, wie eine Aufgabe angehen, Zeit, Räumlichkeit und Materialien für die Aufgabe organisieren, die Schritte der Durchführung festlegen, die Aufgabe ausführen und abschließen sowie eine Aufgabe durchstehen
	Inkl.: Eine einfache oder komplexe Aufgabe übernehmen; eine einzelne Aufgabe unabhängig oder in einer Gruppe übernehmen
	Exkl.: Sich Fertigkeiten aneignen (d155); Probleme lösen (d175); Entscheidungen treffen (d177); Mehrfachaufgaben übernehmen (d220)
d220	**Mehrfachaufgaben übernehmen**
	Einfache oder komplexe und koordinierte Handlungen als Bestandteile einer multiplen, integrierten und komplexen Aufgabe in aufeinander folgenden Schritten oder gleichzeitig zu bearbeiten
	Inkl.: Mehrfachaufgaben zu Ende bringen; Mehrfachaufgaben unabhängig oder in einer Gruppe übernehmen
	Exkl.: Sich Fertigkeiten aneignen (d155); Probleme lösen (d175); Entscheidungen treffen (d177); Eine Einzelaufgabe übernehmen (d210)
d230	**Die tägliche Routine durchführen**
	Einfache und komplexe und koordinierte Handlungen auszuführen, um die Anforderungen der alltäglichen Prozeduren oder Pflichten zu planen, zu handhaben und zu bewältigen, wie Zeit einplanen und den Tagesplan für die verschiedenen Aktivitäten aufstellen
	Inkl.: Die tägliche Routine handhaben und zu Ende bringen; das eigene Aktivitätsniveau handhaben
	Exkl.: Mehrfachaufgaben übernehmen (d220)

d240	**Mit Stress und anderen psychischen Anforderungen umgehen**
	Einfache oder komplexe und koordinierte Handlungen durchzuführen, um die psychischen Anforderungen, die erforderlich sind, um Aufgaben, die besondere Verantwortung beinhalten sowie mit Stress, Störungen und Krisensituationen verbunden sind, zu handhaben und zu kontrollieren, wie ein Fahrzeug bei dichtem Verkehr fahren oder viele Kinder betreuen
	Inkl.: Mit Verantwortung umgehen; mit Stress und Krisensituationen umgehen
d298	**Allgemeine Aufgaben und Anforderungen, anders bezeichnet**
d299	**Allgemeine Aufgaben und Anforderungen, nicht näher bezeichnet**

Kapitel 3: Kommunikation

Dieses Kapitel befasst sich mit allgemeinen und spezifischen Merkmalen der Kommunikation mittels Sprache, Zeichen und Symbolen, einschließlich des Verstehens und Produzierens von Mitteilungen, sowie der Konversation und des Gebrauchs von Kommunikationsgeräten und -techniken.

Kommunizieren als Empfänger (d310-d329)	
d310	**Kommunizieren als Empfänger gesprochener Mitteilungen**
	Die wörtliche und übertragene Bedeutung von gesprochenen Mitteilungen zu erfassen, wie verstehen, ob eine Aussage eine Tatsache behauptet oder ob sie eine idiomatische Wendung ist
d315	**Kommunizieren als Empfänger non-verbaler Mitteilungen**
	Die „wörtliche" und übertragene Bedeutung von durch Gesten, Symbole und Zeichnungen vermittelten Mitteilungen zu erfassen, wie erkennen, dass ein Kinde müde ist, wenn es seine Augen reibt, oder dass das Läuten einer Warnglocke Feuer bedeutet
	Inkl.: Kommunizieren als Empfänger von Körpergesten, allgemeinen Zeichen und Symbolen, Zeichnungen und Fotos
d320	**Kommunizieren als Empfänger von Mitteilungen in Gebärdensprache**
	Die wörtliche und übertragene Bedeutung von Mitteilungen in Gebärdensprache zu empfangen und zu erfassen

Aktivitäten / Teilhabe

d325	**Kommunizieren als Empfänger schriftlicher Mitteilungen**
	Die wörtliche und übertragene Bedeutung schriftlicher Mitteilungen (einschließlich Braille) zu erfassen, wie politische Ereignisse in der Tagespresse verfolgen oder die Absicht einer religiösen Schrift verstehen
d329	**Kommunizieren als Empfänger, anders oder nicht näher bezeichnet**

Kommunizieren als Sender (d330-d349)

d330	**Sprechen**
	Wörter, Wendungen oder längere Passagen in mündlichen Mitteilungen mit wörtlicher und übertragener Bedeutung zu äußern, wie in gesprochener Sprache eine Tatsache ausdrücken oder eine Geschichte erzählen
d335	**Non-verbale Mitteilungen produzieren**
	Gesten, Symbole und Zeichnungen zur Vermittlung von Bedeutungen einzusetzen, wie seinen Kopf schütteln, um Uneinigkeit anzuzeigen, oder ein Bild oder Diagramm zeichnen, um eine Tatsache oder eine komplexe Vorstellung zu vermitteln
	Inkl.: Körpergesten, Zeichen, Symbole, Zeichnungen und Fotos produzieren
d340	**Mitteilungen in Gebärdensprache ausdrücken**
	Mitteilungen mit wörtlicher und übertragener Bedeutung in Gebärdensprache zu vermitteln
d345	**Mitteilungen schreiben**
	Die wörtliche und übertragene Bedeutung von Mitteilungen, die in geschriebener Sprache vermittelt sind, zu verfassen, wie einem Freund einen Brief schreiben
d349	**Kommunizieren als Sender, anders oder nicht näher bezeichnet**

Konversation und Gebrauch von Kommunikationsgeräten und -techniken (d350-d369)

d350	**Konversation**
	Einen Gedanken- und Ideenaustausch in mündlicher oder schriftlicher Form, in Gebärdensprache oder auf anderer sprachlicher Weise zu beginnen, aufrecht zu erhalten und zu beenden, mit einer oder mehreren Personen, Bekannten oder Fremden, in formeller oder informeller Form
	Inkl.: Eine Konversation beginnen, aufrecht erhalten und beenden; sich mit einer oder vielen Personen unterhalten

d355	**Diskussion**
	Eine Erörterung eines Sachverhaltes mit Pro- und Kontra-Argumenten oder eine Debatte in mündlicher oder schriftlicher Form, in Gebärdensprache oder auf andere sprachliche Weise zu beginnen, aufrecht zu erhalten und zu beenden, mit einer oder mehreren Personen, Bekannten oder Fremden, in formeller oder informeller Form
	Inkl.: Diskussion mit einer oder vielen Personen
d360	**Kommunikationsgeräte und -techniken benutzen**
	Kommunikationsgeräte, -techniken und andere Kommunikationsmittel verwenden, wie einen Freund per Telefon anrufen
	Inkl.: Telekommunikationsgeräte, Schreibmaschinen und Kommunikationstechniken verwenden
d369	**Konversation und Gebrauch von Kommunikationsgeräten und -techniken, anders oder nicht näher bezeichnet**
d398	**Kommunikation, anders bezeichnet**
d399	**Kommunikation, nicht näher bezeichnet**

Kapitel 4: Mobilität

Dieses Kapitel befasst sich mit der eigenen Bewegung durch Änderung der Körperposition oder -lage oder Verlagerung von einem Platz zu einem anderen, mit der Bewegung von Gegenständen durch Tragen, Bewegen oder Handhaben, mit der Fortbewegung durch Gehen, Rennen, Klettern oder Steigen, sowie durch den Gebrauch verschiedener Transportmittel.

Die Körperposition ändern und aufrecht erhalten (d410-d429)	
d410	**Eine elementare Körperposition wechseln**
	In eine und aus einer Körperposition zu gelangen und sich von einem Ort zu einem anderen zu bewegen, wie von einem Stuhl aufstehen, um sich in ein Bett zu legen, in eine und aus einer knienden oder hockenden Position gelangen
	Inkl.: Seine Körperposition aus einer liegenden, knienden oder hockenden, sitzenden oder stehenden Position ändern, sich beugen und seinen Körperschwerpunkt verlagern
	Exkl.: Sich verlagern (d420)

Aktivitäten / Teilhabe

d415	**In einer Körperposition verbleiben**
	In derselben erforderlichen Körperposition zu verbleiben, wie sitzen bleiben oder bei der Arbeit bzw. in der Schule stehen bleiben
	Inkl.: In liegender, hockender, kniender, sitzender oder stehender Position verbleiben
d420	**Sich verlagern**
	Sich von einer Oberfläche auf eine andere zu bewegen, wie auf einer Bank entlang gleiten oder sich ohne Änderung der Körperposition aus dem Bett auf einen Stuhl bewegen
	Inkl.: Sich während des Sitzens oder Liegens verlagern
	Exkl.: Eine elementare Körperposition wechseln (d410)
d429	**Die Körperposition ändern und aufrecht erhalten, anders oder nicht näher bezeichnet**
Gegenstände tragen, bewegen und handhaben (d430-d449)	
d430	**Gegenstände anheben und tragen**
	Einen Gegenstand anzuheben oder etwas von einem Platz zu einem anderen zu tragen, wie eine Tasse anheben oder ein Kind von einem Zimmer in ein anderes tragen
	Inkl.: Mit den Händen, Armen, auf den Schultern, dem Kopf, dem Rücken oder der Hüfte anheben und absetzen
d435	**Gegenstände mit den unteren Extremitäten bewegen**
	Koordinierte Handlungen mit dem Ziel auszuführen, einen Gegenstand mit Beinen und Füßen in Bewegung zu versetzen, wie einem Ball einen Tritt versetzen oder Pedale eines Fahrrades treten
	Inkl.: Mit den unteren Extremitäten stoßen; treten
d440	**Feinmotorischer Handgebrauch**
	Koordinierte Handlungen mit dem Ziel auszuführen, Gegenstände mit der Hand, den Fingern und dem Daumen aufzunehmen, zu handhaben und loszulassen, wie es für das Aufnehmen von Münzen von einem Tisch, für das Drehen einer Wählscheibe oder eines Knaufes erforderlich ist
	Inkl.: aufnehmen, ergreifen, handhaben, loslassen
	Exkl.: Gegenstände anheben und tragen (d430)

d445	**Hand- und Armgebrauch**
	Koordinierte Handlungen auszuführen, die erforderlich sind, Gegenstände mit Händen und Armen zu bewegen oder zu handhaben, wie beim Drehen eines Türgriffs oder dem Werfen oder Fangen eines Gegenstands
	Inkl.: Gegenstände ziehen oder schieben; nach etwas langen; Hände oder Arme drehen oder verdrehen; werfen; fangen
	Exkl.: Feinmotorischer Handgebrauch (d440)
d449	**Gegenstände tragen, bewegen und handhaben, anders oder nicht näher bezeichnet**

Gehen und sich fortbewegen (d450-d469)

d450	**Gehen**
	Sich zu Fuß auf einer Oberfläche Schritt für Schritt so fortzubewegen, dass stets wenigstens ein Fuß den Boden berührt, wie beim Spazieren, Schlendern, Vorwärts-, Rückwärts- oder Seitwärtsgehen
	Inkl.: Kurze oder weite Entfernungen gehen; auf unterschiedlichen Oberflächen gehen; Hindernisse umgehen
	Exkl.: Sich verlagern (d420); Sich auf andere Weise fortbewegen (d455)
d455	**Sich auf andere Weise fortbewegen**
	Sich auf andere Weise als gehend von einem Ort zu einem anderen fortzubewegen, wie über einen Fels klettern oder eine Straße entlang rennen, springen, spurten, hüpfen, einen Purzelbaum schlagen oder um Hindernisse rennen
	Inkl.: Krabbeln/robben, klettern/steigen, rennen, joggen, springen und schwimmen
	Exkl.: Sich verlagern (d420); Gehen (d450)
d460	**Sich in verschiedenen Umgebungen fortbewegen**
	In verschiedenen Orten und Situationen zu gehen und sich fortzubewegen, wie in einem Haus oder Gebäude von einem Raum in einen anderen gehen oder auf einer Straße einer Stadt gehen
	Inkl.: Sich in seiner Wohnung umherbewegen, in der Wohnung krabbeln oder (Treppen) steigen, in anderen Gebäuden als zu Hause bzw. außerhalb seiner Wohnung oder anderen Gebäuden gehen oder sich fortbewegen

d465	**Sich unter Verwendung von Geräten/Ausrüstung fortbewegen**
	Seinen ganzen Körper unter Verwendung von speziellen Geräten, die zur Erleichterung der Mobilität entworfen sind, oder anderen Hilfsvorrichtungen der Fortbewegung auf beliebigen Oberflächen oder in beliebigen Umgebungen von einem Ort zu einem anderen fortzubewegen, wie mit Schlittschuhen, mit Skiern oder mit einer Ausrüstung zum Gerätetauchen, oder sich auf einer Straße mit einem Rollstuhl oder Gehwagen fortbewegen
	Exkl.: Sich verlagern (d420); Gehen (d450); Sich auf andere Weise fortbewegen (d455); Transportmittel benutzen (d470); Ein Fahrzeug fahren (d475)
d469	**Gehen und sich fortbewegen, anders oder nicht näher bezeichnet**
Sich mit Transportmitteln fortbewegen (d470-d489)	
d470	**Transportmittel benutzen**
	Transportmittel zu benutzen, um sich als Fahrgast fortzubewegen, wie als Mitfahrer mit einem Auto oder Autobus, einer Rikscha, einem Ruderboot, einem von einem Tier angetriebenen Fahrzeug, mit einem privaten oder öffentlichen Taxi, Autobus, Zug, Straßenbahn, U-Bahn, Schiff oder Flugzeug
	Inkl.: Ein von Menschenkraft betriebenes Fahrzeug benutzen, private motorisierte oder öffentliche Transportmittel benutzen
	Exkl.: Sich unter Verwendung von Geräten/Ausrüstung fortbewegen (d465); Ein Fahrzeug fahren (d475)
d475	**Ein Fahrzeug fahren**
	Ein Fahrzeug oder das Tier, das es zieht, zu kontrollieren und zu bewegen, unter eigener Leitung zu reisen oder über ein beliebiges Fahrzeug zu verfügen wie ein Auto, Fahrrad, Boot oder ein von einem Tier angetriebenes Fahrzeug
	Inkl.: Ein mit Menschenkraft betriebenes Transportmittel, motorisierte und von einem Tier angetriebene Fahrzeuge fahren
	Exkl.: Sich unter Verwendung von Geräten/Ausrüstung fortbewegen (d465); Transportmittel benutzen (d470)
d480	**Tiere zu Transportzwecken reiten**
	Sich auf dem Rücken eines Tieres fortzubewegen, wie auf einem Pferd, Ochsen, Kamel oder Elefanten
	Exkl.: Ein Fahrzeug fahren (d475); Erholung und Freizeit (d920)

Aktivitäten / Teilhabe

d489	Sich mit Transportmitteln fortbewegen, anders oder nicht näher bezeichnet
d498	Mobilität, anders bezeichnet
d499	Mobilität, nicht näher bezeichnet

Kapitel 5: Selbstversorgung

Dieses Kapitel befasst sich mit der eigenen Versorgung, dem Waschen, Abtrocknen und der Pflege des eigenen Körpers und seiner Teile, dem An- und Ablegen von Kleidung, dem Essen und Trinken und der Sorge um die eigene Gesundheit.

d510	**Sich waschen**
	Den ganzen Körper oder Körperteile mit Wasser und geeigneten Reinigungs- und Abtrocknungsmaterialien oder -methoden zu waschen und abzutrocknen, wie baden, duschen, Hände, Füße, Gesicht und Haare waschen und mit einem Handtuch abtrocknen
	Inkl.: Körperteile und den ganzen Körper waschen; sich abtrocknen
	Exkl.: Seine Körperteile pflegen (d520); Die Toilette benutzen (d530)
d520	**Seine Körperteile pflegen**
	Sich um seine Körperteile wie Haut, Gesicht, Zähne, Kopfhaut, Nägel und Genitalien über das Waschen und Abtrocknen hinaus zu kümmern
	Inkl.: Haut, Zähne, Haar, Finger, Zehennägel pflegen
	Exkl.: Sich waschen (d510); Die Toilette benutzen (d530)
d530	**Die Toilette benutzen**
	Die Beseitigung menschlicher Ausscheidungen (Menstruationssekrete, Urin, Stuhl) zu planen und durchzuführen sowie sich anschließend zu reinigen
	Inkl.: Die Belange der Blasen- und Darmentleerung sowie der Menstruation regulieren
	Exkl.: Sich waschen (d510); Seine Körperteile pflegen (d520)

Aktivitäten / Teilhabe

d540	**Sich kleiden**
	Die koordinierten Handlungen und Aufgaben durchzuführen, welche das An- und Ausziehen von Kleidung und Schuhwerk in Abfolge und entsprechend den sozialen und klimatischen Bedingungen betreffen, wie Hemden, Röcke, Blusen, Hosen, Unterwäsche, Saris, Kimonos, Strumpfhosen, Hüte, Handschuhe, Mäntel, Schuhe, Stiefel, Sandalen oder Slipper anziehen, ordnen und ausziehen
	Inkl.: Kleidung und Schuhwerk an- und ausziehen sowie geeignete Kleidung auswählen
d550	**Essen**
	Die koordinierten Handlungen und Aufgaben durchzuführen, die das Essen servierter Speisen betreffen, sie zum Mund zu führen und auf kulturell akzeptierte Weise zu verzehren, Nahrungsmittel in Stücke zu schneiden oder zu brechen, Flaschen und Dosen zu öffnen, Essbesteck zu benutzen, Mahlzeiten einnehmen, zu schlemmen oder zu speisen
	Exkl.: Trinken (d560)
d560	**Trinken**
	Ein Gefäß mit einem Getränk in die Hand zu nehmen, es zum Mund zu führen und den Inhalt in kulturell akzeptierter Weise zu trinken, Flüssigkeiten zum Trinken zu mischen, zu rühren, zu gießen, Flaschen und Dosen zu öffnen, mit einem Strohhalm zu trinken oder fließendes Wasser wie z. B. vom Wasserhahn oder aus einer Quelle zu trinken; trinken an der Brust (Säugling)
	Exkl.: Essen (d550)
d570	**Auf seine Gesundheit achten**
	Für physischen Komfort, Gesundheit sowie für physisches und mentales Wohlbefinden zu sorgen, wie eine ausgewogene Ernährung und ein angemessenes Niveau körperlicher Aktivität aufrecht erhalten, sich warm oder kühl halten, Gesundheitsschäden vermeiden, sicheren Sex praktizieren einschließlich Kondome benutzen, für Impfschutz und regelmäßige ärztliche Untersuchungen sorgen
	Inkl.: Für physischen Komfort sorgen; Ernährung und Fitness handhaben; die eigene Gesundheit erhalten
d598	**Selbstversorgung, anders bezeichnet**
d599	**Selbstversorgung, nicht näher bezeichnet**

Aktivitäten / Teilhabe

Kapitel 6: Häusliches Leben

Dieses Kapitel befasst sich mit der Ausführung von häuslichen und alltäglichen Handlungen und Aufgaben. Die Bereiche des häuslichen Lebens umfassen die Beschaffung einer Wohnung, von Lebensmitteln, Kleidung und anderen Notwendigkeiten, Reinigungs- und Reparaturarbeiten im Haushalt, die Pflege von persönlichen und anderen Haushaltsgegenständen und die Hilfe für andere.

Beschaffung von Lebensnotwendigkeiten (d610-d629)	
d610	**Wohnraum beschaffen**
	Ein Haus, ein Appartement oder eine Wohnung zu kaufen, zu mieten, zu möblieren und die Möbel aufzustellen
	Inkl.: Wohnraum kaufen oder mieten und Wohnraum möblieren
	Exkl.: Waren und Dienstleistungen des täglichen Bedarfs beschaffen (d620); Haushaltsgegenstände pflegen (d650)
d620	**Waren und Dienstleistungen des täglichen Bedarfs beschaffen**
	Alle Waren und Dienstleistungen des täglichen Bedarfs auszuwählen, zu beschaffen und zu transportieren, wie Lebensmittel, Getränke, Kleidung, Reinigungsmaterial, Brennstoff, Haushaltsartikel, Utensilien, Kochgeschirr, häusliche Hilfsmittel und Werkzeuge auswählen, beschaffen, transportieren und lagern; Versorgungs- andere Dienstleistungen für den Haushalt beschaffen
	Inkl.: Die täglichen Notwendigkeiten einkaufen und zusammentragen
	Exkl.: Wohnraum beschaffen (d610)
d629	**Beschaffung von Lebensnotwendigkeiten, anders oder nicht näher bezeichnet**
Haushaltsaufgaben (d630-d649)	
d630	**Mahlzeiten vorbereiten**
	Einfache und komplexe Mahlzeiten für sich selbst und andere zu planen, zu organisieren, zu kochen und anzurichten, wie ein Menü zubereiten, genießbare Lebensmittel und Getränke auswählen, Zutaten für die Vorbereitung der Mahlzeit zusammenstellen, mit Wärme kochen sowie kalte Speisen und Getränke vorbereiten und die Speisen servieren
	Inkl.: Einfache und komplexe Mahlzeiten vorbereiten
	Exkl.: Essen (d550); Trinken (d560); Waren und Dienstleistungen des täglichen Bedarfs beschaffen (d620); Hausarbeiten erledigen (d640); Haushaltsgegenstände pflegen (d650); Anderen helfen (d660)

d640	**Hausarbeiten erledigen**
	Einen Haushalt zu handhaben durch Reinigen des Hauses, Waschen von Kleidung, Benutzung von Haushaltsgeräten, Lagerung von Lebensmitteln, Entsorgung von Müll, wie fegen, moppen, Tische, Wände und andere Oberflächen reinigen; Haushaltsmüll zu sammeln und zu entsorgen; Zimmer, Toiletten und Schubladen in Ordnung zu halten; schmutzige Kleidung zu sammeln, zu waschen, zu trocknen, zusammenzulegen und zu bügeln; Schuhwerk zu reinigen; Besen, Bürsten und Staubsauger, Waschmaschinen, Trockner und Bügeleisen zu benutzen
	Inkl.: Kleidung und Wäsche waschen und trocknen; Küchenbereich und -utensilien reinigen; den Wohnraum reinigen; Haushaltsgeräte benutzen, die täglichen Lebensnotwendigkeiten lagern und Müll entsorgen
	Exkl.: Wohnraum beschaffen (d610); Waren und Dienstleistungen des täglichen Bedarfs beschaffen (d620); Mahlzeiten vorbereiten (d630); Haushaltsgegenstände pflegen (d650); Anderen helfen (d660)
d649	**Haushaltsaufgaben, anders oder nicht näher bezeichnet**

Haushaltsgegenstände pflegen und anderen helfen (d650-d669)

d650	**Haushaltsgegenstände pflegen**
	Haushalts- und andere persönliche Gegenstände, einschließlich Haus und dessen Inhalt, Kleidung, Fahrzeuge und Hilfsmittel, instand halten und instand setzen sowie sich um Pflanzen und Tiere kümmern, wie Räume anstreichen und tapezieren, Einrichtungsgegenstände befestigen, Wasserleitungen instand setzen, die Funktionsfähigkeit von Fahrzeugen sicherstellen, Pflanzen gießen, Haus- und Nutztiere pflegen und füttern
	Inkl.: Kleidung herstellen und reparieren; Wohnung, Möbel und häusliche Geräte instand halten; Fahrzeuge instand halten; Hilfsmittel instand halten; Pflanzen (drinnen und draußen) und Tiere pflegen
	Exkl.: Wohnraum beschaffen (d610); Waren und Dienstleistungen des täglichen Bedarfs beschaffen (d620); Hausarbeiten erledigen (d640); Anderen helfen (d660); Bezahlte Tätigkeit (d850)

d660	**Anderen helfen**
	Haushaltsmitgliedern und anderen beim Lernen, Kommunizieren, der Selbstversorgung, der (Fort-)Bewegung innerhalb und außerhalb des Hauses zu helfen; sich dem Wohlbefinden der Haushaltsmitglieder und anderer widmen
	Inkl.: Anderen bei der Selbstversorgung, der (Fort)Bewegung, Kommunikation, den interpersonellen Beziehungen, der Ernährung und der Erhaltung der Gesundheit helfen
	Exkl.: Bezahlte Tätigkeit (d850)
d669	**Haushaltsgegenstände pflegen und anderen helfen, anders oder nicht näher bezeichnet**
d698	**Häusliches Leben, anders bezeichnet**
d699	**Häusliches Leben, nicht näher bezeichnet**

Kapitel 7: Interpersonelle Interaktionen und Beziehungen

Dieses Kapitel befasst sich mit der Ausführung von Handlungen und Aufgaben, die für die elementaren und komplexen Interaktionen mit Menschen (Fremden, Freunden, Verwandten, Familienmitgliedern und Liebespartnern) in einer kontextuell und sozial angemessenen Weise erforderlich sind.

Allgemeine interpersonelle Interaktionen (d710-d729)	
d710	**Elementare interpersonelle Aktivitäten.**
	Mit anderen in einer kontextuell und sozial angemessenen Weise zu interagieren, wie die erforderliche Rücksichtnahme und Wertschätzung zeigen oder auf Gefühle anderer reagieren
	Inkl.: Respekt, Wärme, Wertschätzung und Toleranz in Beziehungen zeigen; auf Kritik und soziale Zeichen in Beziehungen reagieren und angemessenen körperlichen Kontakt einzusetzen

d720	**Komplexe interpersonelle Interaktionen**
	Die Interaktionen mit anderen in einer kontextuell und sozial angemessenen Weise aufrechtzuerhalten und zu handhaben, wie Gefühle und Impulse steuern, verbale und physische Aggressionen kontrollieren, bei sozialen Interaktionen unabhängig handeln und in Übereinstimmung mit sozialen Regeln und Konventionen handeln
	Inkl.: Beziehungen eingehen und beenden; Verhaltensweisen bei Interaktionen regulieren; sozialen Regeln gemäß interagieren und sozialen Abstand wahren
d729	**Allgemeine interpersonelle Interaktionen, anders oder nicht näher bezeichnet**
Besondere interpersonelle Beziehungen (d730-d779)	
d730	**Mit Fremden umgehen**
	In befristeten Kontakten und Verbindungen mit Fremden zu bestimmten Zwecken zu stehen, wie beim Fragen nach einer Richtung oder einen Kauf tätigen
d740	**Formelle Beziehungen**
	Spezielle Beziehungen in formellen Rahmen aufzunehmen und aufrecht zu erhalten, wie mit Arbeitgebern, Fachleuten oder Dienstleistungserbringer
	Inkl.: Mit Autoritätspersonen, Untergebenen oder Gleichrangigen umgehen
d750	**Informelle soziale Beziehungen**
	Mit anderen Kontakte aufzunehmen, wie bei gelegentlichen Beziehungen mit Leuten, die in derselben Gemeinschaft oder am selben Wohnsitz leben, oder mit Mitarbeitern, Schülern und Studenten, Spielkameraden oder mit Menschen ähnlichen Hintergrundes oder Berufs
	Inkl.: Informelle Beziehungen zu Freunden, Nachbarn, Bekannten, Mitbewohnern und Seinesgleichen (Peers)

Aktivitäten / Teilhabe

d760	**Familienbeziehungen**
	Beziehungen zu Verwandten aufzubauen und aufrecht zu erhalten, wie mit Mitgliedern der Kernfamilie, des erweiterten Familienkreises, der Pflege- und angenommenen Familie sowie der Stieffamilie, mit entfernteren Verwandten wie mit Cousinen/Cousins zweiten Grades, oder zum Vormund
	Inkl.: Eltern-Kind- und Kind-Eltern-Beziehungen, Beziehungen unter Kindern und Beziehungen zum erweiterten Familienkreis
d770	**Intime Beziehungen**
	Intime oder Liebesbeziehungen zwischen Individuen aufzubauen und aufrecht zu erhalten, wie zwischen Ehemann und -frau, sich Liebenden oder Sexualpartnern
	Inkl.: Liebes-, eheliche und Sexualbeziehungen
d779	**Besondere interpersonelle Beziehungen, anders oder nicht näher bezeichnet**
d798	**Interpersonelle Interaktionen und Beziehungen, anders bezeichnet**
d799	**Interpersonelle Interaktionen und Beziehungen, nicht näher bezeichnet**

Kapitel 8: Bedeutende Lebensbereiche

Dieses Kapitel befasst sich mit der Ausführung von Aufgaben und Handlungen, die für die Beteiligung an Erziehung/Bildung, Arbeit und Beschäftigung sowie für die Durchführung wirtschaftlicher Transaktionen erforderlich sind.

Erziehung/Bildung (d810-d839)	
d810	**Informelle Bildung/Ausbildung**
	Zu Hause oder in einem anderen nicht-institutionellen Rahmen zu lernen, wie handwerkliche und andere Fertigkeiten von den Eltern oder Familienmitgliedern lernen, oder Privatunterricht erhalten
d815	**Vorschulerziehung**
	Auf einem Eingangsniveau organisierten Unterrichts zu lernen, der vornehmlich dazu dient, ein Kind auf die Schule und die obligatorische Bildung vorzubereiten, wie bei der Aneignung von Fertigkeiten in einer Tagesbetreuung oder in einem ähnlichen Rahmen als Vorbereitung für den Übergang zur Schule

Aktivitäten / Teilhabe

d820	**Schulbildung**
	Die Zulassung zu Schule und Bildung zu erlangen, an allen schulbezogenen Pflichten und Rechten teilzuhaben und die Lehrgangsstoffe, -inhalte und andere curriculare Anforderungen der Programme der Primar- und Sekundarstufenbildung zu erlernen einschließlich regelmäßig am Unterricht teilzunehmen, mit anderen Schülern zusammenzuarbeiten, Anweisungen der Lehrer zu befolgen, die zugewiesenen Aufgaben und Projekte zu organisieren, zu lernen und abzuschließen und zu anderen Stufen der Bildung fortzuschreiten
d825	**Theoretische Berufsausbildung**
	Sich an allen Aktivitäten von Programmen der beruflichen Ausbildung zu beteiligen und die curricularen Stoffe für die Vorbereitung der Beschäftigung in einem Gewerbe, auf einem Arbeitsplatz oder in einem Fachberuf zu lernen
d830	**Höhere Bildung und Ausbildung**
	Sich an den Aktivitäten der weiterführenden Bildungs-/Ausbildungsprogramme an Universitäten, Fachhochschulen und Fachschulen zu beteiligen und alle curricularen Inhalte zu lernen, die für formale Grade, Diplome und andere Beglaubigungen erforderlich sind, wie einen Diplom- oder Promotionsstudiengang an einer Universität oder anderen anerkannten Fachbildungseinrichtung abschließen
d839	**Bildung/Ausbildung, anders oder nicht näher bezeichnet**

Arbeit und Beschäftigung (d840-d859)

d840	**Vorbereitung auf Erwerbstätigkeit**
	Sich an allen Programmen in Zusammenhang mit der Vorbereitung auf Beschäftigung zu beteiligen, wie die Aufgaben ausführen, die in Lehre, Praktika (einschließlich im Rahmen eines Hochschulstudiums) und ausbildungsbegleitendem Training gefordert werden
	Exkl.: Theoretische Berufsausbildung (d825)

d845	**Eine Arbeit erhalten, behalten und beenden**
	Eine Beschäftigung zu suchen, zu finden und auszuwählen, eine angebotene Arbeitsstelle anzunehmen, eine Anstellung, eine Gewerbetätigkeit, eine allgemeine oder eine gehobene berufliche Tätigkeit zu behalten und darin aufzusteigen sowie ein Arbeitsverhältnis in geeigneter Weise zu beenden
	Inkl.: Eine Arbeit suchen; einen Lebenslauf verfassen; Arbeitgeber kontaktieren und Bewerbungsgespräche vorbereiten; ein Arbeitsverhältnis aufrecht erhalten; seine eigene Arbeitsleistung überwachen; kündigen und ein Arbeitsverhältnis beenden
d850	**Bezahlte Tätigkeit**
	Sich an allen Aspekten bezahlter Arbeit in Form von Beschäftigung, Gewerbetätigkeit, beruflicher Tätigkeit oder anderer Art von Erwerbstätigkeit zu beteiligen, als Angestellter, in Voll- oder Teilzeitbeschäftigung oder als Selbstständiger, wie Arbeit suchen und eine Arbeitsstelle erhalten, die geforderten Aufgaben der Arbeitsstelle erfüllen, rechtzeitig bei der Arbeit erscheinen, andere Arbeitnehmer überwachen oder selbst überwacht werden sowie die geforderten Aufgaben allein oder in Gruppen erledigen
	Inkl.: Selbstständige Tätigkeit, Teil- oder Vollzeitbeschäftigung
d855	**Unbezahlte Tätigkeit**
	Sich an allen Aspekten der Voll- oder Teilzeitarbeit, für die eine Bezahlung nicht vorgesehen ist, zu beteiligen, einschließlich organisierter Arbeitsaktivitäten, die geforderten Aufgaben der Tätigkeit zu erfüllen, rechtzeitig bei der Arbeit zu erscheinen, andere Arbeitnehmer zu überwachen oder selbst überwacht zu werden sowie die geforderten Aufgaben allein oder in Gruppen zu erledigen, wie ehrenamtliche Tätigkeit, ohne Bezahlung für die Gemeinschaft, für religiöse Gruppen oder in der häuslichen Umgebung arbeiten
	Exkl.: Kapitel 6: Häusliches Leben
d859	**Arbeit und Beschäftigung, anders oder nicht näher bezeichnet**
Wirtschaftliches Leben (d860-d879)	
d860	**Elementare wirtschaftliche Transaktionen**
	Sich an jeder Form einfacher wirtschaftlicher Transaktionen zu beteiligen, wie Geld zum Einkaufen von Nahrungsmitteln benutzen oder Tauschhandel treiben, Güter oder Dienstleistungen austauschen oder Geld sparen

d865	**Komplexe wirtschaftliche Transaktionen**
	Sich an jeder Art von komplexen wirtschaftlichen Transaktionen zu beteiligen, die den Austausch von Kapital oder Eigentum und die Erzielung von Gewinn oder anderen wirtschaftlichen Werten beinhalten, wie ein Geschäft, eine Fabrik oder eine Ausstattung kaufen, ein Bankkonto unterhalten oder mit Gebrauchsgegenständen handeln
d870	**Wirtschaftliche Eigenständigkeit**
	Die Verfügungsgewalt über wirtschaftliche Ressourcen aus privaten oder öffentlichen Quellen zu haben, um die wirtschaftliche Sicherheit für den gegenwärtigen und zukünftigen Bedarf zu gewährleisten
	Inkl.: Persönliche wirtschaftliche Ressourcen und öffentliche wirtschaftliche Ansprüche
d879	**Wirtschaftliches Leben, anders oder nicht näher bezeichnet**
d898	**Größere Lebensbereiche, anders bezeichnet**
d899	**Größere Lebensbereiche, nicht näher bezeichnet**

Kapitel 9: Gemeinschafts-, soziales und staatsbürgerliches Leben

Dieses Kapitel befasst sich mit Handlungen und Aufgaben, die für die Beteiligung am organisierten sozialen Leben außerhalb der Familie, in der Gemeinschaft sowie in verschiedenen sozialen und staatsbürgerlichen Lebensbereichen erforderlich sind.

d910	**Gemeinschaftsleben**
	Sich an allen Aspekten des gemeinschaftlichen sozialen Lebens zu beteiligen, wie in Wohlfahrtsorganisationen, Dienstleistungsvereinigungen oder professionellen Sozialorganisationen mitzuwirken
	Inkl.: Informelle und formelle Vereinigungen; Feierlichkeiten
	Exkl.: Unbezahlte Tätigkeit (d855), Erholung und Feizeit (d920); Religion und Spiritualität (d930); Politisches Leben und Staatsbürgerschaft (d950)

d920	**Erholung und Freizeit**
	Sich an allen Formen des Spiels, von Freizeit- oder Erholungsaktivitäten zu beteiligen, wie an Spiel und Sport in informeller oder organisierter Form, Programmen für die körperliche Fitness, Entspannung, Unterhaltung oder Zerstreuung; Kunstgalerien, Museen, Kino oder Theater besuchen, Handarbeiten machen und Hobbys frönen, zur Erbauung lesen, Musikinstrumente spielen; Sehenswürdigkeiten besichtigen, Tourismus- und Vergnügungsreisen machen
	Inkl.: Spiel, Sport, Kunst und Kultur, Kunsthandwerk, Hobbys und Geselligkeit
	Exkl.: Tiere zu Transportzwecken reiten (d480); bezahlte und unbezahlte Tätigkeit (d850 und d855); Religion und Spiritualität (d930); Politisches Leben und Staatsbürgerschaft (d950);
d930	**Religion und Spiritualität**
	Sich an religiösen und spirituellen Aktivitäten, Organisationen oder Praktiken zur Selbsterfüllung, Bedeutungsfindung, für religiöse und spirituelle Werte sowie zur Bildung von Beziehung zu einer göttlichen Macht zu beteiligen, wie an religiösen Diensten in einer Kirche, einem Tempel, einer Moschee oder Synagoge teilnehmen, aus religiösen Gründen beten und singen; spirituelle Kontemplation
	Inkl.: Organisierte Religion und Spiritualität
d940	**Menschenrechte**
	Die nationalen und internationalen anerkannten Rechte zu genießen, die Menschen allein aufgrund ihres Menschseins gewährt werden, wie die Menschenrechte der Menschenrechtsdeklaration der Vereinten Nation (1948) und die Rahmenbestimmungen für die Herstellung von Chancengleichheit von Personen mit Behinderungen (1993); das Recht auf Selbstbestimmung und Autonomie sowie das Recht, über sein Schicksal selbst zu bestimmen
	Exkl.: Politisches Leben und Staatsbürgerschaft (d950)

d950	**Politisches Leben und Staatsbürgerschaft**
	Sich als Bürger am sozialen, politischen und staatlichen Leben zu beteiligen, der den rechtlichen Status als Staatsbürger besitzt und die damit verbundenen Rechte, den Schutz, die Vorteile und Pflichten genießt, wie das Wahlrecht wahrnehmen, für ein politisches Amt kandidieren, politische Vereinigungen gründen; die Rechte und die Freiheit eines Staatsbürgers zu genießen (wie das Recht auf Meinungs-, Versammlungs- und Religionsfreiheit, Schutz vor unverhältnismäßiger oder unrechtmäßiger Verfolgung und Gefangennahme, das Recht auf Rechtsberatung und Verteidigung, auf ein Gerichtsverfahren sowie andere Rechte und Schutz vor Diskriminierung); den rechtlichen Status als Staatsbürger haben
	Exkl.: Menschenrechte (d940)
d998	**Leben in der Gemeinschaft, soziales und staatsbürgerliches Leben, anders bezeichnet**
d999	**Leben in der Gemeinschaft, soziales und staatsbürgerliches Leben, nicht näher bezeichnet**

Umweltfaktoren

Kapitel 1: Produkte und Technologien

Dieses Kapitel befasst sich mit natürlichen oder vom Menschen hergestellten Produkten oder Produktsystemen, Ausrüstungen und Technologien in der unmittelbaren Umwelt eines Menschen, die gesammelt, geschaffen, produziert oder hergestellt sind. Die ISO 9999 Klassifikation der technischen Hilfen definiert diese als „jedes von einer behinderten Person verwendete Produkt, Instrument, Ausrüstung oder technisches System, speziell produziert oder allgemein verfügbar, um Behinderung vorzubeugen, zu kompensieren, zu überwachen, zu lindern oder zu beheben. Es ist anzumerken, dass alle Produkte und Technologien Hilfsfunktion haben können, siehe ISO 9999: Technische Hilfen für behinderte Menschen – Klassifikation (zweite Version); ISO/TC 173/SC 2, ISO/DIS 9999 (rev.). Für diese Klassifikation der Umweltfaktoren sind jedoch hilfebezogene Produkte und Technologien enger definiert als jedes Produkt, Instrument, Ausrüstung oder Technologie, das zur Verbesserung der Funktionsfähigkeit behinderter Menschen angepasst oder speziell entworfen ist.

e110	**Produkte und Substanzen für den persönlichen Verbrauch**
	Alle natürlichen oder vom Menschen hergestellte Produkte oder Substanzen, für den persönlichen Verbrauch gesammelt, verarbeitet oder hergestellt
	Inkl.: Produkte wie Lebensmittel, Heilmittel/Medikamente
e115	**Produkte und Technologien zum persönlichen Gebrauch im täglichen Leben**
	Von Menschen für ihre täglichen Aktivitäten benutzte Ausrüstungsgegenstände, Produkte und Technologien, in oder nahe beim Körper getragen, einschließlich solcher, die angepasst oder speziell entworfen sind
	Inkl.: Allgemeine und unterstützende Produkte und Technologien für den persönlichen Gebrauch

e120	**Produkte und Technologien zur persönlichen Mobilität drinnen und draußen und zum Transport**
	Ausrüstungsgegenstände, Produkte und Technologien, die von Menschen für ihre Aktivitäten der Mobilität innerhalb und außerhalb von Gebäuden benutzt werden, einschließlich solcher, die angepasst oder speziell entworfen sind, und sich bei ihnen bzw. sich in ihrer Nähe befinden
	Inkl.: Allgemeine Hilfsprodukte und unterstützende Technologien für die persönliche Mobilität drinnen und draußen
e125	**Produkte und Technologien zur Kommunikation**
	Von Menschen für ihre Aktivitäten des Sendens und Empfangens von Informationen benutzte Ausrüstungsgegenstände, Produkte und Technologien, die sich im oder am Körper des Benutzers oder in seiner Nähe befinden, einschließlich solcher, die angepasst oder speziell entworfen sind
	Inkl.: Allgemeine Hilfsprodukte und unterstützende Technologien für die Kommunikation
e130	**Produkte und Technologien für Bildung/Ausbildung**
	Von Menschen für den Erwerb von Wissen, Fachwissen oder Fertigkeiten benutzte Ausrüstungsgegenstände, Produkte, Verfahren, Methoden und Technologien, einschließlich solcher, die angepasst oder speziell entworfen sind
	Inkl.: Allgemeine Produkte und unterstützende Technologien für Bildung/Ausbildung
e135	**Produkte und Technologien für die Erwerbstätigkeit**
	Zur Ermöglichung der Arbeitsaktivitäten im Rahmen der Erwerbstätigkeit benutzte Ausrüstungsgegenstände, Produkte und Technologien
	Inkl.: Allgemeine und Hilfsprodukte und unterstützende Technologien für die Erwerbstätigkeit
e140	**Produkte und Technologien für Kultur, Freizeit und Sport**
	Für die Durchführung und Verbesserung der Kultur-, Freizeit- und Sportaktivitäten benutzte Ausrüstungsgegenstände, Produkte und Technologien, einschließlich solcher, die angepasst oder speziell entworfen sind
	Inkl.: Allgemeine und Hilfsprodukte und unterstützende Technologien für Kultur, Freizeit und Sport

e145	**Produkte und Technologien zur Ausübung von Religion und Spiritualität**
	Einzel- oder massenproduzierte Produkte und Technologien, denen im Zusammenhang mit der Ausübung von Religion oder Spiritualität eine symbolische Bedeutung zukommt oder gegeben wird, einschließlich solcher, die angepasst oder speziell entworfen sind
	Inkl.: Allgemeine und Hilfsprodukte und unterstützende Technologien zur Ausübung von Religion und Spiritualität
e150	**Entwurf, Konstruktion sowie Bauprodukte und Technologien von öffentlichen Gebäuden**
	Produkte und Technologien, für den öffentlichen Zugang geplant und konstruiert, welche die bebaute Umgebung (Innen- und Außenbereiche) eines Individuums bilden, einschließlich solcher, die angepasst oder speziell entworfen sind
	Inkl.: Entwurf, Konstruktion und Bauprodukte und Technologien von Ein- und Ausgängen, Einrichtungen und Wegeführung
e155	**Entwurf, Konstruktion sowie Bauprodukte und Technologien von privaten Gebäuden**
	Produkte und Technologien, für die private Nutzung geplant und konstruiert, welche die bebaute Umgebung (Innen- und Außenbereiche) eines Individuums bilden, einschließlich solcher, die angepasst oder speziell entworfen sind
	Inkl.: Entwurf, Konstruktion und Bauprodukte und Technologien von Ein- und Ausgängen, Einrichtungen und Wegeführung
e160	**Produkte und Technologien der Flächennutzung**
	Produkte und Technologien für den Außenbereich, soweit sie sich auf die äußere Umgebung eines Individuums durch Umsetzung von Flächennutzungspolitik sowie der Raumplanung und -entwicklung auswirken, einschließlich solcher, die angepasst oder speziell entworfen sind
	Inkl.: Produkte und Technologien für den Außenbereich, die durch die Umsetzung von Flächennutzungspolitik geregelt werden wie ländliche Gebiete, Vorortsgebiete, Stadtgebiete, Parks, Natur- und Wildschutzgebiete

Umweltfaktoren

e165	**Vermögenswerte**
	Produkte oder Gegenstände des wirtschaftlichen Handels wie Geld, Waren, Immobilien und andere Wertsachen, die einem Individuum gehören oder zu deren Verwendung es berechtigt ist
	Inkl.: Materielle und immaterielle Produkte und Güter, finanzielle Vermögenswerte
e198	**Produkte und Technologien, anders bezeichnet**
e199	**Produkte und Technologien, nicht näher bezeichnet**

Kapitel 2: Natürliche und vom Menschen veränderte Umwelt

Dieses Kapitel befasst sich mit belebten oder unbelebten Elementen der natürlichen oder materiellen Umwelt, mit vom Menschen veränderten Bestandteilen dieser Umwelt sowie mit Merkmalen menschlicher Bevölkerungen in dieser Umwelt.

e210	**Physikalische Geographie**
	Merkmale der Landformen und Gewässer
	Inkl.: Merkmale der Geographie bezüglich Orographie (Relief, Art und Ausmaß von Land und Landformen einschließlich Höhe) und Hydrographie (Gewässer)
e215	**Bevölkerung**
	Gruppen von Menschen, die in einer bestimmten Umwelt leben, und die die gleiche Art von Umweltanpassung aufweisen
	Inkl.: Demographischer Wandel, Bevölkerungsdichte
e220	**Flora und Fauna**
	Pflanzen und Tiere
	Exkl.: Domestizierte Tiere (e350), Bevölkerung (e215)
e225	**Klima**
	Meteorologische Merkmale und Ereignisse wie das Wetter
	Inkl.: Temperatur, Luftfeuchtigkeit, Luftdruck, Niederschlag, Wind und jahreszeitabhängige Veränderungen

e230	**Natürliche Ereignisse**
	Regelmäßige oder unregelmäßige geographische und atmosphärische Veränderungen, die eine erhebliche Beeinträchtigung der Umwelt eines Individuums zur Folge haben, wie Erdbeben, Unwetter, z.B. Orkane, Tornados, Hurrikane, Überflutungen, Waldbrände, Eisstürme
e235	**Vom Menschen verursachte Ereignisse**
	Vom Menschen verursachte Veränderungen oder Störungen der natürlichen Umwelt, die eine erhebliche Beeinträchtigung des täglichen Lebens der Menschen der Region zur Folge haben kann, einschließlich Ereignisse oder Bedingungen im Zusammenhang mit Konflikten und Kriegen wie Vertreibung von Menschen, Zerstörung der sozialen Infrastruktur, von Häusern und Land, Umweltkatastrophen sowie Land-, Wasser- und Luftverschmutzung (z.B. Freisetzung giftiger Substanzen)
e240	**Licht**
	Elektromagnetische Strahlung, durch die Dinge sichtbar gemacht werden, entweder durch Sonnenlicht oder künstliches Licht (z.B. Kerzen, Öl- oder Petroleumlampen, Feuer und Elektrizität) und die nützliche oder verwirrende Informationen über die Welt liefern kann
	Inkl.: Lichtintensität, Lichtqualität, Farbkontraste
e245	**Zeitbezogene Veränderungen**
	Natürliche, regelmäßige oder vorhersagbare zeitliche Veränderungen
	Inkl.: Tag/Nacht-Zyklen und Mondphasen
e250	**Laute und Geräusche**
	Phänomene, die gehört werden oder gehört werden können wie Knallen, Klingeln, Hämmern, Singen, Pfeifen, Schreien oder Brummen, in jeder Lautstärke, Tonhöhe oder Ton, und die nützliche oder verwirrende Informationen über die Welt liefern können
	Inkl.: Laut-/Geräuschintensität oder -stärke und Laut-/Geräuschqualität

e255	**Schwingung**
	Regelmäßige oder unregelmäßige Hin- und Herbewegung eines Gegenstandes oder einer Person infolge einer physikalischen Störung wie Schütteln, Beben, schnelle ruckartige Bewegungen von Dingen, Gebäuden oder Menschen, verursacht durch kleine oder große Ausrüstung, Luftfahrzeuge und Explosionen
	Exkl.: Natürliche Ereignisse (e230) wie Vibration oder Zittern der Erde infolge eines Erdbebens
e260	**Luftqualität**
	Eigenschaften der Atmosphäre (außerhalb von Gebäuden) oder der Luft in umschlossenen Räumen (innerhalb von Gebäuden), und die nützliche oder verwirrende Informationen über die Welt liefern können
	Inkl.: Luftqualität in Innen- oder Außenbereichen
e298	**Natürliche und vom Menschen veränderte Umwelt, anders bezeichnet**
e299	**Natürliche und vom Menschen veränderte Umwelt, nicht näher bezeichnet**

Kapitel 3: Unterstützung und Beziehungen

Dieses Kapitel befasst sich mit Personen oder Tieren, die praktische physische oder emotionale Unterstützung, Fürsorge, Schutz, Hilfe und Beziehungen zu anderen Personen geben, sowie mit Beziehungen zu anderen Personen in deren Wohnungen, am Arbeitsplatz, in der Schule, beim Spielen oder in anderen Bereichen ihrer alltäglichen Aktivitäten. Das Kapitel umfasst nicht die Einstellungen der Person oder der Menschen, die die Unterstützung leisten. Der hier beschriebene Umweltfaktor ist nicht die Person oder das Tier, sondern das Ausmaß an physischer und emotionaler Unterstützung, die die Person oder das Tier geben.

e310	**Engster Familienkreis**
	Personen, die infolge Geburt oder Heirat verwandt sind oder andere Beziehungen, die von der Kultur als „engster Familienkreis" anerkannt sind, wie Ehepartner, Lebensgefährten, Eltern, Geschwister, Kinder, Pflegeeltern, Adoptiveltern und Großeltern
	Exkl.: Erweiterter Familienkreis (e315); Persönliche Hilfs- und Pflegepersonen (e340)

e315	**Erweiterter Familienkreis**
	Personen, die über Familie oder Heirat verwandt sind oder andere Beziehungen, die von der Kultur als „erweiterter Familienkreis" anerkannt sind, wie Tanten, Onkel, Neffen, Nichten
	Exkl.: Engster Familienkreis (e310)
e320	**Freunde**
	Personen, die sich nahe stehen und deren kontinuierliche Bekanntschaft durch Vertrauen und gegenseitige Unterstützung gekennzeichnet ist
e325	**Bekannte, Seinesgleichen (Peers), Kollegen, Nachbarn und andere Gemeindemitglieder**
	Personen, die sich als Bekannte, Seinesgleichen, Kollegen, Nachbarn und als Gemeindemitglieder kennen, etwa von der Arbeit, Schule oder Freizeit, über Kommunikationssysteme wie Telephon, Fernschreiber, Internet, E-Mail oder über andere Möglichkeiten, und die demographische Eigenschaften wie Alter, Geschlecht, religiöses Bekenntnis, ethnische Zugehörigkeit oder gemeinsame Interesse teilen
	Exkl.: Verbände und andere Organisationsdienstleistungen
e330	**Autoritätspersonen**
	Personen mit Entscheidungsverantwortung für andere, die infolge ihrer sozialen, ökonomischen, kulturellen oder religiösen Rollen in der Gesellschaft sozial definierten Einfluss oder Befugnisse haben, wie Lehrer, Arbeitgeber, Supervisoren, religiöse Führer, Vertreter im Amt, Vormund, Treuhänder
e335	**Untergebene**
	Personen, deren tägliches Leben bei der Arbeit, in der Schule oder in anderen Bereichen durch Autoritätspersonen beeinflusst wird, wie Schüler, Studenten, Arbeiter und Mitglieder religiöser Gruppen
	Exkl.: Engster Familienkreis (e310)

Umweltfaktoren

e340	**Persönliche Hilfs- und Pflegepersonen**
	Personen, die Dienstleistungen erbringen, welche erforderlich sind, um Personen bei ihren täglichen Aktivitäten, bei der Erhaltung und Durchführung der Arbeit am Arbeitsplatz, im Bildungs-/Ausbildungsbereich oder in anderen Lebenssituationen zu unterstützen, wobei dieser Dienst entweder durch öffentliche oder private Träger erfolgt oder auf ehrenamtlicher Basis, wie Anbieter von Hilfen bei Hausarbeit und Haushaltsführung, personeller Assistenz, Assistenz beim Transport und anderen Unterstützungserfordernissen durch bezahlte Hilfen, Kindermädchen und andere, die vornehmlich Betreuungs- oder Pflegeleistungen erbringen
	Exkl.: Engster Familienkreis (e310), Bekannte, Seinesgleichen (Peers), Kollegen, Nachbarn und andere Gemeindemitglieder (e325)
e345	**Fremde**
	Personen, die sich weder kennen noch verwandt sind oder die bisher weder eine Beziehung eingegangen sind noch Kontakt zueinander haben, einschließlich Personen, die einer bestimmten Person zwar unbekannt sind, die jedoch eine Lebenssituation mit ihr teilen wie Vertretungslehrer, Mitarbeiter oder Pflegekräfte
e350	**Domestizierte Tiere**
	Tiere, die physische, emotionale oder psychische Unterstützung geben, wie Haustiere (Hunde, Katzen, Vögel, Fische usw.) und Tiere für persönliche Mobilität und Transport
	Exkl.: Tiere (e220); Vermögenswerte (e165)
e355	**Fachleute der Gesundheitsberufe**
	Alle Dienstleistungserbringer, die im Gesundheitssystem arbeiten, wie Ärzte, Schwestern, Physiotherapeuten, Ergotherapeuten, Sprachtherapeuten, Audiologen, Hersteller von Orthesen und Prothesen, medizinische Sozialarbeiter
	Exkl.: Andere Fachleute (360)
e360	**Andere Fachleute**
	Alle Fachleute, die außerhalb des Gesundheitssystems arbeiten, einschließlich Sozialarbeiter, Rechtanwälte, Lehrer, Architekten und Konstrukteure
	Exkl.: Fachleute der Gesundheitsberufe (e355)
e398	**Unterstützung und Beziehungen, anders bezeichnet**
e399	**Unterstützung und Beziehungen, nicht näher bezeichnet**

Kapitel 4: Einstellungen

Dieses Kapitel befasst sich mit Einstellungen, die beobachtbare Konsequenzen von Sitten, Bräuchen, Weltanschauungen, Werten, Normen, tatsächlichen oder religiösen Überzeugungen sind. Diese Einstellungen beeinflussen individuelles Verhalten und soziales Leben auf allen Ebenen, von zwischenmenschlichen Beziehungen, Kontakten in der Gemeinde, bis zu politischen, wirtschaftlichen und rechtlichen Strukturen. So können zum Beispiel individuelle oder gesellschaftliche Einstellungen zu Vertrauenswürdigkeit und Wert einer Person zu ehrenhaftem oder negativem und diskriminierendem Umgang (z.B. Stigmatisierung, Stereotypisierung und Marginalisierung oder Vernachlässigung der Person) motivieren. Die klassifizierten Einstellungen beziehen sich auf Personen des Umfeldes der zu beschreibenden Person und nicht auf die zu beschreibende Person selbst. Die individuellen Einstellungen sind bezüglich der Arten der Beziehungen, die in Kapitel 3 der Umweltfaktoren aufgelistet sind, kategorisiert. Werte und Überzeugungen sind nicht gesondert von den Einstellungen kodiert, weil angenommen wird, dass sie die treibenden Kräfte hinter den Einstellungen sind.

e410	**Individuelle Einstellungen der Mitglieder des engsten Familienkreises**
	Allgemeine oder spezifische Meinungen und Überzeugungen der Mitglieder des engsten Familienkreises, die eine bestimmte Person oder andere Dinge (z.B. soziale, politische und ökonomische Themen) betreffen, und die individuelles Verhalten und Handlungen beeinflussen
e415	**Individuelle Einstellungen der Mitglieder des erweiterten Familienkreises**
	Allgemeine oder spezifische Meinungen und Überzeugungen der Mitglieder des erweiterten Familienkreises, die eine bestimmte Person oder andere Dinge (z.B. soziale, politische und ökonomische Themen) betreffen, und die individuelles Verhalten und Handlungen beeinflussen
e420	**Individuelle Einstellungen von Freunden**
	Allgemeine oder spezifische Meinungen und Überzeugungen von Freunden, die eine bestimmte Person oder andere Dinge (z.B. soziale, politische und ökonomische Themen) betreffen, und die individuelles Verhalten und Handlungen beeinflussen

e425	**Individuelle Einstellungen von Bekannten, Seinesgleichen (Peers), Kollegen, Nachbarn und anderen Gemeindemitgliedern**
	Allgemeine oder spezifische Meinungen und Überzeugungen von Bekannten, Seinesgleichen (Peers), Kollegen, Nachbarn und anderen Gemeindemitgliedern, die eine bestimmte Person oder andere Dinge (z.B. soziale, politische und ökonomische Themen) betreffen, und die individuelles Verhalten und Handlungen beeinflussen
e430	**Individuelle Einstellungen von Autoritätspersonen**
	Allgemeine oder spezifische Meinungen und Überzeugungen von Autoritätspersonen, die eine bestimmte Person oder andere Dinge (z.B. soziale, politische und ökonomische Themen) betreffen, und die individuelles Verhalten und Handlungen beeinflussen
e435	**Individuelle Einstellungen von Untergebenen**
	Allgemeine oder spezifische Meinungen und Überzeugungen von Untergebenen, die eine bestimmte Person oder andere Dinge (z.B. soziale, politische und ökonomische Themen) betreffen, und die individuelles Verhalten und Handlungen beeinflussen
e440	**Individuelle Einstellungen von persönlichen Hilfs- und Pflegepersonen**
	Allgemeine oder spezifische Meinungen und Überzeugungen von persönlichen Hilfs- und Pflegepersonen, die eine bestimmte Person oder andere Dinge (z.B. soziale, politische und ökonomische Themen) betreffen, und die individuelles Verhalten und Handlungen beeinflussen
e445	**Individuelle Einstellungen von Fremden**
	Allgemeine oder spezifische Meinungen und Überzeugungen von Fremden, die eine bestimmte Person oder andere Dinge (z.B. soziale, politische und ökonomische Themen) betreffen, und die individuelles Verhalten und Handlungen beeinflussen
e450	**Individuelle Einstellungen von Fachleuten der Gesundheitsberufe**
	Allgemeine oder spezifische Meinungen und Überzeugungen von Fachleuten der Gesundheitsberufe, die eine bestimmte Person oder andere Dinge (z.B. soziale, politische und ökonomische Themen) betreffen, und die individuelles Verhalten und Handlungen beeinflussen

e455	**Individuelle Einstellungen von anderen Fachleuten**
	Allgemeine oder spezifische Meinungen und Überzeugungen von anderen Fachleuten, die eine bestimmte Person oder andere Dinge (z.B. soziale, politische und ökonomische Themen) betreffen, und die individuelles Verhalten und Handlungen beeinflussen
e460	**Gesellschaftliche Einstellungen**
	Allgemeine oder spezifische Meinungen und Überzeugungen, die im allgemeinen von Mitgliedern einer Kultur, Gesellschaft oder subkulturellen oder anderen gesellschaftlichen Gruppen zu anderen Menschen oder zu sozialen, politischen und ökonomischen Themen vertreten werden, und die Verhaltensweisen oder Handlungen einer Einzelperson oder Personengruppe beeinflussen
e465	**Gesellschaftliche Normen, Konventionen und Weltanschauungen**
	Sitten, Praktiken/Bräuche, Regeln sowie abstrakte Wertsysteme und normative Überzeugungen (z. B. Ideologien, normative Weltanschauungen und moralphilosophische Ansichten), welche innerhalb gesellschaftlicher Kontexte entstehen, und die gesellschaftliche und individuelle Gewohnheiten und Verhaltensweisen beeinflussen oder schaffen, wie gesellschaftliche Normen der Moral, der religiösen Verhaltensweisen oder Etikette; religiöse Lehren und daraus abgeleitete Normen und Konventionen; Normen, die Rituale oder das Zusammensein sozialer Gruppen bestimmen
e498	**Einstellungen, anders bezeichnet**
e499	**Einstellungen, nicht näher bezeichnet**

Kapitel 5: Dienste, Systeme und Handlungsgrundsätze

Dieses Kapitel befasst sich mit: 1. Dienste, die Leistungen, strukturierte Programme und Tätigkeiten in verschiedenen Sektoren der Gesellschaft erbringen, um die Bedürfnisse der Menschen zu decken. (In „Dienste" eingeschlossen sind die Personen, die die Dienste erbringen). Dienste können öffentlich, privat oder freiwillig und auf lokaler, kommunaler, regionaler, staatlicher oder internationaler Ebene durch Individuen, Vereinigungen, Organisationen, Agenturen oder Regierungen eingerichtet sein. Die von diesen Diensten bereit gestellten Güter und Dienstleistungen können allgemeiner Art sein oder angepasst und speziell entworfen. 2. Systeme, die die administrativen Steuerungs- und Organisationsmechanismen darstellen und von Regierungen auf kommunaler, regionaler, nationaler und internationaler Ebene sowie von anderen anerkannten Stellen eingerichtet sind. Diese Systeme haben den Zweck, die Dienste, die Unterstützung, strukturierte Programme und Tätigkeiten in verschiedenen Sektoren der Gesellschaft zur Verfügung zu stellen, zu organisieren, zu kontrollieren und zu steuern. 3. Handlungsgrundsätze, die sich aus Regeln, Vorschriften, Konventionen und Standards zusammensetzen und von Regierungen auf kommunaler, regionaler, nationaler und internationaler Ebene sowie von anderen anerkannten Stellen geschaffen sind. Handlungsgrundsätze regeln und regulieren die Systeme, die die Dienste, strukturierten Programme und Tätigkeiten in verschiedenen Sektoren der Gesellschaft organisieren, kontrollieren und steuern.

e510	**Dienste, Systeme und Handlungsgrundsätze für die Konsumgüterproduktion**
	Dienste, Systeme und Handlungsgrundsätze, welche die Grundlage bilden und Vorsorge treffen für die Produktion von Objekten und Erzeugnissen, die von Menschen verbraucht oder benutzt werden
e515	**Dienste, Systeme und Handlungsgrundsätze des Architektur- und Bauwesens**
	Dienste, Systeme und Handlungsgrundsätze für Entwurf und Bau von öffentlichen und privaten Bauten
	Exkl.: Dienste, Systeme und Handlungsgrundsätze der Stadt- und Landschaftsplanung (e520)
e520	**Dienste, Systeme und Handlungsgrundsätze der Stadt- und Landschaftsplanung**
	Dienste, Systeme und Handlungsgrundsätze für Planung, Entwurf, Entwicklung und Unterhaltung von öffentlichem Land (z.B. Parks, Forsten, Uferlinien, Feuchtgebiete) und privatem Grund im ländlichen, vorörtlichen und städtischen Zusammenhang
	Exkl.: Dienste, Systeme und Handlungsgrundsätze des Architektur- und Bauwesens (e515)
e525	**Dienste, Systeme und Handlungsgrundsätze des Wohnungswesens**
	Dienste, Systeme und Handlungsgrundsätze für Bereitstellung von Unterkünften, Wohnungen oder möblierten Zimmern für Menschen
e530	**Dienste, Systeme und Handlungsgrundsätze des Versorgungswesens**
	Dienste, öffentliche Einrichtungen und rechtliche Vorschriften für öffentlich bereit gestellte Versorgungsleistungen wie Wasser, Brennstoff, Elektrizität, Entsorgung, öffentlicher Transport und andere notwendige Dienste
	Exkl.: Dienste, Systeme und Handlungsgrundsätze für den zivilen Schutz und Sicherheit (e545)

e535	**Dienste, Systeme und Handlungsgrundsätze des Kommunikationswesens**
	Dienste, öffentliche Einrichtungen und rechtliche Vorschriften für Übermittlung und Austausch von Informationen
	Exkl.: Dienste, Systeme und Handlungsgrundsätze des Medienwesens (e560)
e540	**Dienste, Systeme und Handlungsgrundsätze des Transportwesens**
	Dienste, Systeme und Handlungsgrundsätze für die Beförderung von Menschen und Gütern von einem Ort zu einem anderen
e545	**Dienste, Systeme und Handlungsgrundsätze für zivilen Schutz und Sicherheit**
	Dienste, öffentliche Einrichtungen und rechtliche Vorschriften zum Schutz von Person und Besitz
	Exkl.: Dienste, Systeme und Handlungsgrundsätze des Versorgungswesens (e530)
e550	**Dienste, Systeme und Handlungsgrundsätze der Rechtspflege**
	Dienste, öffentliche Einrichtungen und Handlungsgrundsätze, die die Gesetzgebung und andere Rechtsprechung eines Landes betreffen
e555	**Dienste, Systeme und Handlungsgrundsätze von Vereinigungen und Organisationen**
	Dienste und Programme von Personen, die sich zwecks Verfolgung allgemeiner, nicht-kommerzieller Interessen mit anderen Personen mit gleichen Interessen zusammengeschlossen haben, wobei die Erbringung solcher Dienste an eine Mitgliedschaft gebunden sein kann
e560	**Dienste, Systeme und Handlungsgrundsätze des Medienwesens**
	Dienste, Systeme und Handlungsgrundsätze für die Massenkommunikation über Radio, Fernsehen, Zeitungen und Internet
e565	**Dienste, Systeme und Handlungsgrundsätze der Wirtschaft**
	Dienste und Programme zu Produktion, Verteilung, Verbrauch und Verwendung von Gütern und Dienstleistungen
	Exkl.: Dienste, Systeme und Handlungsgrundsätze der sozialen Sicherung (e570)

e570	**Dienste, Systeme und Handlungsgrundsätze der sozialen Sicherheit**
	Dienste, Systeme und Handlungsgrundsätze für die finanzielle Unterstützung von Menschen, welche aufgrund von Alter, Armut, Arbeitslosigkeit, körperlichen Gesundheitsproblemen oder Behinderung staatliche Unterstützung benötigen, die entweder durch Steueraufkommen oder Beitragssysteme finanziert wird
	Exkl.: Dienste, Systeme und Handlungsgrundsätze der Wirtschaft (e565)
e575	**Dienste, Systeme und Handlungsgrundsätze der allgemeinen sozialen Unterstützung**
	Dienste, Systeme und Handlungsgrundsätze für diejenigen, die Hilfe in Bereichen wie Einkaufen, Hausarbeit, Beförderung, Selbstversorgung und anderen benötigen, um eine vollständigere Partizipation [Teilhabe] am Leben in der Gesellschaft zu erlangen
	Exkl.: Dienste, Systeme und Handlungsgrundsätze der sozialen Sicherheit (e570); Persönliche Hilfs- und Pflegepersonen (e340); Dienste, Systeme und Handlungsgrundsätze des Gesundheitswesens (e580)
e580	**Dienste, Systeme und Handlungsgrundsätze des Gesundheitswesens**
	Dienste, Systeme und Handlungsgrundsätze zur Vorbeugung und Behandlung von Gesundheitsproblemen, zur medizinischen Rehabilitation und zur Förderung einer gesunden Lebensführung
	Exkl.: Dienste, Systeme und Handlungsgrundsätze der allgemeinen sozialen Unterstützung (e575)
e585	**Dienste, Systeme und Handlungsgrundsätze des Bildungs- und Ausbildungswesens**
	Dienste, Systeme und Handlungsgrundsätze für die Aneignung, Erhaltung und Vergrößerung von Wissen, Fachkenntnissen und beruflichen oder künstlerischen Fertigkeiten. Siehe International Standard Classification of Education der UNESCO (ISCED-1997)
e590	**Dienste, Systeme und Handlungsgrundsätze des Arbeits- und Beschäftigungswesens**
	Dienste, Systeme und Handlungsgrundsätze zur Vermittlung passender Arbeit für Personen, die arbeitslos sind oder den Arbeitsplatz wechseln wollen, oder zur Unterstützung von Arbeitnehmern, die einen Aufstieg beabsichtigen
	Exkl.: Dienste, Systeme und Handlungsgrundsätze der Wirtschaft (e565)

e595	**Dienste, Systeme und Handlungsgrundsätze der Politik**
	Dienste, Systeme und Handlungsgrundsätze, die Abstimmungen, Wahlen und Regieren von Ländern, Regionen, Kommunen sowie internationalen Organisationen betreffen
e598	**Dienste, Systeme und Handlungsgrundsätze, anders bezeichnet**
e599	**Dienste, Systeme und Handlungsgrundsätze, nicht näher bezeichnet**

Sachindex

Aktivitäten 162

Antrieb, psychische Energie, Funktionen der psychischen Energie und des Antriebs (b130) 165, 166, 167, 168

Arbeit 209, 210, 211, 221, 222, 228

Artikulationsfunktionen (b320) 175

Atemmuskulatur, Funktionen der Atemmuskulatur (b445) 177, 178

Atmungsfunktionen (b440) 177, 178

Atmungsfunktionen, weitere (b450) 177, 178

Atmungssystem, Struktur des Atmungssystems (s430) 191

Aufgabe, Eine Einzelaufgabe übernehmen (d210) 196

Aufgabe, Mehrfachaufgaben übernehmen (d220) 196

Aufmerksamkeit fokussieren (d160) 194

Aufmerksamkeit, Funktionen der Aufmerksamkeit (b140) 165, 167, 168, 169, 170

Augapfel, Struktur des Augapfels (Bulbus) (s220) 190

Auge, Funktionen von Strukturen, die in Verbindung mit dem Auge stehen (b215) 172, 186

Auge, Strukturen um das Auge herum (s230) 190

Augenhöhle, Struktur der Augenhöhle (Orbita) (s210) 190

Autoritätspersonen (e330) 221

Autoritätspersonen, Individuelle Einstellungen von Autoritätspersonen (e430) 224

Bauchspeicheldrüse, Struktur der Bauchspeicheldrüse (s550) 191

Bauprodukte, Entwurf, Konstruktion sowie Bauprodukte und Technologien von öffentlichen Gebäuden (e150) 217

Bauprodukte, Entwurf, Konstruktion sowie Bauprodukte und Technologien von privaten Gebäuden (e155) 217

Bauwesen, Dienste, Systeme und Handlungsgrundsätze des Architektur- und Bauwesens (e515) 226

Beckenboden, Struktur des Beckenbodens (s620) 192

Beckenregion, Struktur der Beckenregion (s740) 192

Behinderung 161, 162

Bekannte, Individuelle Einstellungen von Bekannten, Seinesgleichen (Peers), Kollegen, Nachbarn und anderen Gemeindemitgliedern (e425) 224

Bekannte, Seinesgleichen (Peers), Kollegen, Nachbarn und andere Gemeindemitglieder (e325) 221, 222

beschaffen, Waren und Dienstleistungen des täglichen Bedarfs beschaffen (d620) 205, 206

beschaffen, Wohnraum beschaffen (d610) 205, 206

Beschäftigungswesen, Dienste, Systeme und Handlungsgrundsätze des Arbeits- und Beschäftigungswesens (e590) 228

Beurteilungsmerkmale 250, 251, 257, 258

Bevölkerung (e215) 218

bewegen, Gegenstände mit den unteren Extremitäten bewegen (d435) 200

Bewegung, weitere mit der Bewegung im Zusammenhang stehende muskuloskeletale Struktur (s770) 192

Bewusstsein, Funktionen des Bewusstseins (b110) 165, 167, 168, 169

Beziehungen, Familienbeziehungen (d760) 209

Beziehungen, Formelle Beziehungen (d740) 208

Beziehungen, Informelle soziale Beziehungen (d750) 208

Beziehungen, Intime Beziehungen (d770) 209

Bildung/Ausbildung/Erziehung, Dienste, Systeme und Handlungsgrundsätze des Bildungs- und Ausbildungswesens (e585) 228

Bildung/Ausbildung/Erziehung, Höhere Bildung und Ausbildung (d830) 210

Bildung/Ausbildung/Erziehung, Informelle Bildung/Ausbildung (d810) 209

Bildung/Ausbildung/Erziehung, Produkte und Technologien für Bildung/Ausbildung (e130) 216

Bildung/Ausbildung/Erziehung, Theoretische Berufsausbildung (d825) 210

Bildung/Ausbildung/Erziehung, Vorschulerziehung (d815) 209

bio-psycho-soziales Modell 161

Blutdruckfunktionen (b420) 176

Blutgefäßfunktionen (b415) 176

Darm, Struktur des Darms (s540) 191

Defäkationsfunktionen (b525) 179, 180

Denken (d163) 194, 195

Denken, Funktionen des Denkens (b160) 166, 168, 169, 170

Diskussion (d355) 199

Domäne 239, 240, 248, 251, 254, 256

Elektrolythaushalt, Funktionen des Wasser-, Mineral- und Elektrolythaushaltes (b545) 181, 182

Emotionale Funktionen (b152) 166, 167, 168

Empfindungen, auf die Haut bezogene Empfindungen (b840) 189

Empfindungen, Mit dem Auge und angrenzenden Strukturen verbundene Empfindungen (b220) 172

Empfindungen, mit dem kardiovaskulären und Atmungssystem verbundene Empfindungen (b460) 178

Empfindungen, mit dem Verdauungssystem verbundene Empfindungen (b535) 179, 180

Empfindungen, mit den Funktionen der Muskeln und der Bewegung im Zusammenhang stehende Empfindungen (b780) 174, 188

Empfindungen, mit den Genital- und reproduktiven Funktionen verbundenen Empfindungen (b670) 183, 184

Empfindungen, Mit den Hör- und vestibulären Funktionen verbundene Empfindungen (b240) 173

Empfindungen, Mit der Harnbildung und -ausscheidung verbundene Empfindungen (b630) 183, 184

endokrine Drüsen, Funktionen der endokrinen Drüsen (b555) 180, 181, 182

endokrine Drüsen, Struktur der endokrinen Drüsen (s580) 191

Entscheidungen treffen (d177) 194, 195, 196

Erholung und Freizeit (d920) 202, 212, 213

Erwerbstätigkeit, Bezahlte Tätigkeit (d850) 206, 207, 211, 213

Erwerbstätigkeit, Eine Arbeit erhalten, behalten und beenden (d845) 211

Erwerbstätigkeit, Produkte und Technologien für die Erwerbstätigkeit (e135) 216

Erwerbstätigkeit, Vorbereitung auf Erwerbstätigkeit (d840) 210

Essen (d550) 204, 205

Extremitäten, Struktur der oberen Extremitäten (s730) 192

Extremitäten, Struktur der unteren Extremitäten (s750) 192

Fachleute der Gesundheitsberufe (e355) 222

Fachleute der Gesundheitsberufe, Individuelle Einstellungen von Fachleuten der Gesundheitsberufe (e450) 224

Fachleute, Andere Fachleute (e360) 222

Fachleute, Individuelle Einstellungen von anderen Fachleuten (e455) 225

fahren, Ein Fahrzeug fahren (d475) 202

Familienkreis, Engster Familienkreis (e310) 220, 221, 222

Familienkreis, Erweiterter Familienkreis (e315) 220, 221

Familienkreis, Individuelle Einstellungen der Mitglieder des engsten Familienkreises (e410) 223

Familienkreis, Individuelle Einstellungen der Mitglieder des erweiterten Familienkreises (e415) 223

Feinmotorischer Handgebrauch (d440) 200

Fertigkeiten, sich Fertigkeiten aneignen (d155) 194, 196

Flächennutzung, Produkte und Technologien der Flächennutzung (e160) 217

Flora und Fauna (e220) 218

fortbewegen, Sich auf andere Weise fortbewegen (d455) 201, 202

fortbewegen, Sich in verschiedenen Umgebungen fortbewegen (d460) 201

fortbewegen, Sich unter Verwendung von Geräten/Ausrüstung fortbewegen (d465) 202

Fortpflanzungsfunktionen (b660) 183, 184

Freizeit, Produkte und Technologien für Kultur, Freizeit und Sport (e140) 216

Fremde (e345) 222

Fremde, Individuelle Einstellungen von Fremden (e445) 224

Fremde, Mit Fremden umgehen (d730) 208

Freunde (e320) 221

Freunde, Einstellungen, Individuelle Einstellungen von Freunden (e420) 223

funktionale Gesundheit 161

Funktionsfähigkeit 161, 162

Gallenwege, Struktur der Gallenwege (s570) 191

Gedächtnis, Funktionen des Gedächtnisses (b144) 165, 166, 167, 168, 169, 170

Gehen (d450) 201, 202

Gehen, Funktionen der Bewegungsmuster beim Gehen (b770) 187, 188

Gehirn, Strukur des Gehirns (s110) 190

Gelenkbeweglichkeit, Funktionen der Gelenkbeweglichkeit (b710) 185

Gelenkstabilität, Funktionen der Gelenkstabilität (b715) 185

Gemeinschaftsleben (d910) 212

Geographie, Physikalische Geographie (e210) 218

Geschlechtsorgane, Struktur der Geschlechtsorgane (s630) 192

Gesellschaft, Gesellschaftliche Einstellungen (e460) 225

Gesellschaft, Gesellschaftliche Normen, Konventionen und Weltanschauungen (e465) 225

Gesundheit, Auf seine Gesundheit achten (d570) 204

Gesundheitsproblem 161

Gesundheitswesen, Dienste, Systeme und Handlungsgrundsätze des Gesundheitswesens (e580) 228

Haar, Funktionen des Haars (b850) 189

Haar, Struktur der Haare (s840) 192

Halsregion, Struktur der Kopf- und Halsregion (s710) 192

hämatologisches System, Funktionen des hämatologischen Systems (b430) 176, 177, 178, 181

Hand- und Armgebrauch (d445) 201

Harnbildungsfunktionen (b610) 182, 183

Harnwege, Struktur der ableitenden Harnwege (s610) 192

Hausarbeiten erledigen (d640) 205, 206

Haut, andere Funktionen der Haut (b830) 188, 189

Haut, Heilfunktion der Haut (b820) 188, 189

Haut, Schutzfunktionen der Haut (b810) 188, 189

Hautanhangsgebilde, Struktur der Hautanhangsgebilde (s820) 192

Hautregionen, Struktur der Hautregionen (s810) 192

heben, Gegenstände anheben und tragen (d430) 200

helfen, Anderen helfen (d660) 205, 206, 207

Herzfunktionen (b410) 176, 177, 178

Hilfs- und Pflegepersonen, Individuelle Einstellungen von persönlichen Hilfs- und Pflegepersonen (e440) 224

Hilfs- und Pflegepersonen, Persönliche Hilfs- und Pflegepersonen (e340) 220, 222, 228

Hirnhaut, Struktur der Hirnhaut (s130) 190

Hören, Funktionen des Hörens (Hörsinn) (b230) 169, 172

Immunsystem, Funktionen des Immunsystems (b435) 177

Immunsystem, Struktur des Immunsystems (s420) 191

Intelligenz, Funktionen der Intelligenz (b117) 166, 168, 169

interpersonelle Aktivitäten, Elementare interpersonelle Aktivitäten (d710) 207

interpersonelle Aktivitäten, Komplexe interpersonelle Interaktionen (d720) 208

kardiorespiratorische Belastbarkeit, Funktionen der kardiorespiratorischen Belastbarkeit (b455) 176, 177, 178

kardiovaskuläres System, Struktur des kardiovaskulären Systems (s410) 191

Kehlkopf, Struktur des Kehlkopfes (s340) 191

kleiden, Sich kleiden (d540) 204

Klima (e225) 218

Knochen, Funktionen der Beweglichkeit der Knochen (b720) 185

kognitive Funktionen, höhere (b164) 166, 168, 169, 170

kognitiv-sprachliche Funktionen (b167) 168, 169, 170, 172, 175

Kommunikation 197, 199, 207, 216

Kommunikation, Produkte und Technologien zur Kommunikation (e125) 216

Kommunikationsgeräte und -techniken benutzen (d360) 199

Kommunikationswesen, Dienste, Systeme und Handlungsgrundsätze des Kommunikationswesens (e535) 227

Kommunizieren als Empfänger gesprochener Mitteilungen (d310) 197

Kommunizieren als Empfänger non-verbaler Mitteilungen (d315) 197

Kommunizieren als Empfänger schriftlicher Mitteilungen (d325) 198

Kommunizieren als Empfänger von Mitteilungen in Gebärdensprache (d320) 197

komplexe Bewegungshandlungen, Mentale Funktion, die die Durchführung komplexer Bewegungshandlungen betreffen (b176) 168, 170

Konstrukt 166

Konsumgüter, Produkte und Substanzen für den persönlichen Verbrauch (e110) 215

Konsumgüter, Produkte und Technologien zum persönlichen Gebrauch im täglichen Leben (e115) 215

Konsumgüterproduktion, Dienste, Systeme und Handlungsgrundsätze für die Konsumgüterproduktion (e510) 226

Kontextfaktoren 161, 162

Konversation (d350) 198

Kopfregion, Struktur der Kopf- und Halsregion (s710) 192

Körperfunktionen 162, 165, 238, 240, 242, 243, 244, 245, 246, 261

Körpergewicht, Funktionen der Aufrechterhaltung des Körpergewichts (b530) 180

Körperposition, Eine elementare Körperposition wechseln (d410) 199, 200

Körperposition, In einer Körperposition verbleiben (d415) 200

Körperposition, Sich verlagern (d420) 200, 201, 202

Körperstrukturen 162, 190

Laute und Geräusche (e250) 219

Lebensbereiche 162

Leber, Struktur der Leber (s560) 191

Leistung 238, 240, 243, 244, 248, 249, 250, 251, 255, 257, 258

Leistungsfähigkeit 238, 240, 241, 243, 244, 248, 249, 250, 251, 255, 256, 257, 258

Lesen (d166) 194

Lesen lernen (d140) 199, 200

Licht (e240) 219

Luftqualität (e260) 220

Magen, Struktur des Magens (s530) 191

Mahlzeiten vorbereiten (d630) 205, 206

Medienwesen, Dienste, Systeme und Handlungsgrundsätze des Medienwesens (e560) 227

Menschenrechte (d940) 213, 214

Menstruationsfunktionen (b650) 182, 184

Miktionsfunktionen (b620) 182, 183

Mineralhaushalt, Funktionen des Wasser-, Mineral- und Elektrolythaushaltes (b545) 181, 182

Mitteilungen in Gebärdensprache ausdrücken (d340) 198

Mitteilungen schreiben (d345) 198

Mitteilungen, non-verbale Mitteilungen produzieren (d335) 198

Mobilität, Produkte und Technologien zur persönlichen Mobilität drinnen und draußen und zum Transport (e120) 216

motorische Reflexe, Funktionen der motorischen Reflexe (b750) 187

Mund, Struktur des Mundes (s320) 190

Muskelausdauer, Funktionen der Muskelausdauer (b740) 186

Muskelkraft, Funktionen der Muskelkraft (b730) 186, 187, 188

Muskeltonus, Funktionen des Muskeltonus (b735) 186, 188

Nachmachen, Nachmachen, nachahmen (d130) 193

Nägel, Funktionen der Nägel (b860) 189

Nägel, Struktur der Nägel (s830) 192

Nahrungsaufnahme, Funktionen der Nahrungsaufnahme (b510) 179, 180

Nahrungsmittelassimilation, Funktionen der Nahrungsmittelassimilation (b520) 179, 180, 181

Nase, Struktur der Nase (s310) 190

Natürliche Ereignisse (e230) 219, 220

natürliche Ereignisse, Vom Menschen verursachte natürliche Ereignisse (e235) 219

Nervensystem, Struktur des parasympathischen Nervensystems (s150) 190

Nervensystem, Struktur des sympathischen Nervensystems (s140) 190

Ohr, Struktur des äußeren Ohres (s240) 190

Ohr, Struktur des Mittelohres (s250) 190

Ohr, Strukturen des Innenohres (s260) 190

Orientierung, Funktionen der Orientierung (b114) 165, 168, 169

Partizipation 161

personbezogene Faktoren 161

Persönlichkeit, Funktionen von Temperament und Persönlichkeit (b126) 166, 167, 168

pflegen, Haushaltsgegenstände pflegen (d650) 205, 206

pflegen, Seine Körperteile pflegen (d520) 203

Pharynx, Struktur des Pharynx (s330) 190

Politik, Dienste, Systeme und Handlungsgrundsätze der Politik (e595) 229

Politisches Leben und Staatsbürgerschaft (d950) 212, 213, 214

Probleme lösen (d175) 194, 195, 196

Proprioception, Die Proprioception betreffende Funktionen (b260) 174

psychische Anforderungen, mit Stress und anderen psychischen Anforderungen umgehen (d240) 197

psychische Energie, Funktionen der psychischen Energie und des Antriebs (b130) 165, 166, 167, 168

Psychomotorische Funktionen (b147) 166, 167, 168, 169, 170

psychosoziale Funktionen, Globale psychosoziale Funktionen (b122) 166

Rechnen (d172) 195

Rechnen lernen (d150) 194, 195

Rechnen, das Rechnen betreffende Funktionen (b172) 168, 169, 170

Rechtspflege, Dienste, Systeme und Handlungsgrundsätze der Rechtspflege (e550) 227

Redefluss, Funktionen des Redeflusses und Sprechrhythmus (b330) 175

reiten, Tiere zu Transportzwecken reiten (d480) 202, 213

Religion und Spiritualität (d930) 212, 213

Sachindex

Religion, Produkte und Technologien zur Ausübung von Religion und Spiritualität (e145) 194, 195

Riechen, Funktionen des Riechens (Geruchssinn) (b255) 173

Routine, Die tägliche Routine durchführen (d230) 196

Rückenmark, Struktur des Rückenmarks und mit ihr im Zusammenhang stehende Strukturen (s120) 190

Rumpf, Struktur des Rumpfes (s760) 192

Schädigung 162, 240, 241, 243, 245, 246, 247

Schlaf, Funktionen des Schlafes (b134) 165, 167

Schmecken, Funktionen des Schmeckens (Geschmackssinn) (b250) 169, 173

Schmerz (b280) 172, 173, 174, 178, 180, 183, 184, 188, 189

Schreiben (d170) 195

Schreiben lernen (d145) 194, 195

Schulbildung (d820) 210

Schulterregion, Struktur der Schulterregion (s720) 192

Schwingung (e255) 220

Sehen, Funktionen des Sehens (Sehsinn) (b210) 169, 171, 172

Selbstwahrnehmung, Die Selbstwahrnehmung und die Zeitwahrnehmung betreffende Funktionen (b180) 171

Sexuelle Funktionen (b640) 182, 183, 184

SGB IX 161, 162

Sicherheit, Dienste, Systeme und Handlungsgrundsätze für zivilen Schutz und Sicherheit (e545) 226, 267

soziale Sicherheit, Dienste, Systeme und Handlungsgrundsätze der sozialen Sicherheit (e570) 227, 228

soziale Unterstützung, Dienste, Systeme und Handlungsgrundsätze der allgemeinen sozialen Unterstützung (e575) 228

Speicheldrüsen, Struktur der Speicheldrüsen (s510) 191

Speiseröhre, Struktur der Speiseröhre (s520) 191

Sprechen (d330) 198

Sprechrhythmus, Funktionen des Redeflusses und Sprechrhythmus (b330) 175

Stadt- und Landschaftsplanung, Dienste, Systeme und Handlungsgrundsätze der Stadt- und Landschaftsplanung (e520) 226

Stimme, Funktionen der Stimme (b310) 175

stimmliche Äußerungen, alternative (b340) 175

Stoffwechselfunktionen, allgemeine (b540) 180, 181, 182

Stress, mit Stress und anderen psychischen Anforderungen umgehen (d240) 197

Tasten, Funktionen des Tastens (Tastsinn) (b265) 174

Tätigkeit, Unbezahlte Tätigkeit (d855) 211, 212, 213

Teilhabe 161, 162, 163, 240, 243, 244, 248, 254, 255, 256, 257, 258, 260, 261

Temperament, Funktionen von Temperament und Persönlichkeit (b126) 166, 167, 168

Temperatur, Sinnesfunktionen bezüglich Temperatur und anderer Reize (b270) 174

Tiere, Domestizierte Tiere (e350) 218, 222

Toilette, Die Toilette benutzen (d530) 203

tragen, Gegenstände anheben und tragen (d430) 200

Transportmittel benutzen (d470) 202

Transportwesen, Dienste, Systeme und Handlungsgrundsätze des Transportwesens (e540) 227

Trinken (d560) 204, 205

Üben (d135) 193

Umweltfaktoren 163, 215, 223, 237, 240, 241, 242, 244, 248, 249, 251, 252

Untergebene (e335) 221

Untergebene, Individuelle Einstellungen von Untergebenen (e435) 224

unwillkürliche Bewegungen, Funktionen der unwillkürlichen Bewegungen (b765) 187, 188

235

unwillkürliche Bewegungsreaktionen, Funktionen der unwillkürlichen Bewegungsreaktionen (b755) 187

Verdauungsfunktionen (b515) 179, 180

Vereinigungen und Organisationen, Dienste, Systeme und Handlungsgrundsätze von Vereinigungen und Organisationen (e555) 225

Vermögenswerte (e165) 218, 222

Versorgungswesen, Dienste, Systeme und Handlungsgrundsätze des Versorgungswesens (e530) 224, 225

vestibuläre Funktionen (b235) 173, 174

Wahrnehmung, andere bewusste sinnliche Wahrnehmungen (d120) 193

Wahrnehmung, Funktionen der Wahrnehmung (b156) 166, 167, 169, 170, 171, 172

Wärmeregulation, Funktionen der Wärmeregulation (b550) 181, 182

waschen, Sich waschen (d510) 203

Wasserhaushalt, Funktionen des Wasser-, Mineral- und Elektrolythaushaltes (b545) 181, 182

Willkürbewegungen, Funktionen der Kontrolle von Willkürbewegungen (b760) 185, 187, 188

Wirtschaft, Dienste, Systeme und Handlungsgrundsätze der Wirtschaft (e565) 225, 226

Wirtschaftliche Eigenständigkeit (d870) 212

wirtschaftliche Transaktionen, Elementare wirtschaftliche Transaktionen (d860) 211

wirtschaftliche Transaktionen, Komplexe wirtschaftliche Transaktionen (d865) 212

Wohnungswesen, Dienste, Systeme und Handlungsgrundsätze des Wohnungswesens (e525) 226

Zeitbezogene Veränderungen (e245) 219

Zeitwahrnehmung, Die Selbstwahrnehmung und die Zeitwahrnehmung betreffende Funktionen (b180) 171

Zuhören (d115) 193

Zuschauen (d110) 193

Zustand, Gesundheits- 238, 242, 243

Zustand, mit Gesundheit zusammenhängendem 238, 242, 243

Anhang 2: Kodierungsleitlinien für die ICF

Die ICF ist für die Kodierung verschiedener Gesundheits- und mit Gesundheit zusammenhängenden Zustände vorgesehen.[13] Anwendern wird dringend empfohlen, vor dem Studium der Codierungsregeln und -leitlinien die Einführung in die ICF zu lesen. Darüber hinaus wird dringend geraten, dass sich Anwender im Gebrauch der Klassifikation durch die WHO und ihre Collaborating Centres schulen lassen.

Die folgenden Merkmale der Klassifikation sind für ihren Gebrauch von Bedeutung.

1. Organisation und Struktur

Teile der Klassifikation

Die ICF besteht aus zwei Teilen.

Teil 1 umfasst die folgenden Komponenten:

- Körperfunktionen und Körperstrukturen
- Aktivitäten und Partizipation

Teil 2 umfasst die folgenden Komponenten:

- Umweltfaktoren
- Personbezogene Faktoren (derzeit in der ICF nicht klassifiziert)

Diese Komponenten werden für jeden Kode mit einem Präfix gekennzeichnet.

- **b** für Körperfunktionen,
- **s** für Körperstrukturen,
- **d** für Aktivitäten und Partizipation,
- **e** für Umweltfaktoren.

Das Präfix **d** bezeichnet die Domänen innerhalb der Komponente der Aktivitäten und Partizipation. Es ist dem Anwender überlassen, das Präfix **d** durch **a** oder **p** zu ersetzen, um Aktivitäten bzw. Partizipation zu bezeichnen.

---

[13] Die Krankheit selbst sollte nicht kodiert werden. Dies kann mit der Internationalen Statistischen Klassifikation der Krankheiten und Gesundheitsbezogener Probleme, 10. Revision (ICD-10) getan werden. Diese Klassifikation wurde für die systematische Dokumentation, Analyse, Interpretation und Vergleich von Mortalitäts- und Morbiditätsdaten zu Diagnosen von Krankheiten und anderen Gesundheitsproblemen entwickelt. Benutzern der ICF wird vorgeschlagen, diese Klassifikation zusammen mit der ICD-10 zu verwenden (siehe „Einführung" in die ICF zur Überlappung beider Klassifikationen)

Den Buchstaben **b**, **s**, **d** und **e** folgt ein numerischer Kode, der mit der Nummer des Kapitels beginnt (eine Ziffer), gefolgt von der zweiten Ebene (zwei Ziffern) sowie der dritten und vierten Ebene[14] (jeweils eine Ziffer). Zum Beispiel gibt es in der Klassifikation der Körperfunktionen diese Kodes:

b2	Sinnesfunktionen und Schmerz	(Item der ersten Ebene)
b210	Funktionen des Sehens (Sehsinn)	(Item der zweiten Ebene)
b2102	Qualität des Sehvermögens	(Item der dritten Ebene)
b21022	Kontrastempfindung	(Item der vierten Ebene)

Abhängig von den Bedürfnissen des Anwenders kann jede Zahl eines anwendbaren Kodes auf jeder Ebene verwendet werden. Um die Situation eines Individuums zu beschreiben, kann mehr als ein Kode auf jeder Ebene angewandt werden. Diese können unabhängig voneinander sein oder miteinander in Beziehung stehen.

Dem Gesundheitszustand einer Person kann mit der ICF eine Reihe von Kodes über alle Domänen der Komponenten der Klassifikation zugeordnet werden. Für jede Anwendung beträgt die maximale Anzahl verfügbarer Kodes 34 auf Kapitelebene (8 für Kodes der Körperfunktionen, 8 für die der Körperstrukturen, 9 für die der Leistung und 9 für die der Leistungsfähigkeit) und 362 auf der zweiten Ebene. Auf der dritten und vierten Ebene gibt es bis zu 1424 verfügbare Kodes, die zusammen die Vollversion der Klassifikation bilden. In praktischen Anwendungen der ICF dürfte eine Anzahl von 3 bis 18 Kodes angemessen sein, um einen Fall mit der Genauigkeit der zweiten Ebene (drei Ziffern) zu beschreiben. Im Allgemeinen ist die stärker detaillierte 4-Ebenen-Version für Spezialaufgaben (z.B. Rehabilitationsergebnisse, Geriatrie oder geistig-seelische Gesundheit) vorgesehen, und die 2-Ebenen-Klassifikation kann für Erhebungen und die Evaluation von Leistungen im Gesundheitswesen verwendet werden.

Die Domänen sollten so kodiert werden, wie sie zu einem gegebenen Augenblick anwendbar sind (das heißt als eine Schnappschuss-Beschreibung bei einem Anlass). Dies ist die Standardsituation. Jedoch ist die Anwendung über einen Zeitraum ebenfalls möglich, um den Verlauf oder einen Prozess zu beschreiben. In diesem Fall sollten Anwender ihre Art der Kodierung und das Zeitfenster, das sie verwenden, definieren.

Kapitel

Jede Komponente der Klassifikation ist in Kapitel und Domänenüberschriften eingeteilt, unter denen gemeinsame Kategorien oder spezifische Items aufgelistet sind. So befasst sich zum Beispiel das Kapitel 1 der Klassifikationen der Körperfunktionen mit allen mentalen Funktionen.

---

[14] Nur die Klassifikationen der Körperfunktionen und Körperstrukturen enthalten Items der vierten Ebene

Blöcke

Oft sind die Kapitel in „Blöcke" von Kategorien unterteilt. So gibt es zum Beispiel im Kapitel 3 der Klassifikation der Aktivitäten und Partizipation (Kommunikation) drei Blöcke: Kommunizieren als Empfänger (d310-d329), Kommunizieren als Sender (d330-d349) sowie Konversation und Gebrauch von Kommunikationsgeräten und -techniken (d350-d369). Blöcke wurden zur einfacheren Handhabung für den Anwender gebildet. Sie sind jedoch genau genommen nicht Teil der Struktur der Klassifikation und werden in der Regel nicht zu Kodierungszwecken benutzt.

Kategorien

Innerhalb eines Kapitels gibt es einzelne Kategorien der zweiten, dritten oder vierten Ebene. Jede ist mit einer kurzen Definition sowie mit Ein- und Ausschlüssen versehen, um dem Anwender zu helfen, den geeigneten Kode auszuwählen.

Definitionen

Die ICF enthält operationale Definition für Gesundheits- und mit Gesundheit zusammenhängende Kategorien, im Gegensatz zu umgangs- oder laiensprachlichen Definitionen. Diese Definitionen beschreiben die wesentlichen Merkmale jeder Domäne (das heißt Qualitäten, Eigenschaften und Beziehungen), und sie enthalten Informationen darüber, was in jeder Kategorie ein- bzw. ausgeschlossen ist. Die Definitionen enthalten auch üblicherweise verwendete Schlüsselbegriffe für Assessments, für die Anwendung in Erhebungen und Fragebögen, oder alternativ, für die Ergebnisse aus Anwendungen von Assessment-Instrumenten, die in Begriffen der ICF codiert werden. So sind zum Beispiel die Sehschärfe (Visus) betreffende Funktionen definiert als beidäugige (binocular) und einäugige (monocular) Wahrnehmung im Nah- und Fernbereich, sodass der Schweregrad eines Problems der Sehschärfe mit „nicht vorhanden", „leicht", „mäßig", „erheblich" oder „voll" ausgeprägt kodiert werden kann.

Eingeschlossene Sachverhalte

Für viele Kategorien sind die eingeschlossenen Sachverhalte nach der Definition angegeben. Sie sind als Richtschnur für den Inhalt einer Kategorie gedacht und nicht erschöpfend. Die eingeschlossenen Sachverhalte bei Items der zweiten Ebene umfassen alle zugehörigen Items der dritten Ebene.

Ausgeschlossene Sachverhalte

Ausgeschlossene Sachverhalte werden dann angegeben, wenn wegen der Ähnlichkeit zu anderen Begriffen sich die Anwendung als schwierig erweisen könnte. Zum Beispiel könnte angenommen werden, dass die Kategorie „Die Toilette benutzen" die Kategorie „Seine Körperteile pflegen" einschließt. Um die beiden Kategorien zu unterscheiden, wird deshalb „Die Toilette benutzen" (d520) aus der Kategorie „Seine Körperteile pflegen" (d530) ausgeschlossen.

„Anders bezeichnet"

Am Ende jeder Gruppe von Items der dritten und vierten Ebene sowie am Schluss jedes Kapitels gibt es Kategorien „anders bezeichnet", (die eindeutig mit der Schlussziffer 8 gekennzeichnet sind). Diese ermöglichen es, Aspekte der Funktionsfähigkeit zu kodieren, die unter keiner spezifischen Kategorie genannt sind. Wenn „anders bezeichnet" verwendet wird, dann sollte der Anwender das neue Item in einer zusätzlichen Liste spezifizieren.

„Nicht näher bezeichnet"

Die letzten Kategorien jeder Gruppe von Items der dritten und vierten Ebene sowie am Schluss jedes Kapitels sind die Kategorien „nicht näher bezeichnet". Sie ermöglichen es, Funktionen zu kodieren, die zu der Gruppe gehören, für die jedoch nur unzureichende Informationen vorliegen, um eine spezifischere Kategorie zu verwenden. Dieser Kode hat dieselbe Bedeutung wie die unmittelbar vorausgehenden Items der zweiten oder dritten Ebene jedoch ohne zusätzliche Information (für Blöcke sind die Kategorien „anders bezeichnet" und „nicht näher bezeichnet" zu einem einzigen Item zusammengefasst, und sie sind eindeutig mit der Schlussziffer 9 gekennzeichnet).

Beurteilungsmerkmale

Die ICF-Kodes erfordern die Verwendung mindestens eines Beurteilungsmerkmals, die zum Beispiel die Höhe des in Frage stehenden Gesundheitsniveaus oder die Schwere des Problems kennzeichnen. Beurteilungsmerkmale werden mit einer, zwei oder mehr Ziffern nach einem Punkt kodiert. Jeder verwendete Kode sollte mit mindestens einem Beurteilungsmerkmal ergänzt werden. Ohne Beurteilungsmerkmale haben Kodes keine inhärente Bedeutung (unvollständige Kodes werden von der WHO grundsätzlich als Nichtvorhandensein eines Problems interpretiert – xxx.00).

Das erste Beurteilungsmerkmal für Körperfunktionen und -strukturen, das Beurteilungsmerkmal der Leistung und das der Leistungsfähigkeit für Aktivitäten und Partizipation [Teilhabe] und das erste Beurteilungsmerkmal für die Umweltfaktoren beschreiben alle das Ausmaß eines Problems im Hinblick auf die entsprechende Komponente.

Alle Komponenten werden mit derselben allgemeinen Skala quantifiziert. „Ein Problem zu haben" kann je nach Konstrukt eine Schädigung, eine Einschränkung, eine Beeinträchtigung oder Barriere bedeuten. Es sollten geeignete qualifizierende Wörter, wie sie unten in Klammern aufgeführt sind, im Hinblick auf die relevante Domäne der Klassifikation gewählt werden (wobei „xxx" für die Nummer der Domäne der zweiten Ebene steht).

Erstes Beurteilungsmerkmal: Ausmaß eines Problems

xxx.0	nicht vorhanden	(ohne, kein, unerheblich ...)	0-4%
xxx.1	leicht ausgeprägt	(schwach, gering ...)	5-24%
xxx.2	mäßig ausgeprägt	(mittel, ziemlich ...)	25-49%
xxx.3	erheblich ausgeprägt	(hoch, äußerst ...)	50-95%
xxx.4	voll ausgeprägt	(komplett, total ...)	96-100%
xxx.8	nicht spezifiziert		
xxx.9	nicht anwendbar		

Für die Fälle, in denen kalibrierte Assessmentinstrumente oder andere Standards zur Quantifizierung einer Schädigung, Einschränkung der Leistungsfähigkeit, eines Leistungsproblems oder einer Barriere bzw. eines Förderfaktors der Umwelt zur Verfügung stehen, werden breite Prozentbereiche angegeben. Wenn zum Beispiel „nicht vorhanden" oder „voll ausgeprägt" kodiert wird, hat diese Skalierung eine Fehlertoleranzgrenze von bis zu 5 %. „Mäßig ausgeprägt" ist definiert als höchstens der halbe Skalenwert des von „voll ausgeprägt". Die Prozentwerte müssen für die unterschiedlichen Domänen als Perzentile mit Bezug auf Bevölkerungsstandards kalibriert werden. Um diese Quantifizierung einheitlich benutzen zu können, müssen Assessmentverfahren durch Forschung entwickelt werden.

Bei der Komponente der Umweltfaktoren kann das erste Beurteilungsmerkmal auch dazu verwendet werden, das Ausmaß der positiven Aspekte der Umwelt oder Förderfaktoren anzugeben. Zur Angabe von Förderfaktoren dient dieselbe Skala von 0 bis 4, der Punkt wird jedoch durch das Plus-Zeichen (+) ersetzt, z.B. e110+2. Umweltfaktoren können entweder (1) im Zusammenhang mit jeder Komponente oder (2) ohne Bezugnahme auf eine Komponente kodiert werden (siehe unten, Abschnitt 3). Die erste Möglichkeit ist vorzuziehen, weil sie Einfluss und Zuordnung besser identifiziert.

Zusätzliche Beurteilungsmerkmale

Für verschiedene Anwender könnte es nützlich und hilfreich sein, der Kodierung jedes Items andere Arten von Information hinzuzufügen. Wie unten erläutert wird, gibt es eine Vielzahl zusätzlicher Beurteilungsmerkmale, die verwendet werden können.

Die Kodierung positiver Aspekte

Es ist dem Anwender überlassen, Kodierungsskalen zu entwickeln, die die positiven Aspekte der Funktionsfähigkeit erfassen.

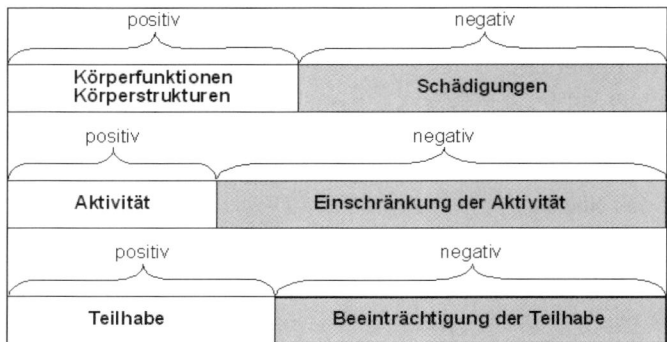

2. Allgemeine Kodierungsregeln

Die folgenden Regeln sind wesentlich für die korrekte Informationsgewinnung zu den verschiedenen Anwendungsbereiche der Klassifikation

Auswahl einer Menge von Kodes, um das Profil eines Individuums abzubilden

Die ICF klassifiziert Gesundheits- und mit Gesundheit zusammenhängende Zustände und erfordert daher die Zuordnung einer Folge von Kodes, die das Profil der Funktionsfähigkeit einer Person am besten beschreibt. Die ICF ist keine „Ereignis-Klassifikation" wie die ICD-10, in der ein bestimmtes Gesundheitsproblem mit einem einzigen Kode klassifiziert ist. Da bei der Funktionsfähigkeit die Ebene des Körpers und des Individuums sowie die gesellschaftliche Ebene betroffen sein kann, sollte der Anwender immer alle Komponenten der Klassifikation in Betracht ziehen, also Körperfunktionen und -strukturen, Aktivitäten und Partizipation sowie Umweltfaktoren. Da die Annahme nicht praxisgerecht ist, auf jeden Untersuchungsfall alle möglichen Kodes zu verwenden, werden Anwender in Abhängigkeit von den Umständen der Untersuchung die für ihre Zwecke wichtigsten Kodes zur Beschreibung der gesundheitlichen Sachverhalte auswählen.

Kodierung der relevanten Informationen

Kodierte Informationen stehen immer im Zusammenhang mit einem Gesundheitsproblem. Obwohl die Anwendung der Kodes nicht notwendigerweise bedeutet, die Verknüpfung zwischen dem Gesundheitsproblem und den kodierten Aspekten der Funktionsfähigkeit und Behinderung nachzuzeichnen, ist die ICF eine Gesundheitsklassifikation, und deshalb wird irgendeine Art von Gesundheitsproblem vorausgesetzt. Aus diesem Grund stehen Informationen über die Entscheidung einer Person darüber, was sie tut und was nicht, nicht im Zusammenhang mit einem gesundheitsbedingten Problem der Funktionsfähigkeit und sollten nicht kodiert werden. Wenn sich zum Beispiel eine Person aus anderen als gesundheitlichen Gründen dazu entscheidet, keine neue Beziehung mit ihren Nachbarn einzugehen, dann ist es ungeeignet, die Kategorie d7200 zu verwenden, welche die Handlungen einschließt, Beziehungen aufzubauen. Wenn umgekehrt die Entscheidung der Person mit einem Gesundheitsproblem verknüpft ist (z.B. Depression), dann sollte der Kode benutzt werden.

Informationen, die das Gefühl des Einbezogenseins einer Person oder ihre Zufriedenheit über das Niveau ihrer Funktionsfähigkeit widerspiegeln, sind gegenwärtig nicht in der ICF kodiert. Weitere Forschungen können zu zusätzlichen Beurteilungsmerkmalen führen, die es ermöglichen, diese Informationen zu kodieren.

Es sollten nur solche Aspekte der Funktionsfähigkeit einer Person kodiert werden, die für einen zuvor definierten Zeitrahmen relevant sind. Aspekte, die sich auf eine frühere Beurteilung beziehen und nicht auf die gegenwärtige Beurteilung ausstrahlen, sollten nicht aufgezeichnet werden.

Kodierung expliziter Informationen

Wenn Kodes zugeordnet werden, sollte der Anwender keine Schlussfolgerungen über den wechselseitigen Zusammenhang zwischen einer Schädigung von Körperfunktionen oder -strukturen, Aktivitätseinschränkungen oder Beeinträchtigungen der Partizipation [Teilhabe] ziehen. Wenn zum Beispiel eine Person eine Einschränkung in der Fortbewegung hat, ist die Annahme ungerechtfertigt, dass die Person eine Schädigung der bewegungsbezogenen Funktionen aufweist. Es ist ähnlich ungerechtfertigt, aus der Tatsache, dass eine Person in ihrer Leistungsfähigkeit, sich fortzubewegen, eingeschränkt ist, zu schlussfolgern, dass sie ein Leistungsproblem hat, sich fortzubewegen. Der Anwender muss getrennt über explizite Informationen zu Körperfunktionen und -strukturen sowie zur Leistungsfähigkeit und Leistung verfügen (in einigen Fällen, wie zum Beispiel bei mentalen Funktionen, ist eine Schlussfolgerung aus anderen Beobachtungen erforderlich, weil die fraglichen Körperfunktionen nicht direkt beobachtbar sind).

Kodierung spezifischer Informationen

Gesundheits- und mit Gesundheit zusammenhängende Zustände sollten so spezifisch wie möglich angegeben werden, indem die am besten geeignete ICF-Kategorie zugeordnet wird. Zum Beispiel ist der spezifischste Kode für eine Person mit Nachtblindheit der Kode b21020 „Lichtempfindung (Lichtsinn)". Wenn jedoch aus einem Grund dieser Detaillierungsgrad nicht angewandt werden kann, kann statt dessen der entsprechende „Eltern"-Kode in der Hierarchie verwendet werden (in diesem Fall b2102 „Qualität des Sehvermögens", b210 „Funktionen des Sehens (Sehsinn)" oder b2 „Sinnesfunktionen und Schmerz).

Um leicht und schnell einen geeigneten Kode zu ermitteln, wird dringend empfohlen, den ICF-Browser[15] zu verwenden, der mit einer Suchmaschinenfunktion mit einem elektronischen Index der Vollversion der Klassifikation ausgestattet ist. Alternativ kann der alphabetische Index verwendet werden.

3. Kodierungskonventionen für die Komponente der Umweltfaktoren

Zur Kodierung der Umweltfaktoren stehen drei Kodierungskonventionen zur Verfügung:

Konvention 1

Umweltfaktoren werden für sich kodiert, ohne dass diese Kodes Bezug nehmen auf Körperfunktionen, Körperstrukturen oder Aktivitäten und Partizipation [Teilhabe].

Körperfunktionen _____

Körperstrukturen _____

Aktivitäten und Partizipation [Teilhabe] _____

Umwelt _____

Konvention 2

Umweltfaktoren werden für jede Komponente kodiert

Körperfunktionen _____ E-Kode_____

Körperstrukturen _____ E-Kode_____

Aktivitäten und Partizipation [Teilhabe] _____ E-Kode_____

Konvention 3

Umweltfaktoren werden für die Beurteilungsmerkmale der Leistungsfähigkeit und Leistung für jedes Item der Komponente der Aktivitäten und Partizipation kodiert.

Beurteilungsmerkmal der Leistung _____ E-Kode_____

Beurteilungsmerkmal der Leistungsfähigkeit _____ E-Kode_____

---

[15] Der ICF-Browser in verschiedenen Sprachen kann von der ICF-Website heruntergeladen werden: http://www.who.int/classification/icf

4. Komponentenspezifische Kodierungsregeln

4.1 Kodierung der Körperfunktionen

Definitionen

Körperfunktionen sind die physiologischen Funktionen von Körpersystemen (einschließlich psychologische Funktionen). **Schädigungen** sind Beeinträchtigungen einer Körperfunktion oder -struktur wie eine wesentliche Abweichung oder ein Verlust.

Verwendung des Beurteilungsmerkmals für Körperfunktionen

Körperfunktionen werden mit einem Beurteilungsmerkmal, der das Ausmaß oder den Umfang der Schädigung angibt, kodiert. Eine bestehende Schädigung kann als ein Verlust oder Mangel, eine Schwäche, als zusätzlich oder im Übermaß vorhanden oder als Abweichung bestimmt werden.

Die Schädigung einer Person mit Hemiparese kann mit dem Kode b7302 „Kraft der Muskeln einer Körperhälfte" beschrieben werden:

b7302._ ← Ausmaß der Schädigung (1. Beurteilungsmerkmal)

Eine bestehende Schädigung kann mit dem allgemeinen Beurteilungsmerkmal nach ihrer Schwere skaliert werden. Zum Beispiel:

b7302.1	leicht ausgeprägte Schädigung der Kraft der Muskeln einer Körperhälfte	(5-24 %)
b7302.2	mäßig ausgeprägte Schädigung der Kraft der Muskeln einer Körperhälfte	(25-49 %)
b7302.3	erheblich ausgeprägte Schädigung der Kraft der Muskeln einer Körperhälfte	(50-95 %)
b7302.4	voll ausgeprägte Schädigung der Kraft der Muskeln einer Körperhälfte	(96-100 %)

Ist eine Schädigung nicht vorhanden (in Bezug auf ein vorgegebenes Grenzniveau), wird dies mit dem Wert „0" für das allgemeine Beurteilungsmerkmal angegeben. Zum Beispiel:

b7302.0 keine Schädigung der Kraft der Muskeln einer Körperhälfte.

Wenn nur unzureichende Informationen zur Spezifizierung der Schwere einer Schädigung vorliegen, dann sollte der Wert „8" verwendet werden. Wenn zum Beispiel aus den Aufzeichnungen zur Gesundheit einer Person ohne weitere Einzelheiten nur hervorgeht, dass sie unter Schwäche der Kraft der Muskeln einer Körperhälfte leidet, dann kann der folgende Kode angegeben werden:

b7302.8 Schädigung der Kraft der Muskeln einer Körperhälfte, nicht spezifiziert

Es kann Situationen geben, in denen es unpassend ist, einen bestimmten Kode anzuwenden. Zum Beispiel ist der Kode b650 „Menstruationsfunktionen" bei Frauen bis zu bzw. jenseits eines bestimmten Alters (Prämenstruationsphase oder Post-Menopause) nicht anwendbar. Für diese Fälle wird der Wert „9" verwendet:

b650.9 Menstruationsfunktionen, nicht anwendbar.

Strukturelle Korrelate der Körperfunktionen

Die Klassifikationen der Körperfunktionen und der Körperstrukturen sind parallel aufgebaut. Wenn ein Kode der Körperfunktionen verwendet wird, sollte der Anwender prüfen, ob ein entsprechender Kode der Körperstrukturen anwendbar ist. Zum Beispiel enthalten die Körperfunktionen die grundlegenden menschlichen Sinne wie b210-b229 „Seh- und verwandte Funktionen". Ihre strukturellen Korrelate erscheinen zwischen s210 und s230 als „das Auge und verwandte Strukturen".

Zusammenhänge zwischen Schädigungen

Schädigungen können andere Schädigungen nach sich ziehen; zum Beispiel können Schädigungen der Muskelkraft bewegungsbezogene Funktionen schädigen, Herzfunktionen können im Zusammenhang mit Atmungsfunktionen stehen und Wahrnehmungsfunktionen mit Denkfunktionen.

Identifikation von Schädigungen der Körperfunktionen

Für jene Schädigungen, die nicht immer direkt beobachtet werden können (z.B. mentale Funktionen), kann der Anwender die Schädigung aus der Beobachtung des Verhaltens ableiten. Zum Beispiel kann im klinischen Rahmen „Gedächtnis" mittels standardisierter Tests beurteilt werden, und obwohl es nicht möglich ist, Gehirnfunktionen tatsächlich zu beobachten, kann in Abhängigkeit von den Ergebnissen dieser Tests die Annahme begründet sein, dass die mentale Funktion des Gedächtnisses geschädigt ist.

4.2   Kodierung der Körperstrukturen

Definitionen

Körperstrukturen sind anatomische Teile des Körpers, wie Organe, Gliedmaßen und ihre Bestandteile. **Schädigungen** sind Beeinträchtigungen einer Körperfunktion oder -struktur wie eine wesentliche Abweichung oder ein Verlust.

Verwendung von Beurteilungsmerkmalen für Körperstrukturen

Körperstrukturen werden mit drei Beurteilungsmerkmalen kodiert. Das erste Beurteilungsmerkmal beschreibt Ausmaß oder Umfang der Schädigung, das zweite Beurteilungsmerkmal wird zur Angabe der Art der Veränderung verwendet und das dritte Beurteilungsmerkmal bezeichnet die Lokalisation der Schädigung.

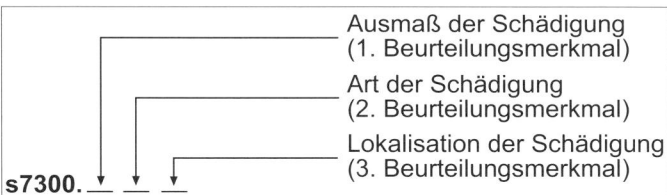

In Tabelle 1 sind die Schemata für die drei Beurteilungsmerkmale beschrieben.

Tabelle 1: Skalierung der Beurteilungsmerkmale für Körperstrukturen

Erstes Beurteilungsmerkmal Ausmaß der Schädigung	Zweites Beurteilungsmerkmal Art der Schädigung	Drittes Beurteilungsmerkmal Lokalisation der Schädigung
0 nicht vorhanden	0 keine Veränderung	0 mehr als eine Region
1 leicht ausgeprägt	1 nicht vorhanden	1 rechts
2 mäßig ausgeprägt	2 teilweise nicht vorhanden	2 links
3 erheblich ausgeprägt	3 zusätzlicher Teil	3 beidseitig
4 voll ausgeprägt	4 von der üblichen Form abweichend (aberrant)	4 frontal
8 nicht spezifiziert	5 Diskontinuität	5 dorsal
9 nicht anwendbar	6 abweichende Lage	6 proximal
	7 qualitative Strukturveränderung, einschließlich Ansammlung von Flüssigkeit	7 distal
	8 nicht spezifiziert	8 nicht spezifiziert
	9 nicht anwendbar	9 nicht anwendbar

4.3 Kodierung der Komponente der Aktivitäten und Partizipation [Teilhabe]

Definitionen

Eine **Aktivität** ist die Durchführung einer Aufgabe oder Handlung durch ein Individuum. **Partizipation [Teilhabe]** ist das Einbezogensein in eine Lebenssituation. **Beeinträchtigungen der Aktivität** sind Schwierigkeiten, die ein Individuum bei der Durchführung einer Aktivität haben kann. **Beeinträchtigungen der Partizipation [Teilhabe]** sind Probleme, die ein Individuum beim Einbezogensein in eine Lebenssituation erlebt.

Die Klassifikation der Aktivitäten und Partizipation [Teilhabe] besteht aus einer einzigen Liste von Domänen.

Verwendung der Beurteilungsmerkmale für Leistungsfähigkeit und Leistung

Aktivitäten und Partizipation [Teilhabe] werden mit zwei Beurteilungsmerkmalen kodiert: dem Beurteilungsmerkmal für *Leistung*, das die erste Stelle hinter dem Punkt belegt, und dem Beurteilungsmerkmal für *Leistungsfähigkeit*, das an zweiter Stelle hinter dem Punkt steht. Der Kode, der die Kategorie aus der Liste der Aktivitäten und Partizipation [Teilhabe] benennt, und die zwei Beurteilungsmerkmale bilden die standardmäßige Informationsmatrix.

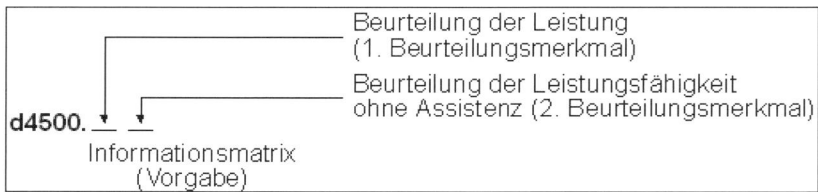

Das Beurteilungsmerkmal für Leistung beschreibt, was ein Individuum in seiner gegenwärtigen Umwelt tut. Weil die gegenwärtige Umwelt den gesellschaftlichen Kontext enthält, kann „Leistung", wie sie durch dieses Beurteilungsmerkmal dokumentiert wird, verstanden werden als „Einbezogensein in eine Lebenssituation" oder „gelebte Erfahrung" von Menschen in dem aktuellen Kontext, in dem sie leben. Dieser Kontext enthält die Umweltfaktoren, d.h. alle Aspekte der materiellen, sozialen und einstellungsbezogenen Welt. Diese Merkmale der gegenwärtigen Umwelt können mit der Klassifikation der Umweltfaktoren kodiert werden.

Das Beurteilungsmerkmal für Leistungsfähigkeit beschreibt die Fähigkeit eines Individuums, eine Aufgabe oder eine Handlung durchzuführen. Dieses Konstrukt zielt darauf ab, das höchst mögliche Niveau der Funktionsfähigkeit zum Ausdruck zu bringen, das eine Person in einer bestimmten Domäne zu einem gegebenen Zeitpunkt erreichen kann. Um die volle Leistungsfähigkeit des Individuums beurteilen zu können, benötigt man eine „standardisierte" Umwelt zur Ausschaltung der variierenden Einflüsse der verschiedenen Umweltbedingungen auf die Leistungsfähigkeit des Individuums. Die standardisierte Umwelt kann sein: (a) eine tatsächliche Umwelt, wie sie üblicherweise zur Beurteilung der Leistungsfähigkeit im Rahmen von Tests verwendet wird; (b) sofern dies nicht möglich ist, eine hypothetische Umwelt, von der angenommen wird, dass sie einen einheitlichen Einfluss ausübt. Diese Umwelt kann „einheitliche" oder „Standard-"Umwelt genannt werden. Daher spiegelt das Konstrukt der Leistungsfähigkeit das umweltadjustierte Leistungsvermögen des Individuums wider. Die Adjustierung muss dieselbe für alle Menschen in allen Ländern sein, um internationale Vergleiche zu ermöglichen. Um genau zu sein, die Eigenschaften der einheitlichen oder Standard-Umwelt können mit der Komponente der Umweltfaktoren kodiert werden. Der Unterschied zwischen Leistungsfähigkeit und Leistung spiegelt die Differenz zwischen den Einflüssen der gegenwärtigen und der einheitlichen Umwelt wider und stellt deshalb nützliche Anhaltspunkte dar zur Beantwortung der Frage, was an der Umwelt des Individuums verändert werden kann, um die Leistung des Individuums zu verbessern.

Typischerweise wird das Beurteilungsmerkmal für Leistungsfähigkeit ohne Berücksichtigung von Hilfen verwendet, um die wahre Leistungsfähigkeit eines Individuums zu beschreiben, ohne dass diese durch ein technisches Hilfsmittel oder eine personelle Assistenz erhöht wird. Da sich das Beurteilungsmerkmal für Leistung auf die gegenwärtige Umwelt eines Individuums bezieht, kann die Verwendung von technischen Hilfen oder personeller Assistenz oder das Vorhandensein von Barrieren direkt beobachtet werden. Die Art des Förderfaktors oder der Barriere kann mit der Klassifikation der Umweltfaktoren beschrieben werden.

Optionale Beurteilungsmerkmale

Das dritte und vierte (optionale) Beurteilungsmerkmal gibt den Anwendern die Möglichkeit, die Leistungsfähigkeit mit technischen Hilfen/Assistenz sowie die Leistung ohne technische Hilfen/Assistenz zu beschreiben.

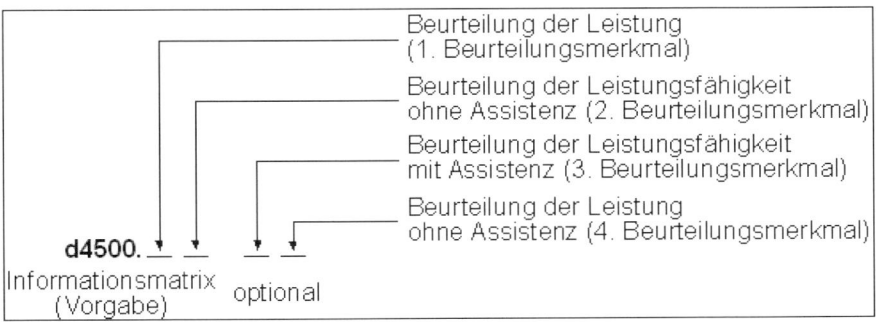

Anhang 2: Kodierungsleitlinien für die ICF

Zusätzliche Beurteilungsmerkmale

Die fünfte Stelle ist für noch zu entwickelnde Beurteilungsmerkmale reserviert, wie z.B. für Einbezogensein oder subjektive Zufriedenheit.

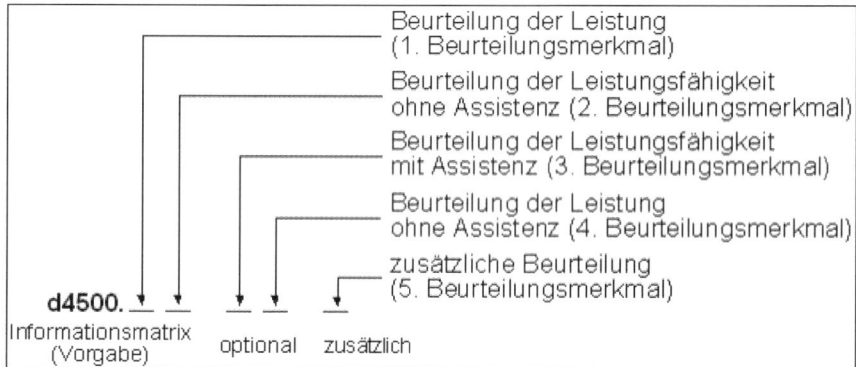

Darüber hinaus können die Beurteilungsmerkmale für Leistungsfähigkeit und für die Leistung sowohl unter Berücksichtigung als auch ohne Berücksichtigung von Hilfsmitteln oder personeller Assistenz verwendet werden. Hierzu dient die folgende Skala zur Problembeschreibung (wobei „xxx" für die eine Domänennummer der zweiten Ebene steht):

    xxx.0 nicht vorhanden

    xxx.1 leicht ausgeprägt

    xxx.2 mäßig ausgeprägt

    xxx.3 erheblich ausgeprägt

    xxx.4 voll ausgeprägt

    xxx.8 nicht spezifiziert

    xxx.9.nicht anwendbar

Wann wird das Beurteilungsmerkmal für Leistung und wann das Beurteilungsmerkmal für Leistungsfähigkeit verwendet?

Jedes Beurteilungsmerkmal kann für jede der aufgelisteten Domänen verwendet werden. In jedem der beiden Fälle unterscheidet sich jedoch die vermittelte Information. Wenn beide Beurteilungsmerkmale benutzt werden, ist das Ergebnis eine Aggregation von zwei Konstrukten, z.B.:

                                  d4500.2_

            d4500.21   →

                                  d4500._1

Wenn nur ein Beurteilungsmerkmal verwendet wird, dann sollte die nicht benutzte Stelle nicht mit .8 oder .9 ausgefüllt, sondern leer gelassen werden; denn diese beiden Werte sind tatsächliche Beurteilungen, und dies würde bedeuten, dass beide Beurteilungsmerkmale verwendet worden sind.

Anwendungsbeispiele für die zwei Beurteilungsmerkmale

d4500 Kurze Entfernungen gehen

Für das *Beurteilungsmerkmal für Leistung* bezieht sich diese Domäne darauf, dass sich eine Person in ihrer gegenwärtigen Umwelt zu Fuß für weniger als einen Kilometer auf unterschiedlichen Oberflächen und unter verschiedenen Bedingungen fortbewegt, unter Verwendung einer Gehstütze, eines Gehwagens oder anderer Hilfsmittel. Zum Beispiel kann die Leistung einer Person, die durch einen Arbeitsunfall ein Bein verloren hat und seit dem eine Gehstütze benutzt, sich aber wegen der sehr steilen und glatten Beschaffenheit der Bürgersteige in der Nachbarschaft mäßigen Schwierigkeiten beim Gehen gegenüber sieht, wie folgt kodiert werden:

d4500.2_ mäßige Einschränkung in der Geh-Leistung auf kurze Entfernungen

Für das *Beurteilungsmerkmal für Leistungsfähigkeit* bezieht sich diese Domäne auf die Fähigkeit einer Person, sich ohne Hilfsmittel oder Assistenz zu Fuß fortzubewegen. Um die unterschiedlichen Einflüsse der verschiedenen Umweltbedingungen auszuschalten, kann diese Fähigkeit in einer „standardisierten" Umwelt beurteilt werden. Die standardisierte Umwelt kann sein: (a) eine tatsächliche Umwelt, wie sie üblicherweise zur Beurteilung der Leistungsfähigkeit im Rahmen von Tests verwendet wird; (b) sofern dies nicht möglich ist, eine hypothetische Umwelt, von der angenommen wird, das sie einen einheitlichen Einfluss ausübt. Zum Beispiel wird die tatsächliche Leistungsfähigkeit der oben genannten Person, in einer standardisierten Umwelt (wie in einer mit ebenen und nicht glatten Oberflächen) ohne Gehstütze zu gehen, sehr eingeschränkt sein. Deshalb kann die Leistungsfähigkeit der Person wie folgt kodiert werden:

d4500._3 erhebliche Einschränkung in der Leistungsfähigkeit des Gehens auf kurze Entfernungen

Anwender, die die gegenwärtige oder standardisierte Umwelt bei der Verwendung des Beurteilungsmerkmals für Leistung bzw. des für Leistungsfähigkeit spezifizieren möchten, sollten die Klassifikation der Umweltfaktoren benutzen (vgl. die Kodierungskonvention 3 für Umweltfaktoren im Abschnitt 3 oben).

4.4 Kodierung der Umweltfaktoren

Definitionen

Umweltfaktoren bilden die materielle, soziale und einstellungsbezogene Umwelt ab, in der Menschen leben und ihr Dasein entfalten.

Verwendung der Umweltfaktoren

Umweltfaktoren sind eine Komponente des Teils 2 (Kontextfaktoren) der Klassifikation. Umweltfaktoren müssen für jede Komponente der Funktionsfähigkeit in Betracht gezogen und im Hinblick auf die drei im obigen Abschnitt 3 beschriebenen Konventionen kodiert werden.

Umweltfaktoren müssen aus der Sicht der Person, deren Situation beschrieben werden soll, kodiert werden. Zum Beispiel können Bordsteinabsenkungen ohne besonderen Belag für einen Rollstuhlfahrer als Förderfaktor, jedoch für eine blinde Person als Barriere kodiert werden.

Das Beurteilungsmerkmal gibt an, in welchem Ausmaß ein Faktor ein Förderfaktor oder eine Barriere ist. Es gibt verschiedene Gründe, warum ein Umweltfaktor ein Förderfaktor oder eine Barriere sein kann und in welchem Ausmaß dies der Fall ist. Im Hinblick auf Förderfaktoren sollte der Kodierer Gegebenheiten wie Zugang zu Ressourcen berücksichtigen und ob er davon abhängt oder damit variiert, dass dessen Qualität gut oder schlecht ist, usw. Im Fall von Barrieren könnte es wichtig sein, wie oft ein Faktor eine Person behindert, ob das Hindernis groß oder klein ist oder ob es vermeidbar ist oder nicht. Es sollte auch bedacht werden, dass ein Umweltfaktor eine Barriere deshalb darstellt, weil er vorhanden ist (z.B. negative Einstellungen gegenüber Menschen mit Behinderungen) oder weil er nicht vorhanden ist (z.B. Nichtverfügbarkeit eines benötigten Dienstes). Die Effekte, die Umweltfaktoren auf das Leben von Menschen mit Gesundheitsproblemen haben, sind vielfältig und komplex. Es ist zu hoffen, das zukünftige Forschung zu einem besseren Verständnis dieser Wechselwirkung führen und möglicherweise die Nützlichkeit eines zweiten Beurteilungsmerkmals zeigen wird.

Erstes Beurteilungsmerkmal

Die folgende negative und positive Skala bezeichnet das Ausmaß, zu welchem ein Umweltfaktor als Barriere oder Förderfaktor wirkt.

Barriere	Förderfaktor
xxx.0 nicht vorhanden	**xxx+0** nicht vorhanden
xxx.1 leicht ausgeprägt	**xxx+1** leicht ausgeprägt
xxx.2 mäßig ausgeprägt	**xxx+2** mäßig ausgeprägt
xxx.3 erheblich ausgeprägt	**xxx+3** erheblich ausgeprägt
xxx.4 voll ausgeprägt	**xxx+4** voll ausgeprägt
xxx.8 nicht spezifiziert	**xxx+8** nicht spezifiziert

xxx.9 nicht anwendbar

Anhang 3:
Mögliche Verwendungen der Liste der Aktivitäten und Partizipation [Teilhabe]

Die Komponente der Aktivitäten und Partizipation [Teilhabe] ist eine neutrale Liste von Domänen, die verschiedene Aufgaben oder Handlungen und Lebensbereiche bezeichnen. Jede Domäne enthält Kategorien auf verschiedenen Ebenen, die von allgemeinen zu spezifischeren Begriffen geordnet sind (z.B. enthält die Domäne des Kapitels 4 „Mobilität" Kategorien wie d450 „Gehen" und unter dieser das spezifischere Item d4500 „Kurze Entfernungen gehen"). Die Liste der Domänen der Aktivitäten und Partizipation [Teilhabe] umfasst alle Bereiche der Funktionsfähigkeit, welche jeweils sowohl für die individuellen als auch die sozialen Aspekte kodiert werden können.

Wie in der Einleitung erläutert, kann diese Liste unterschiedlich verwendet werden, um den jeweils spezifischen Gehalt von „Aktivität" und „Partizipation [Teilhabe]" zu bezeichnen. Diese sind in der ICF wie folgt definiert:

Im Kontext von Gesundheit gilt:

Eine **Aktivität** bezeichnet die Durchführung einer Aufgabe oder Handlung durch ein Individuum.

Partizipation [Teilhabe] ist das Einbezogensein in eine Lebenssituation.

Zur Strukturierung der Beziehung zwischen Aktivitäten (a) und Partizipation [Teilhabe] (p) gibt es vier verschiedene Möglichkeiten zur Verwendung der Liste der Domänen:

(1) Getrennter Satz von Domänen der Aktivitäten und Partizipation [Teilhabe] (keine Überlappung)

Ein bestimmter Satz von Kategorien wird ausschließlich als Aktivitäten kodiert (d.h. Aufgaben oder Handlungen [Aktionen] des Individuums) und ein anderer Satz als Partizipation [Teilhabe] (d.h. Einbezogensein in Lebenssituationen). Diese beiden Sets schließen sich somit gegenseitig aus.

Wird diese Option gewählt, so legt der Anwender oder die Anwenderin die Sätze der Aktivitäten und Partizipation [Teilhabe] fest. Jede Kategorie ist entweder ein Item der Aktivitäten oder der Partizipation [Teilhabe], jedoch nicht beides. Die Domänen können zum Beispiel wie folgt aufgeteilt werden:

Anhang 3: Mögliche Verwendungen der Liste der Aktivitäten und Partizipation [Teilhabe]

a1 Lernen und Wissensanwendung a2 Allgemeine Aufgaben und Anforderungen a3 Kommunikation a4 Mobilität	
	p5 Selbstversorgung p6 Häusliches Leben p7 Interpersonelle Interaktionen und Beziehungen p8 Bedeutende Lebensbereiche p9 Gemeinschafts-, soziales und staatsbürgerliches Leben

Die Kodierung für diese Struktur:

a Kategorie-Kode. $q_l\ q_f$ (eine Kategorie als ein Aktivitäts-Item erachtet)

p Kategorie-Kode. $q_l\ q_f$ (eine Kategorie als ein Partizipations-Item erachtet)

Wobei q_l = Beurteilungsmerkmal für Leistung und q_f = Beurteilungsmerkmal für Leistungsfähigkeit. Wenn das Beurteilungsmerkmal für Leistung verwendet wird, ist die Kategorie unabhängig davon, ob es sich um ein Aktivitäts- oder Partizipations-Item handelt, im Sinne des Leistungs-Konstruktes zu interpretieren. Wenn das Beurteilungsmerkmal für Leistungsfähigkeit verwendet wird, ist die Kategorie wiederum unabhängig davon, ob es sich um ein Aktivitäts- oder Partizipations-Item handelt, im Sinne des Konstruktes der Leistungsfähigkeit zu interpretieren.

So wird gewährleistet, dass Option 1 die gesamte Informationsmatrix ohne Redundanzen oder Überlappungen zur Verfügung stellt.

(2) Teilweise Überlappung der Sätze von Domänen der Aktivitäten und Partizipation [Teilhabe]

Mit dieser Option ist es möglich, einen Satz von Kategorien gleichzeitig als Aktivitäts- und Partizipations-Items zu interpretieren; es wird also angenommen, dass bezüglich der selben Kategorie eine individuelle (d.h. als eine Aufgabe oder Handlung eines Individuums) und eine gesellschaftliche (d.h. als Einbezogensein in Lebenssituationen) Interpretation möglich ist. Zum Beispiel:

Die Kodierung für diese Struktur:

Anhang 3: Mögliche Verwendungen der Liste der Aktivitäten und Partizipation [Teilhabe]

a1 Lernen und Wissensanwendung	
a2 Allgemeine Aufgaben und Anforderungen	
a3 Kommunikation	p3 Kommunikation
a4 Mobilität	p4 Mobilität
a5 Selbstversorgung	p5 Selbstversorgung
a6 Häusliches Leben	p6 Häusliches Leben
	p7 Interpersonelle Interaktionen und Beziehungen
	p8 Hauptlebensbereiche
	p9 Gemeinschafts-, soziales und staatsbürgerliches Leben

Bei dieser Struktur gibt es eine Einschränkung bezüglich der Kodierung der Kategorien. Es kann nicht möglich sein, dass eine Kategorie im Bereich der Überlappung verschiedene Werte für das gleiche Beurteilungsmerkmal hat (entweder als erstes Beurteilungsmerkmal für Leistung oder als zweites Beurteilungsmerkmal für Leistungsfähigkeit), z.B.:

        a Kategorie.1_   **oder**   a Kategorie._1

        p Kategorie.2_   p Kategorie._2

Ein Anwender oder eine Anwenderin, die diese Option wählt, geht davon aus, dass die Kodes im Überlappungsbereich etwas anderes bedeuten, wenn sie als Aktivitäten und nicht als Partizipation [Teilhabe] oder umgekehrt kodiert werden. Dennoch kann für das spezifizierte Beurteilungsmerkmal nur ein Kode in die Informationsmatrix eingetragen werden.

(3) Detaillierte Kategorien als Aktivitäten und allgemeine Kategorien als Partizipation [Teilhabe], mit oder ohne Überlappung

Ein anderer Zugang zur Verwendung der Definitionen von Aktivitäten und Partizipation [Teilhabe] ist die Beschränkung der Verwendung von Partizipation [Teilhabe] auf die allgemeinen und breiteren Kategorien einer Domäne (z.B. auf der ersten Gliederungsebene der Kategorien wie der Kapitelüberschriften) und weist die detaillierteren Kategorien den Aktivitäten zu (z.B. die dritte und vierte Gliederungsebene). Diese Option trennt Kategorien in einigen oder allen Domänen bezüglich der Unterscheidung in allgemein vs. detailliert. Dabei kann der Anwender oder die Anwenderin einige Domänen auch ganz (d.h. alle Gliederungsebenen) als Aktivitäten oder ganz als Partizipation [Teilhabe] interpretieren.

Zum Beispiel kann d4550 „Krabbeln" als Aktivität interpretiert und d455 „Sich auf andere Weise fortbewegen" als Partizipation [Teilhabe] angesehen werden.

Es gibt zwei Möglichkeiten im Umgang mit dieser Option: (a) es gibt keine Überlap-

Anhang 3: Mögliche Verwendungen der Liste der Aktivitäten und Partizipation [Teilhabe]

pungen; d.h. wenn ein Item eine Aktivität ist, ist es keine Partizipation [Teilhabe]; oder (b) es gibt Überlappungen, da einige Anwender oder Anwenderinnen möglicherweise die gesamte Liste für Aktivitäten oder die allgemeinen Überschriften der Kapitel für Partizipation [Teilhabe] verwenden.

Die Kodierung für diese Struktur:

Ähnlich wie unter Option (1) und (2)

(4) Verwendung der gleichen Domänen sowohl für Aktivitäten als auch für Partizipation [Teilhabe] mit einer umfänglichen Überlappung der Domänen

Gemäß dieser Option können alle Domänen der Aktivitäten und Partizipation [Teilhabe] sowohl als Aktivitäten als auch als Partizipation [Teilhabe] betrachtet werden. Jede Kategorie kann als individuelle Funktionsfähigkeit (Aktivität) und als gesellschaftliche Funktionsfähigkeit (Partizipation [Teilhabe]) interpretiert werden.

Zum Beispiel kann d330 „Sprechen" sowohl als Aktivität als auch als Partizipation [Teilhabe] betrachtet werden. Eine Person mit fehlenden Stimmbändern kann unter Verwendung von Hilfsmitteln sprechen. Nach Beurteilung dieses Items unter der Verwendung der Beurteilungsmerkmale für Leistungsfähigkeit und Leistung hat diese Person:

Erstes Beurteilungsmerkmal
Mäßig ausgeprägte Schwierigkeit in der Leistung (vielleicht wegen Kontextfaktoren wie Stress oder die Einstellung anderer) →.2

Zweites Beurteilungsmerkmal
Erheblich ausgeprägte Schwierigkeit in der Leistungsfähigkeit ohne Hilfsmittel →.3

Drittes Beurteilungsmerkmal
Leicht ausgeprägte Schwierigkeit der Leistungsfähigkeit mit Hilfsmittel →.1

Gemäß der ICF-Informationsmatrix kann die Situation dieser Person wie folgt kodiert werden:

d330.231

Gemäß Option (4) kann diese auch wie folgt kodiert werden:

a330.231
p330.2

Wenn in Option (4) sowohl die Beurteilungsmerkmale für Leistung und Leistungsfähigkeit verwendet werden, ergeben sich zwei Werte für die gleiche Zelle in der ICF Informationsmatrix: eine für Aktivitäten und eine für Partizipation [Teilhabe]. Wenn diese Werte gleich sind, ergibt sich daraus kein Konflikt, nur Redundanz. Wenn jedoch unterschiedliche Werte ermittelt wurden, muss der Anwender oder die Anwenderin für das Ausfüllen der Informationsmatrix eine Regel entwickeln, da der offizielle Kodierungsstil der WHO der folgende ist:

d Kategorie $q_l\ q_f$

Eine Möglichkeit, um die Redundanz zu überwinden, wäre die Benützung des Beurteilungsmerkmals der Leistungsfähigkeit für die Aktivitäten und des Beurteilungsmerkmals der Leistung für die Partizipation [Teilhabe].

Eine andere Möglichkeit wäre es, zusätzliche Beurteilungsmerkmale für Partizipation [Teilhabe] zu entwickeln, welche das „Einbezogensein in Lebenssituationen" erfassen können.

Es wird erwartet, dass mit der Anwendung der ICF und der Generierung empirischer Daten geklärt werden kann, welche der oben genannten Optionen von welchen Anwendern oder Anwenderinnen bevorzugt wird. Empirische Forschung wird auch zu einer genaueren Operationalisierung der Konzepte von Aktivitäten und Partizipation [Teilhabe] führen. In den kommenden Jahren werden Daten und Erfahrungen zur Verwendung dieser Konzepte in den verschiedensten Bereichen, in verschiedenen Ländern und für verschiedene Zwecke gesammelt werden und zur Weiterentwicklung und Überarbeitung dieses Schemas führen.

Anhang 6: Ethische Leitlinien zur Verwendung der ICF

Jedes wissenschaftliche Werkzeug kann falsch gebraucht oder missbraucht werden. Es wäre naiv zu glauben, ein Klassifikationssystem wie die ICF könnte nie in einer Weise verwendet werden, die für Menschen verletzend oder schädlich ist. Wie im Anhang 5 ausgeführt, haben sich Menschen mit Behinderungen und ihre Organisationen von Anfang an am Revisionsprozess beteiligt. Ihr Beitrag hat zu wesentlichen Veränderungen der Terminologie, des Inhalts und der Struktur der ICF geführt. In diesem Anhang sind einige grundlegende Leitlinien für eine ethische Verwendung der ICF beschrieben. Selbstverständlich kann keine Zusammenstellung von Leitlinien alle möglichen Missbräuche einer Klassifikation oder anderer wissenschaftlicher Werkzeuge vorwegnehmen oder diese verhindern; dieses Dokument ist davon nicht ausgeschlossen. Es bleibt zu hoffen, dass die nachfolgenden Maßnahmen beachtet werden und die Gefahr verringern helfen, dass die ICF in für Menschen mit Behinderungen entwürdigender und verletzender Art und Weise verwendet wird.

Respekt und Vertraulichkeit

1. Die ICF sollte so verwendet werden, dass das Individuum mit seinem ihm innewohnenden Wert geschätzt und seine Autonomie respektiert wird.

2. Die ICF sollte nie benützt werden, um einzelne Menschen zu etikettieren oder sie nur mittels einer oder mehrerer Kategorien von Behinderung zu identifizieren.

3. In klinischen Kontexten sollte die Verwendung der ICF immer in voller Kenntnis, mit der Einwilligung und Kooperation derjenigen Person erfolgen, deren Funktionsfähigkeit und Behinderung klassifiziert werden. Wenn Einschränkungen der kognitiven Fähigkeiten des Individuums diesen Einbezug erschweren oder verhindern, sollten seine Interessenvertreter aktive Teilnehmer an diesem Prozess sein.

4. Die durch die ICF kodierten Informationen sollen als persönliche Informationen betrachtet und verbindlichen Regeln der Vertraulichkeit unterstellt werden, welche für die jeweilige Verwendung der Daten adäquat ist.

Klinische Verwendung der ICF

1. Wenn immer möglich, sollte der Kliniker oder die Klinikerin der betroffenen Person oder ihrem Interessenvertreter den Zweck der Verwendung der ICF erläutern und sie dazu ermuntern, Fragen zur Angemessenheit der Verwendung der ICF zur Erfassung der Funktionsfähigkeit einer Person zu stellen.

2. Wo immer möglich, sollte der betroffenen Person (oder ihrem Interessenvertreter) die Teilnahme am Prozess der Klassifizierung ermöglicht werden, insbesondere indem sie die Gelegenheit erhält, die Angemessenheit der Verwendung einer Kategorie und einer damit verbundenen Beurteilung zu bestätigen oder zu hinterfragen.

3. Weil ein klassifiziertes Defizit immer resultiert aus dem Zusammenspiel zwischen dem Gesundheitsproblem einer Person und dem materiellen und sozialen Kontext, in dem sie lebt, sollte die ICF ganzheitlich verwendet werden.

Soziale Verwendung der ICF-Informationen

1. Wo immer möglich sollte die ICF so weitgehend wie möglich dafür eingesetzt werden, dass unter Mitwirken der betroffenen Person ihre Wahl- und Steuerungsmöglichkeiten bezüglich ihres Lebens erhöht werden.

2. Die ICF-Informationen sollten für Weiterentwicklung von Gesetzgebungen und politische Veränderungen eingesetzt werden, welche die Partizipation (Teilhabe) von Individuen erhöht und unterstützt.

3. Die ICF und alle aus ihrer Verwendung abgeleiteten Informationen sollten nicht dazu benutzt werden, vorhandene Rechte oder anderweitige rechtmäßige Ansprüche zum Nutzen anderer Individuen oder Gruppen einzuschränken.

4. Individuen, welche durch die ICF ähnlich klassifiziert wurden, können sich dennoch in vielerlei Hinsicht voneinander unterscheiden. Gesetze und Regelungen, die sich auf die ICF beziehen, sollten keine größere Homogenität annehmen als beabsichtigt und deshalb sicherstellen, dass Menschen, deren Funktionsfähigkeit klassifiziert wird, als Individuen betrachtet werden.

Anhang 9:
Vorschlag für einen ICF-Datensatz für optimale und minimale Gesundheits-Informationssysteme oder -erhebungen

Körperfunktionen und -strukturen	Kapitel	Kode	Klassifikationsblock oder -kategorie
Sehvermögen	2	b210–b220	Seh- und verwandte Funktionen
Hörvermögen	2	b230–b240	Hör- und Vestibularfunktionen
Sprechvermögen	3	b310–b340	Stimm- und Sprechfunktionen
Verdauung	5	b510–b535	Funktionen des Verdauungssystems
Körperausscheidung	6	b610–b630	Funktionen der Harnbildung und Harnausscheidung
Fruchtbarkeit	6	b640–b670	Genital- und reproduktive Funktionen
Sexuelle Funktionen	6	b640	Sexuelle und reproduktive Gesundheit
Haut und Entstellung	8	b810–b830	Haut und verwandte Strukturen
Atmung	4	b440–b460	Funktionen des Atmungssystems
Schmerz	2	b280	Schmerz
Affekt	1	b152–b180	Spezifische mentale Funktionen
Funktionen des Schlafes	1	b134	Globale mentale Funktionen
Funktionen der psychischen Energie und des Antriebs	1	b130	Globale mentale Funktionen
Kognition	1	b140, b144, b164	Aufmerksamkeits-, Gedächtnis- und höhere kognitive Funktionen
Aktivitäten und Partizipation [Teilhabe]			
Kommunikation	3	d310–d345	Kommunizieren als Empfänger und als Sender
Mobilität	4	d450–d465	Gehen und sich bewegen
Geschicklichkeit	4	d430–d445	Gegenstände tragen, bewegen und handhaben
Selbstversorgung	5	d510–d570	Selbstversorgung
Übliche Aktivitäten	6, 8		häusliches Leben; bedeutende Lebensbereiche
Interpersonelle Beziehungen	7	d730–d770	besondere interpersonelle Beziehungen
Soziale Aufgabenwahrnehmung	9	d910–d930	Gemeinschafts-, soziales und staatsbürgerliches Leben

Fett kursiv: Minimalliste

Stichwortverzeichnis

A

A & P Domänen
- Kurzliste 116

A/P-Kategorie 102

a-Domäne 102, 103, 104, 105

a-Kategorie 107

Aktivitäten 20, 27, 45, 48, 51, 56, 64, 66, 76, 77, 80, 84, 91, 102, 103, 105, 106, 107, 115, 116, 126, 137, 162, 237, 239, 240, 242, 244, 248, 254, 255, 256, 257, 258, 261
- Beeinträchtigung 51

Aktivitätsdomäne 102

Aktivitätseinschränkung 31

Aktivitätskonzept 45, 61

Allgemeiner Behinderungsbegriff 34

Altern 13

Antrieb, psychische Energie, Funktionen der psychischen Energie und des Antriebs (b130) 165, 166, 167, 168

Arbeit 161, 164

Artikulationsfunktionen (b320) 175

Aspekt der Menschenrechte 59

Atemmuskulatur, Funktionen der Atemmuskulatur (b445) 177, 178

Atmungsfunktionen (b440) 177, 178
- weitere (b450) 177, 178

Atmungssystem, Struktur des Atmungssystems (s430) 191

Aufgabe
- Eine Einzelaufgabe übernehmen (d210) 196
- Mehrfachaufgaben übernehmen (d220) 196

Aufmerksamkeit fokussieren (d160) 194

Aufmerksamkeit, Funktionen der Aufmerksamkeit (b140) 165, 167, 168, 169, 170

Augapfel, Struktur des Augapfels (Bulbus) (s220) 190

Auge, Funktionen von Strukturen, die in Verbindung mit dem Auge stehen (b215) 172, 186

Auge, Strukturen um das Auge herum (s230) 190

Augenhöhle, Struktur der Augenhöhle (Orbita) (s210) 190

Autoritätspersonen (e330) 208, 221, 224

Autoritätspersonen, Individuelle Einstellungen von Autoritätspersonen (e430) 224

B

Barrieren 25, 26, 27, 29, 34, 63, 120, 133, 137

Bauchspeicheldrüse, Struktur der Bauchspeicheldrüse (s550) 191

Bauprodukte
- Entwurf, Konstruktion sowie Bauprodukte und Technologien von öffentlichen Gebäuden (e150) 217
- Entwurf, Konstruktion sowie Bauprodukte und Technologien von privaten Gebäuden (e155) 217

Bauwesen, Dienste, Systeme und Handlungsgrundsätze des Architektur- und Bauwesens (e515) 226

Beckenboden, Struktur des Beckenbodens (s620) 192

Beckenregion, Struktur der Beckenregion (s740) 192

Bedeutende Lebensbereiche 128

Beeinträchtigung 33
- der Aktivität 56
- der funktionalen Gesundheit 38
- der Teilhabe 58, 115
- einer Aktivität 115

Behinderung 33, 34, 37, 137, 161, 162, 242, 252

Bekannte
- Individuelle Einstellungen von Bekannten, Seinesgleichen (Peers), Kollegen, Nachbarn und anderen Gemeindemitgliedern (e425) 224
- Seinesgleichen (Peers), Kollegen, Nachbarn und andere Gemeindemitglieder (e325) 221, 222

Stichwortverzeichnis

Beobachtungsebene 50

beschaffen
- Waren und Dienstleistungen des täglichen Bedarfs beschaffen (d620) 205, 206
- Wohnraum beschaffen (d610) 205, 206

Beschäftigungswesen, Dienste, Systeme und Handlungsgrundsätze des Arbeits- und Beschäftigungswesens (e590) 228

Beurteilungsmerkmale 73, 78, 243, 247, 248

Bevölkerung (e215) 218

bewegen, Gegenstände mit den unteren Extremitäten bewegen (d435) 200

Bewegung, weitere mit der Bewegung im Zusammenhang stehende muskuloskeletale Struktur (s770) 192

Bewusstsein
- Funktionen des Bewusstseins (b110) 165, 167, 168

Beziehungen
- Familienbeziehungen (d760) 209
- Formelle Beziehungen (d740) 208
- Informelle soziale Beziehungen (d750) 208
- Intime Beziehungen (d770) 209

Bildung/Ausbildung/Erziehung
- Dienste, Systeme und Handlungsgrundsätze des Bildungs- und Ausbildungswesens (e585) 228
- Höhere Bildung und Ausbildung (d830) 210
- Informelle Bildung/Ausbildung (d810) 209
- Produkte und Technologien für Bildung/Ausbildung (e130) 216
- Theoretische Berufsausbildung (d825) 210
- Vorschulerziehung (d815) 209

Bio-medizinische Modelle 13, 29, 32

Bio-psycho-soziale Modelle 12, 15, 29, 30, 31, 63, 82, 84, 139, 161

Block 72

Blutdruckfunktionen (b420) 176

Blutgefäßfunktionen (b415) 176

Body functions 43

Body structures 43

C

Capacity 52

Chronische Krankheiten 13

D

Darm, Struktur des Darms (s540) 191

Defäkationsfunktionen (b525) 179, 180

Denken (d163) 169, 193, 194, 195

Denken, Funktionen des Denkens (b160) 166, 168, 169, 170

Disability 34

Diskussion (d355) 199

Domäne 67, 106, 107, 237, 238, 241, 248, 250, 254, 255, 256, 257

Duke Severity of Illness Checklist 96

DUSOI 96, 98
- Einzelschweregrad 100
- Gesamtschweregrad 100
- Komplikationen 96
- Konzept 96, 100
- Partialschweregrad 101
- Symptome 96

E

Elektrolythaushalt, Funktionen des Wasser-, Mineral- und Elektrolythaushaltes (b545) 181, 182

Emotionale Funktionen (b152) 166, 167, 168

Empfindungen
- auf die Haut bezogene Empfindungen (b840) 189
- mit dem Auge und angrenzenden Strukturen verbundene Empfindungen (b220) 172
- mit dem kardiovaskulären und Atmungssystem verbundene Empfindungen (b460) 178
- mit dem Verdauungssystem verbundene Empfindungen (b535) 179, 180
- mit den Funktionen der Muskeln und der Bewegung im Zusammenhang stehende Empfindungen (b780) 174, 188

Stichwortverzeichnis

- mit den Genital- und reproduktiven Funktionen verbundenen Empfindungen (b670) 184
- Mit den Hör- und vestibulären Funktionen verbundene Empfindungen (b240) 173
- mit den Hör- und vestibulären Funktionen verbundene Empfindungen (b240) 173
- Mit der Harnbildung und -ausscheidung verbundene Empfindungen (b630) 183
- mit der Harnbildung und -ausscheidung verbundene Empfindungen (b630) 183

endokrine Drüsen
- Funktionen der endokrinen Drüsen (b555) 179, 180, 181, 182
- Struktur der endokrinen Drüsen (s580) 191

Entscheidungen treffen (d177) 169, 193, 194, 195, 196

Environmental factors 52

Erholung und Freizeit (d920) 202, 213

Erwerbsminderung 14

Erwerbstätigkeit
- Bezahlte Tätigkeit (d850) 206, 207, 211
- Eine Arbeit erhalten, behalten und beenden (d845) 211
- Produkte und Technologien für die Erwerbstätigkeit (e135) 216
- Vorbereitung auf Erwerbstätigkeit (d840) 210

Essen (d550) 180, 203, 204, 205

Extremitäten
- Struktur der oberen Extremitäten (s730) 192
- Struktur der unteren Extremitäten (s750) 192

F

Fachleute
- Andere Fachleute (e360) 222
- Individuelle Einstellungen von anderen Fachleuten (e455) 225

Fachleute der Gesundheitsberufe (e355) 222
- Individuelle Einstellungen von Fachleuten der Gesundheitsberufe (e450) 224

Fähigkeitsstörung 34

fahren, Ein Fahrzeug fahren (d475) 202

Familienkreis
- Engster Familienkreis (e310) 220, 221, 222
- Erweiterter Familienkreis (e315) 220, 221
- Individuelle Einstellungen der Mitglieder des engsten Familienkreises (e410) 223
- Individuelle Einstellungen der Mitglieder des erweiterten Familienkreises (e415) 223

Feinmotorischer Handgebrauch (d440) 200, 201

Fertigkeiten, sich Fertigkeiten aneignen (d155) 194, 196

Flächennutzung, Produkte und Technologien der Flächennutzung (e160) 217

Flora und Fauna (e220) 218

Förderfaktoren 25, 26, 27, 34, 63, 133, 137

Formular 61 131

fortbewegen
- Sich auf andere Weise fortbewegen (d455) 201, 202
- Sich in verschiedenen Umgebungen fortbewegen (d460) 201
- Sich unter Verwendung von Geräten/ Ausrüstung fortbewegen (d465) 202

Fortpflanzungsfunktionen (b660) 182, 183, 184

Freizeit, Produkte und Technologien für Kultur, Freizeit und Sport (e140) 216

Fremde (e345) 222
- Individuelle Einstellungen von Fremden (e445) 224
- Mit Fremden umgehen (d730) 208

Freunde (e320) 221
- Einstellungen, Individuelle Einstellungen von Freunden (e420) 223

Functional health 19

Funktionale Gesundheit 19, 21, 23, 25, 27, 33, 161

Funktionale Probleme 13

Funktionelle Einschränkung 40

Funktionen 40, 139

Funktionsfähigkeit 20, 36, 84, 107, 161, 162, 240, 242, 243, 248, 252, 254, 257

Funktionsstörung 20, 31, 33, 40

Stichwortverzeichnis

G

Gallenwege, Struktur der Gallenwege (s570) 191

Gedächtnis, Funktionen des Gedächtnisses (b144) 165, 166, 167, 168, 169, 170

Gegebenheiten 48, 49

Gehen (d450) 188, 199, 201, 202
- Funktionen der Bewegungsmuster beim Gehen (b770) 187, 188

Gehirn, Strukur des Gehirns (s110) 190

Gelenkbeweglichkeit
- Funktionen der Gelenkbeweglichkeit (b710) 185
- Funktionen der Gelenkstabilität (b715) 185

Gemeinschafts-, soziales und staatsbürgerliches Leben 129

Gemeinschaftsleben (d910) 212

Geographie, Physikalische Geographie (e210) 218

Geschlechtsorgane, Struktur der Geschlechtsorgane (s630) 192

Gesellschaft
- Gesellschaftliche Einstellungen (e460) 225
- Gesellschaftliche Normen, Konventionen und Weltanschauungen (e465) 225

Gesetz zur Gleichstellung behinderter Menschen (BGG) 12

Gesundheit, Auf seine Gesundheit achten (d570) 204

Gesundheitsproblem 162, 242

Gesundheitswesen, Dienste, Systeme und Handlungsgrundsätze des Gesundheitswesens (e580) 228

Globale mentale Funktionen 165

H

Haar
- Funktionen des Haars (b850) 189
- Struktur der Haare (s840) 192

Haar, Funktionen des Haars (b850) 189

Halsregion, Struktur der Kopf- und Halsregion (s710) 192

hämatologisches System, Funktionen des hämatologischen Systems (b430) 176, 177, 178, 181

Hand- und Armgebrauch (d445) 201

Handlung 50, 51

Handlungsbereitschaft 49

Handlungstheorie von Nordenfelt 49

Harnbildungsfunktionen (b610) 182, 183

Harnwege, Struktur der ableitenden Harnwege (s610) 192

Hausarbeiten erledigen (d640) 205, 206

Häusliches Leben 127

Haut
- andere Funktionen der Haut (b830) 188, 189
- Heilfunktion der Haut (b820) 188, 189
- Schutzfunktionen der Haut (b810) 188, 189

Hautanhangsgebilde, Struktur der Hautanhangsgebilde (s820) 192

Hautregionen, Struktur der Hautregionen (s810) 192

health condition 161

heben, Gegenstände anheben und tragen (d430) 200

helfen, Anderen helfen (d660) 205, 206, 207

Herzfunktionen (b410) 176

Hilfs- und Pflegepersonen
- Individuelle Einstellungen von persönlichen Hilfs- und Pflegepersonen (e440) 224
- Persönliche Hilfs- und Pflegepersonen (e340) 220, 222, 228

Hirnhaut, Struktur der Hirnhaut (s130) 190

Hören, Funktionen des Hörens (Hörsinn) (b230) 172

I

ICF (International Classification of Functioning), Disability and Health 12, 80, 82, 84, 138, 161, 162
- als Klassifikation 66
- Australian User Guide 104
- Behinderung 38
- Checkliste 82, 91, 92, 93, 94, 107, 109, 130
- Implementierung 14

- Items 140
- Kategorien 140
- Kodes 148
- Kodierung 15, 140

ICIDH International Classification of Impairments, Disabilities and Handicaps (ICIDH) 12, 82, 84, 161, 162

IMBA
- Dokumentationsbogen 140
- Integration von Menschen mit Behinderungen in die Arbeitswelt 56
- Item 140
- System 56

Immunsystem
- Funktionen des Immunsystems (b435) 177
- Struktur des Immunsystems (s420) 191

Induzierte Prozesse 31

Intelligenz, Funktionen der Intelligenz (b117) 166, 168, 169

Internationale Klassifikation der Krankheiten (ICD) 13

Internationalen Klassifikation der Schädigungen, Fähigkeitsstörungen und Beeinträchtigungen (ICIDH) 12

interpersonelle Aktivitäten
- Elementare interpersonelle Aktivitäten (d710) 207
- Komplexe interpersonelle Interaktionen (d720) 208

interpersonelle Interaktionen und Beziehungen 128

Interventionsmöglichkeit 97

Items 72, 78
- Alpha-Teil 68
- Erläuterung des Items 69
- Exklusionen 69
- Inklusionen 69
- Kode 68, 71, 74
- Name des Items 69
- Numerischer Teil 69

K

kardiorespiratorische Belastbarkeit, Funktionen der kardiorespiratorischen Belastbarkeit (b455) 176, 177, 178

kardiovaskuläres System, Struktur des kardiovaskulären Systems (s410) 191

Kehlkopf, Struktur des Kehlkopfes (s340) 191

Klassifikationen 66
- Aktivitäten 67
- Körperfunktionen 41, 43
- Körperstrukturen 41, 43
- Teilhabe 67
- Umweltfaktoren 67

kleiden, Sich kleiden (d540) 204

Klima (e225) 218

Knochen, Funktionen der Beweglichkeit der Knochen (b720) 185

Kodierungshinweise 98

kognitive Funktionen, höhere (b164) 166, 168, 169, 170

kognitiv-sprachliche Funktionen (b167) 168, 169, 170, 175

Kommunikation 103, 105, 107, 239, 255, 256, 261
- Produkte und Technologien zur Kommunikation (e125) 216

Kommunikationsgeräte und -techniken benutzen (d360) 199

Kommunikationswesen, Dienste, Systeme und Handlungsgrundsätze des Kommunikationswesens (e535) 227

Kommunizieren
- als Empfänger gesprochener Mitteilungen (d310) 197
- als Empfänger non-verbaler Mitteilungen (d315) 197
- als Empfänger schriftlicher Mitteilungen (d325) 198
- als Empfänger von Mitteilungen in Gebärdensprache (d320) 197

Stichwortverzeichnis

komplexe Bewegungshandlungen, Mentale Funktion, die die Durchführung komplexer Bewegungshandlungen betreffen (b176) 168, 170

Komplikationen 97

Komponenten 66, 72

Konstrukt 240, 248

Konstruktebene 50

Konsumgüter
- Produkte und Substanzen für den persönlichen Verbrauch (e110) 215
- Produkte und Technologien zum persönlichen Gebrauch im täglichen Leben (e115) 215

Konsumgüterproduktion, Dienste, Systeme und Handlungsgrundsätze für die Konsumgüterproduktion (e510) 226

Kontextfaktoren 20, 23, 27, 29, 33, 34, 37, 38, 63, 64, 84, 132, 133, 137, 161, 252, 257

Konversation (d350) 197, 198, 199

Konzept
- der Aktivitäten 19
- der Kontextfaktoren 19
- der Körperfunktionen und -strukturen 19
- der Teilhabe 58
- der Teilhabe an Lebensbereichen 19

Kopfregion, Struktur der Kopf- und Halsregion (s710) 192

Körperfunktionen 40, 41, 42, 43, 44, 64, 66, 75, 77, 84, 91, 110, 137, 162, 165, 237, 238, 240, 242, 243, 244, 245, 246, 261
- Kurzliste 111

Körperfunktionen und -strukturen 20

Körpergewicht, Funktionen der Aufrechterhaltung des Körpergewichts (b530) 180, 181

Körperposition
- Eine elementare Körperposition wechseln (d410) 199, 200
- In einer Körperposition verbleiben (d415) 200
- Sich verlagern (d420) 199, 200, 201, 202

Körperstrukturen 40, 41, 42, 43, 44, 66, 75, 77, 84, 91, 113, 137, 139, 162, 237, 238, 240, 242, 243, 244, 246, 247, 261
- Kurzliste 114

L

Laute und Geräusche (e250) 219

Lebensbereiche 45, 46, 47, 58, 59, 60, 162

Lebenssituation 59

Leber, Struktur der Leber (s560) 191

Leistung 48, 52, 54, 56, 59, 61, 102, 105, 115, 116, 127, 128, 129, 137, 238, 240, 243, 244, 248, 249, 250, 251, 255, 256, 257

Leistungsfähigkeit 48, 49, 50, 51, 52, 53, 54, 55, 56, 96, 97, 99, 105, 115, 116, 126, 127, 128, 129, 137, 238, 240, 241, 243, 244, 248, 249, 250, 251, 255, 256, 257, 258

Lesen (d166) 193, 194

Lesen lernen (d140) 193, 194

Licht (e240) 171, 219

Life domains 45

Luftqualität (e260) 220

M

Magen, Struktur des Magens (s530) 191

Mahlzeiten vorbereiten (d630) 205, 206

Medienwesen, Dienste, Systeme und Handlungsgrundsätze des Medienwesens (e560) 227

Medizinische Rehabilitation 63

Menschenrechte (d940) 59, 64, 213, 214

Menstruationsfunktionen (b650) 182, 184

Miktionsfunktionen (b620) 182, 183

Mineralhaushalt, Funktionen des Wasser-, Mineral- und Elektrolythaushaltes (b545) 181, 182

Mitteilungen
- in Gebärdensprache ausdrücken (d340) 198
- non-verbale Mitteilungen produzieren (d335) 198
- schreiben (d345) 198

Stichwortverzeichnis

Mobilität 126
- Produkte und Technologien zur persönlichen Mobilität drinnen und draußen und zum Transport (e120) 216

motorische Reflexe, Funktionen der motorischen Reflexe (b750) 187

Mund, Struktur des Mundes (s320) 190

Muskelausdauer, Funktionen der Muskelausdauer (b740) 186

Muskelkraft, Funktionen der Muskelkraft (b730) 186, 187, 188

Muskeltonus, Funktionen des Muskeltonus (b735) 186, 188

N

Nachmachen, Nachmachen, nachahmen (d130) 193

Nägel
- Funktionen der Nägel (b860) 189
- Struktur der Nägel (s830) 192

Nahrungsaufnahme, Funktionen der Nahrungsaufnahme (b510) 179, 180

Nahrungsmittelassimilation, Funktionen der Nahrungsmittelassimilation (b520) 179, 180, 181

Nase, Struktur der Nase (s310) 190

Natürliche Ereignisse (e230) 219, 220

Natürliche Ereignisse, Vom Menschen verursachte natürliche Ereignisse (e235) 219

Nervensystem
- Struktur des parasympathischen Nervensystems (s150) 190
- Struktur des sympathischen Nervensystems (s140) 190

Neuntes Buch des Sozialgesetzbuches (SGB IX)
- Rehabilitation und Teilhabe behinderter Menschen 12

Nordenfeltsche Handlungstheorie 48

Normalitätskonzept 19, 20, 21

O

Ohr
- Struktur des äußeren Ohres (s240) 190
- Struktur des Mittelohres (s250) 190
- Strukturen des Innenohres (s260) 190

Orientierung, Funktionen der Orientierung (b114) 165, 168, 169

P

Partizipation 162, 237, 239, 242, 244

p-Domäne 102, 103, 104, 105

Performance 52

Personbezogene Faktoren 23, 26, 27, 37, 64, 66, 123, 163, 237

Persönlichkeit, Funktionen von Temperament und Persönlichkeit (b126) 166, 167, 168

Pflegebedürftigkeit 14

pflegen
- Haushaltsgegenstände pflegen (d650) 205, 206, 207
- Seine Körperteile pflegen (d520) 203

Pharynx, Struktur des Pharynx (s330) 190

p-Kategorie 107

Politik, Dienste, Systeme und Handlungsgrundsätze der Politik (e595) 229

Politisches Leben und Staatsbürgerschaft (d950) 212, 213, 214

Prinzip der Altersinäquivalenz 35

Probleme lösen (d175) 193, 194, 195, 196

Prognose 97

Proprioception, Die Proprioception betreffende Funktionen (b260) 174

psychische Anforderungen, mit Stress und anderen psychischen Anforderungen umgehen (d240) 197

psychische Energie, Funktionen der psychischen Energie und des Antriebs (b130) 165, 166, 167, 168

Psychomotorische Funktionen (b147) 166, 167, 168, 169, 170

psychosoziale Funktionen, Globale psychosoziale Funktionen (b122) 166

R

Rechnen (d172) 194, 195

– das Rechnen betreffende Funktionen (b172) 168, 169, 170

– lernen (d150) 194, 195

Rechtspflege, Dienste, Systeme und Handlungsgrundsätze der Rechtspflege (e550) 227

Redefluss, Funktionen des Redeflusses und Sprechrhythmus (b330) 175

Reha-Richtlinien 131

reiten, Tiere zu Transportzwecken reiten (d480) 202, 213

Religion und Spiritualität (d930) 212, 213

Religion, Produkte und Technologien zur Ausübung von Religion und Spiritualität (e145) 217

Riechen, Funktionen des Riechens (Geruchssinn) (b255) 173

Routine, Die tägliche Routine durchführen (d230) 196

Rückenmark, Struktur des Rückenmarks und mit ihr im Zusammenhang stehende Strukturen (s120) 190

Rumpf, Struktur des Rumpfes (s760) 192

S

Schädigungen 40, 41, 42, 44, 137, 162, 240, 241, 243, 245, 246, 247

Schlaf, Funktionen des Schlafes (b134) 165, 167

Schmecken, Funktionen des Schmeckens (Geschmackssinn) (b250) 173

Schmerz (b280) 170, 171, 172, 173, 174, 178, 180, 183, 184, 188, 189

Schreiben (d170) 194, 195

Schreiben lernen (d145) 194, 195

Schulbildung (d820) 210

Schulterregion, Struktur der Schulterregion (s720) 192

Schwerbehinderung 36

Schweregrad-Kode 74

Schwingung (e255) 220

Sehen, Funktionen des Sehens (Sehsinn) (b210) 171, 172

Sekundärprozesse 31, 32

Selbstversorgung 127

Selbstwahrnehmung, Die Selbstwahrnehmung und die Zeitwahrnehmung betreffende Funktionen (b180) 171

Sexuelle Funktionen (b640) 182, 183, 184

SGB IX 58, 138, 161, 162

– Behinderung 33, 38

– Personenkreis 35

– Reha-Leistungen 104

Sicherheit, Dienste, Systeme und Handlungsgrundsätze für zivilen Schutz und Sicherheit (e545) 227

soziale Sicherheit, Dienste, Systeme und Handlungsgrundsätze der sozialen Sicherheit (e570) 228

soziale Unterstützung, Dienste, Systeme und Handlungsgrundsätze der allgemeinen sozialen Unterstützung (e575) 228

Soziales Modell 32

Speicheldrüsen, Struktur der Speicheldrüsen (s510) 191

Speiseröhre, Struktur der Speiseröhre (s520) 191

Spezieller Behinderungsbegriff 34

Sprechen (d330) 175, 190, 191, 198

Sprechrhythmus, Funktionen des Redeflusses und Sprechrhythmus (b330) 175

Stadt- und Landschaftsplanung, Dienste, Systeme und Handlungsgrundsätze der Stadt- und Landschaftsplanung (e520) 226

Standard Rules on the Equalization of Opportunities for Persons with Disabilities 59

Stimme, Funktionen der Stimme (b310) 175

stimmliche Äußerungen, alternative (b340) 175

Stoffwechselfunktionen, allgemeine (b540) 180, 181, 182

Stress, mit Stress und anderen psychischen Anforderungen umgehen (d240) 197

Strukturschäden 33, 40

Strukturschaden mit Funktionsstörung 31

Stichwortverzeichnis

subjektive Erfahrung 59, 60, 64

Symptome 97

T

Tasten, Funktionen des Tastens (Tastsinn) (b265) 174

Tätigkeit, Unbezahlte Tätigkeit (d855) 211, 212

Teilhabe 20, 26, 36, 45, 46, 58, 59, 60, 61, 62, 66, 76, 77, 84, 91, 102, 103, 104, 105, 106, 107, 115, 116, 126, 137, 161, 162, 163, 240, 243, 244, 248, 253, 254, 255, 256, 257, 258, 261

Teilhabedomäne 102

Teilhabekonzept 45, 64

– SGB IX 62

Teilklassifikation

– Blöcke 68

– Gliederungsprinzipien 66

– ICF 138

– Kapitel 67

– Kategorien 68

Temperament

– Funktionen von Temperament und Persönlichkeit (b126) 166, 168

– Sinnesfunktionen bezüglich Temperatur und anderer Reize (b270) 174

Tertiärprävention 64

Tiere, Domestizierte Tiere (e350) 218, 222

Toilette, Die Toilette benutzen (d530) 203

tragen, Gegenstände anheben und tragen (d430) 200

Transportmittel benutzen (d470) 202

Transportwesen, Dienste, Systeme und Handlungsgrundsätze des Transportwesens (e540) 227

Trinken (d560) 180, 203, 204, 205

U

Üben (d135) 193

Umweltfaktor 37

Umweltfaktoren 23, 26, 27, 37, 42, 54, 64, 66, 77, 78, 85, 91, 119, 137, 138, 163, 237, 240, 241, 242, 244, 248, 249, 251, 252

– Kurzliste 120

Untergebene (e335) 221

– Individuelle Einstellungen von Untergebenen (e435) 224

Unterstützung 120

unwillkürliche Bewegungen, Funktionen der unwillkürlichen Bewegungen (b765) 187, 188

unwillkürliche Bewegungsreaktionen, Funktionen der unwillkürlichen Bewegungsreaktionen (b755) 187

V

Verdauungsfunktionen (b515) 179, 180

Vereinigungen und Organisationen, Dienste, Systeme und Handlungsgrundsätze von Vereinigungen und Organisationen (e555) 227

Vermögenswerte (e165) 218, 222

Versorgungswesen, Dienste, Systeme und Handlungsgrundsätze des Versorgungswesens (e530) 226, 227

vestibuläre Funktionen (b235) 173, 174

W

Wahrnehmung

– andere bewusste sinnliche Wahrnehmungen (d120) 193

– Funktionen der Wahrnehmung (b156) 167, 168, 169, 170, 171, 172, 174

Wärmeregulation, Funktionen der Wärmeregulation (b550) 181, 182

waschen, Sich waschen (d510) 203

Wasserhaushalt, Funktionen des Wasser-, Mineral- und Elektrolythaushaltes (b545) 181, 182

Weltgesundheitsorganisation (WHO) 12

Wille 49

– als Förderfaktor 29

Willkürbewegungen, Funktionen der Kontrolle von Willkürbewegungen (b760) 185, 187, 188

Wirtschaft, Dienste, Systeme und Handlungsgrundsätze der Wirtschaft (e565) 227, 228

Wirtschaftliche Eigenständigkeit (d870) 212

Stichwortverzeichnis

wirtschaftliche Transaktionen
- Elementare wirtschaftliche Transaktionen (d860) 211
- Komplexe wirtschaftliche Transaktionen (d865) 212

Wohnungswesen, Dienste, Systeme und Handlungsgrundsätze des Wohnungswesens (e525) 226

Z

Zeitbezogene Veränderungen (e245) 219

Zeitbezug 35

Zeitwahrnehmung, Die Selbstwahrnehmung und die Zeitwahrnehmung betreffende Funktionen (b180) 171

Zuhören (d115) 193

Zuschauen (d110) 193

Zustand, Gesundheits- 237, 239, 242, 243